认知症

护理知识及实用手册

蔡林海/编著/

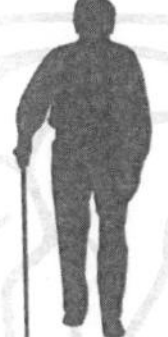

看图学习认知症**基础知识**！

看图学习认知症**护理技能**！

中国劳动社会保障出版社

图书在版编目（CIP）数据

认知症护理知识及实用手册 / 蔡林海编著. -- 北京：中国劳动社会保障出版社，2019

ISBN 978-7-5167-3818-4

Ⅰ. ①认… Ⅱ. ①蔡… Ⅲ. ①阿尔茨海默病-护理-手册 Ⅳ. ①R473.74-62

中国版本图书馆 CIP 数据核字（2019）第 030373 号

中国劳动社会保障出版社出版发行

（北京市惠新东街 1 号 邮政编码：100029）

*

中青印刷厂印刷装订 新华书店经销

787 毫米 ×1092 毫米 16 开本 25.5 印张 321 千字

2019 年 3 月第 1 版 2019 年 3 月第 1 次印刷

定价：98.00 元

读者服务部电话：（010）64929211/84209101/64921644

营销中心电话：（010）64962347

出版社网址：http://www.class.com.cn

前言

PREFACE

认知症（俗称老年痴呆、失智）是在老龄化社会中老年人谁都有可能患上的常见病，患有认知症会表现出记忆障碍、定向障碍、执行功能障碍和失语失用等“核心症状”，以及徘徊、幻觉、妄想、攻击性言行等“行为・心理症状”，这些症状会直接影响患者及其家人的日常生活。认知症的护理和预防正在成为我国应对社会老龄化的一个重要课题。

欧美和日本等国家根据长期的实证研究和大数据分析推算出在65岁以上老龄人口中，认知症患病率大约为15%，“认知症预备军（轻度认知障碍）”大约为13%，其中日本65岁以上老年人大约有30%是认知症患者或“认知症预备军”。如果参照日本的经验推算，我国1.5亿65岁以上老年人中，认知症患者或有轻度认知障碍的老年人至少有上千万人，认知症患者的家属和护理员加起来也有几千万人。这是中国老龄化社会中一个庞大的需要关怀、教育和支援的特殊社会群体。目前，这个社会群体的现状是：一是缺乏有关认知症的基础知识，二是不知道如何应对认知症所表现出来的行为和心理症状，三是缺少来自社会和社区的专业帮助和支持，四是缺少有关认知症治疗和预防的信息，五是没有社会资源可以利用，六是缺乏周围人的理解。

本书的最大使命是针对认知症老年患者的家属和护理员以及整个老龄化社会普及认知症的基础知识。本书分为四大部分：第一部分为“认知症与‘认知症预备军’”，第二部分为“认知症护理：情感与行为篇”，第三部分为“认知症护理：日常生活篇”，第四部分为“认知症护理：家属和护理员篇”。

本书的一个主要特点是采取“看图学习认知症的基础知识、看图学习认知症护理技能”的方式，把认知症老人护理分为几大场景，针对认知症老人“吃喝拉撒、衣食住行”的日常生活，详细解说护理时的注意事项，并且由日本认知症专家现场示范护理动作，每一个护理动作配合照片按步骤做说明，有临场感。本书适合认知症老人的家属和护理员边看边学，可以掌握认知症护理相关知识和技能。着重强调家属和护理员的“护理”是认知症护理的重要组成部分，介绍如何为家属和护理员减少“护理负担”，是本书的主要特点之一。日本介护养老的专家、积极推进中日介护养老交流合作的来栖宏二先生以及东京养老康复技术学院的专家对本书的写作进行了技术上的专业指导，在此深表感谢。

本书是国内第一本由中日认知症专家针对我国认知症护理的巨大需求和缺乏培训教材、学习资料的现状而共同设计、共同制作的成果。本书不但适合认知症老人的家属学习如何护理自家的认知症老人，而且适合用作养老服务第一线员工的认知症护理的培训教材。在此，要感谢中国劳动社会保障出版社高尚先生对本书的策划、出版所给予的指导和帮助。希望本书的出版能够为提高全社会对认知症预防的意识、改善认知症护理的服务质量起到推动作用。

蔡林海

北京　辉盛阁　2019 年 1 月

目　录

第三部分　认知症护理：日常生活篇

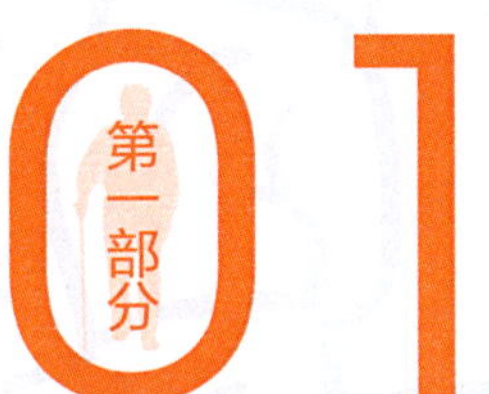

认知症与“认知症预备军”

第一章
人体老化与“失能失智”

第一节　人体老化

为了帮助读者更好地学习和掌握认知症的基础知识和认知症老人的护理技能，本节首先介绍与认知症密切相关的人体老化的知识。

一般而言，老化是指这样一种现象，即人在出生后，人体经过发育、成长、成熟之后出现功能性衰退，而且适应环境和外界压力的能力日益减弱。

实际上，从细胞层面来看，可以说人体在出生后就开始进入衰老的过程，只不过在年轻阶段，功能下降的细胞会很快被新的细胞所取代，组织的功能得以保持，并且抑制衰老。但是，随着年龄的增长，特别是进入老年阶段之后，细胞的更替速度变得越来越缓慢，直至细胞本身无法更替时，组织的功能就会大幅度降低，从而加快机体衰老的进程。

一、人体老化的四个特征

20 世纪 60 年代，欧洲学者研究分析出老化的四个特征：普遍性，老化是所有生物体共同具有的、不可避免的现象，老化的速度因人而异；内在性，老化与诞生、发育、成长、死亡一样，是个体的内在因素所导致的；进行性，老化现象并非是突发性的，而是作为一种通常的程序而发生，一旦发生便不可逆转；有害性，老化现象最主要的特点是身心功能的下降。

老化还可分为“生理性老化”（随着年龄的增加，无论是谁都会经历的现象，如白内障）与“疾病性老化”（由于患有老年性疾患而引起的老化现象，如认知症）。

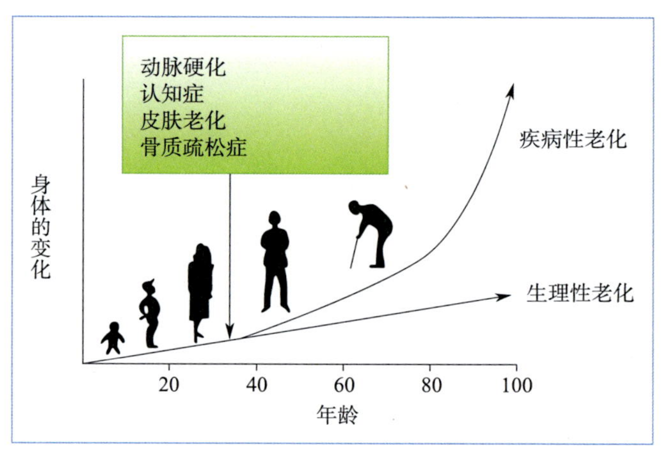

▲“生理性老化”与“疾病性老化”

老化会导致人体出现外观和功能上的变化。例如，在外观方面，皮肤会出现皱纹、疙瘩、色素斑，眼睛会出现黄斑变性、晶状体混浊和凹眼，牙齿会脱落以及下颚会突出等。

在人体老化过程中，生理功能、智力、活动能力和人体外观随着年龄的增加而变化的速度不一定相同。例如，感觉、循环、免疫、呼吸、消化、内分泌等系统器官功能的老化速度就是各不相同的。

▲ 老化导致的身体上的变化

外观上的变化	功能上的变化
皮肤：皱纹、疙瘩、色素斑	运动系统：动作缓慢
毛发：白发、脱发，眉毛以及外耳道的毛变长	感觉系统：视力、听力下降
眼睛：黄斑变性、晶状体混浊、凹眼	中枢神经系统：微循环障碍
牙齿：脱落、下颚突出	呼吸系统：喘息
骨骼：脊柱前屈	消化系统：便秘
血管系统：动脉硬化、下肢静脉曲张	泌尿系统：肾脏血流量降低、夜间尿频、尿失禁
体形：消瘦或者肥胖	生殖系统：性欲下降、闭经

老年医学界已经开发出各种检查项目来判定老化的程度，这种能够客观评价老化程度的指标被称为老化指标。为了评价人的老化及其发展的状态，需要使用不同功能的老化指标。

老年医学界已经利用多个老化指标，制定出表示老化程度的综合指标，并且利用这项综合指标评价老化的状态。这项综合指标主要是利用生理年龄进行的。所谓生理年龄并不是通常日历上的实际年龄，而是根据生物体功能的老化程度推断出来的年龄。例如，骨密度随着年龄的增长而变小，但如果一个 40 岁人的平均骨密度测定值与 60 岁人的平均骨密度值相等，那么就可表示这个人的骨骼年龄为 60 岁。这个事例虽然只能推断出骨骼年龄，但经过统计处理，还可以求出这个人整个身体的生理年龄。

目前，老年医学界正在利用上述综合性老化的评价方法，研究糖尿病和高血压等特定疾病对老化的促进作用，以及运动和生活习惯对老化的影响等。

二、老化引起的身体功能的衰退

老化首先会表现在身体功能的衰退上，当然，这种身体功能的衰退程度因人而异，也就是说每个人的身体功能衰退会有较大的差异。一般而言，伴随老化而出现的身体功能的衰退主要表现在运动系统、循环系统、内分泌系统等主要器官功能的衰退上，包括神经功能的衰退、运动系统的衰退、循环系统的衰退、内分泌系统的衰退、血糖代谢功能的衰退、呼吸系统的衰退、肾脏功能的衰退、泌尿系统的衰退、消化系统的衰退、造血功能的衰退、体内平衡的衰退等。下面对这些身体功能的衰退现象进行简要介绍。

1. 神经功能的衰退

众所周知，人在站立、行走、用手做某件事情时的功能是受神经功能支配的。如果控制固定姿势的神经功能下降了，就容易产生摇晃和容易跌倒的现象。如果眼睛和耳朵等感觉器官和身体动作的协同配合性下降了，对应急避险就会变得迟钝，因此容易跌倒而发生事故。

另外，神经功能的衰退会导致老年人出现双手颤抖的现象，手的颤抖使老人难以做许多比较细致的事情，自理能力就会下降。

2. 运动系统的衰退

维持运动功能的骨骼、关节、肌肉随着年龄的增加，会出现各种老化现象，导致行走能力减退、体力下降，老年人日常生活就会受到限制。

（1）肌肉力量和耐久力的衰退

人体的肌肉力量在 20 岁左右达到最大值，20 岁之后便开始逐渐减弱，从 40 岁左右开始，人体的肌肉力量衰退的速度会变快。不过，手的握力的下降会缓慢些。老年医学的研究表明，成年人肌肉的重量大约是体重的 40% 左右。一般而言，肌肉的重量随着年龄的变化而变化，从 40 岁开始肌肉的重量以每年 0.5% 的速度减少，到 65 岁以后减少速度进一步加快，到 80 岁时肌肉的重量会减少至 40 岁之前的 30% ~ 40%。另外，随着年龄的增加，体力开始下降的时间迟于肌肉重量开始减少的时间。一般而言，在 50 岁前，人的体力大致可以保持平衡，在 50 岁至 70 岁，人的体力会以每 10 年 15% 的速度下降。

随着肌肉力量的下降，耐久力也会降低，许多老年人走路时间长了就会感到比年轻时累得多，疲劳感增加。这主要是因为随着年龄的增加，组成肌肉的肌纤维数目减少，肌纤维本身萎缩，导致肌肉力量下降，使体力下降。

（2）骨骼的衰退

骨骼从外观上看是硬质的无机物，随着年龄的增加，骨密度会逐渐降低，骨骼量减少。骨骼量从 10 岁后半期至 20 岁期间激增，达到最大值。骨骼量至 40 岁左右保持平衡值，之后逐渐减少。

进入老年阶段后，与骨骼的形成和吸收相关的激素的分泌状态会发生变化，导致骨骼量明显减少，出现骨质疏松症的状态。对女性来说，闭经（排卵和生理的停止）导致卵巢荷尔蒙的分泌迅速降低，因为这种荷尔蒙与骨骼代谢有关，所以闭经后容易出现骨质疏松症。女性在闭经后的几年内，骨骼减少量是一生中最多的，每年的减少速度为 2% ~ 3%。

在患骨质疏松症时，由于骨骼变脆，老年人容易出现跌倒和发生骨折的现象。另外，由于脊椎在体重的压迫下会发生上下挤压的变形，易造成“驼背”的现象。

（3）关节的衰退

老化会使关节的软骨变硬并逐渐失去弹性，支撑体重的功能会随之下降，导致在关节的周围形成新的骨骼（骨刺），产生变形。另外，关节的活动也失去了柔软性，与此同时活动范围也变窄，看起来有些挛缩。

关节的软骨慢慢减少，容易出现变形性关节炎，从而导致关节痛、关节活动受限制等。老年人的日常活动能力下降，关节活动减少，会进一步加重关节活动不畅的现象。

3. 循环系统的衰退

人体循环系统包括心血管系统（血液循环系统）和淋巴系统，其中，血液循环系统是指向人体全身供血的系统，其重要器官是心脏和血管（动脉、静脉）。心脏发挥泵体的功能，而血管是向心脏和其他身体器官供血的管道。心脏和血管的功能都会随着老化而慢慢下降。

（1）心脏功能的衰退

心脏主要是由心肌组织构成，心脏从胎儿时期形成开始便持续工作，直至人体死亡。随着人体老化，心肌之间的部分（间质）会沉淀出脂褐素和淀粉状朊等异物，同时，骨胶原量增加，不断生成纤维，导致心脏壁变厚（心脏肥大）或难以扩张（扩张障碍），在这种情况下，哪怕是一点点的障碍都容易引起心力衰竭。随着人体老化，心脏的第二个变化是主动脉瓣和二尖瓣等防止血液倒流的瓣膜变性，产生肥厚或钙化的现象，从而引发闭锁不全症、狭窄症等瓣膜病。如果心脏输送血液的能力（心搏输送量）下降，总心搏数就会随之下降。

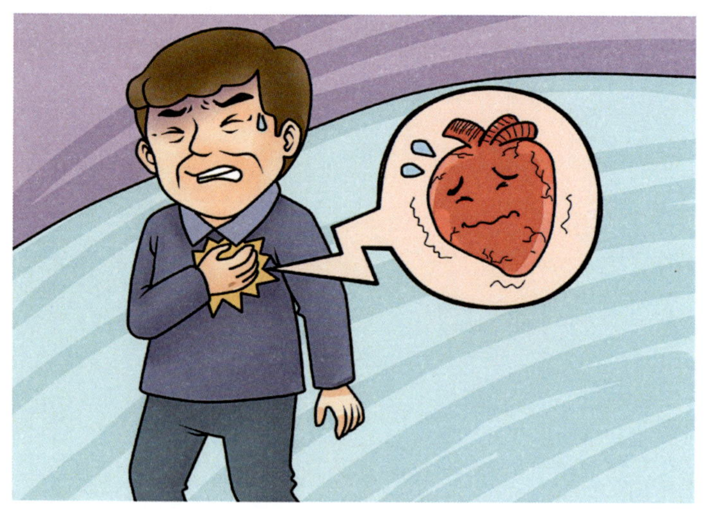

▲ 心脏功能的衰退

（2）血管的老化

血管是向心脏供血的管道，也会老化。血管是由外膜、中膜和内膜三层组成，中膜内含有平滑肌和弹性蛋白，可以使血管保持弹性。年轻时血管具有弹性，但随着年龄的增加，血管会慢慢变硬、失去弹性，其原因与心脏器官类似，如平滑肌之间的部分（间质）骨胶原增多、弹性蛋白减少或断裂、内膜肥厚、钙化等。

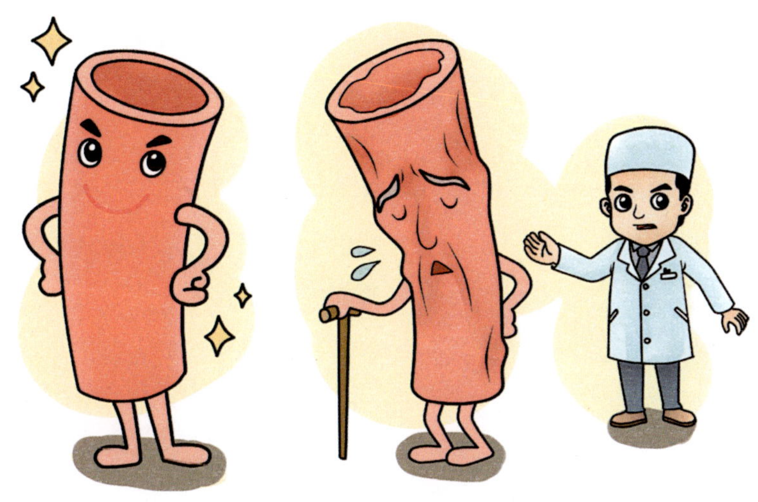

▲ 血管的老化

如果血管中动脉硬化加剧，动脉壁会变硬，失去伸展性，血压将会升高。如果血压升高时，血压的调节功能也出现下降，就会出现“直立性低血压”（直立时眩晕）等血压不稳定的现象。血压的上升会增加心脏的负担，除了引起心脏肥大之外，还会影响心肌中调节心脏活动节律的刺激传导系统，从而导致心律不齐。

4. 内分泌系统的衰退

内分泌系统是指生成激素并将激素分泌到血液中的内脏和器官的统

称，包括脑垂体、脑松果体、甲状腺、甲状旁腺、肾上腺、胰脏、卵巢和精巢等。

大部分器官的激素分泌功能会随着人的年龄的增加而下降。特别值得一提的是女性的内分泌系统，卵巢分泌出的叫作女性荷尔蒙的卵细胞激素（雌激素）与黄体酮（孕酮）会在女性 50 岁左右时突然停止分泌，从而出现所谓的闭经现象。

人体缺乏黄体酮时，不仅会导致人体出现发烧、心跳过速（心跳过速 = 心脏搏动剧烈）、出现抑郁症等更年期障碍，还会引发各种老年疾病。

男性体内有男性激素即睾酮，它的浓度会在男性 20 岁左右时达到最大值，然后不断减少，但减少的速度比较缓慢，而且减少的速度在很大程度上还受个人体质的影响。因此，在一般的情况下看不到男性像女性闭经那样出现剧烈的变化。但是，如果来自家庭和社会上的压力很大、环境又突然发生变化，睾酮低的男性可能出现与女性更年期障碍相似的症状。医学研究发现，男性睾酮减少会导致一些生活习惯病和老年病的产生，还会出现与女性缺乏雌激素相似的症状。

5. 血糖代谢功能的衰退

血糖代谢是指人体从食物中摄取营养和能量供给各内脏器官消耗，将多余的能量储存起来以避免饥饿，在必要情况下再消耗能量的机制。糖是能量之源，脑部和肌肉等在休眠过程中也会消耗糖分，血糖值（血液含糖量）可通过各种激素和神经作用进行一定的调节。

人进食后，经过消化的营养元素流入血液中，从胰脏中迅速分泌的胰岛素成为中心物质，该激素穿过肝脏，向各个内脏器官输送能量。人在空腹和睡眠过程中也能持续分泌胰岛素（基础分泌），在肝脏中新合成糖（或新生成糖）或分解之前蓄积的脂肪，从而调节能量。

胰岛素主要作用于肌肉、肝脏和脂肪组织。通过胰岛素作用，血管内的血糖会进入肌肉组织中不断被消耗，糖分进入肝脏后新生成并输出糖，糖分进入脂肪细胞后合成脂肪或分解脂肪等。

随着年龄的增加，人体胰岛素的分泌量会减少。特别是在饭后，如果胰岛素的补充分泌量减少，饭后的血糖值就容易上升。

如果肌肉重量减少、脂肪比例增加，人体对胰岛素的反应性就会下降（对胰岛素的抵抗性增强）。

6. 呼吸系统的衰退

人的呼吸功能在 20 岁前后达到顶峰，随后会逐年下降。肺功能的老化、支气管变细、关节难以活动、呼吸肌变弱等，都是导致呼吸功能衰退的主要原因。

由肋骨和肋间肌构成的胸廓随着老化会变硬，肺的换气量和肺活量的减少会导致肺弹性下降，这些情况都会阻碍人体运动能力。

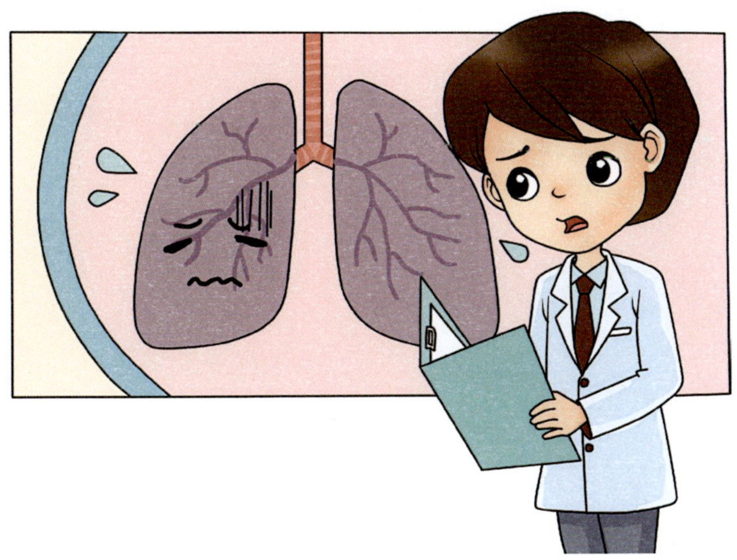

▲ 呼吸系统的衰退

7. 肾脏功能的衰退

肾脏除了排除体内废物之外，还在钠、钾等电解质和水分的调节中发挥着重要作用。这些功能是通过过滤、吸收、尿的浓缩等进行的，衰老会使这些功能会下降，导致尿量变多和次数增加。

8. 泌尿系统的衰退

老年人从膀胱到尿道的部分组织逐渐变硬，容易产生残存尿液。对于男性而言，前列腺会进一步肥大，从而出现排尿困难和产生尿失禁的现象。对于老年人，残存尿液很容易引起慢性膀胱炎。

9. 消化系统的衰退

消化吸收功能是生物学中极为原始的功能，有很多因素会让人的消化吸收功能随着衰老而慢慢下降，主要包括口腔内的老化、食道的老化、胃和肠的老化等。

（1）**口腔内的老化**

老化会使口腔内唾液分泌量减少。人如果不分泌唾液，就难以咀嚼食物。此外，口腔老化会导致口腔干燥、卫生状况变差、口腔炎、舌炎、牙周病等，从而让老年人感到不适和疼痛，甚至无法进食。如果口腔中的唾液分泌量降低，咽下反射就会变迟钝，导致老年人不能顺畅地吞咽食物，易发生“噎着”的现象。

由于牙齿的缺损和牙龈的异常（牙周病），老年人的咀嚼能力也将降低。患蛀牙和牙周病的老年人在拔除坏牙后，咀嚼能力会大不如前，因为他们咀嚼食物所必需的咬肌已经萎缩。最后导致老年人只能吃松软的食物，不断增加糖分摄取量，但缺少蛋白质、钙，造成低营养。

长期患舌炎的老年人虽然有味觉，但是他们的味蕾萎缩、味觉功能减退，最终易导致食欲不振。

（2）食道的老化

进食时，食物没有进入食道而进入气管的现象称为误咽。食物进入肺部后，可能引发严重的肺炎，卧床的老年人经常发生这种情况。另外，食道下侧的肌肉松弛或食道蠕动变弱时，可能导致胃液或胃内的食物逆流进入食道，最终导致食道功能减退。逆流性食道炎可引发溃疡。

（3）胃和肠的老化

在胃的老化过程中，胃黏膜萎缩，胃酸分泌量减少，人体对病原体的抵抗力下降。同时，老年人对铁和维生素的吸收能力减退。

在肠的老化过程中，小肠分泌消化液的能力下降，消化吸收性变差，导致有的老年人基本不能食用油腻的食物，甚至不能饮用牛奶；大肠蠕动缓慢，容易引起便秘，大肠壁的某个部位向外膨出形成囊袋状憩室，还可能引起感染。

同时，消化道将食物输送到胃中的蠕动运动变弱，因此进食所需要的时间变长，往往易导致食物卡在消化道中。

由于胃中的胃液分泌降低，再加上与蛋白质以及脂肪的消化、吸收相关的胆汁、胰液的分泌量减少，因此消化系统整体功能将下降。

10. 造血功能的衰退

如果红细胞的形成功能下降，再加上来自肠的铁的吸收减少，老年人就会容易发生贫血，在血液检查中经常能看到红细胞和血红蛋白降低的现象。

11. 体内平衡的衰退

人们因感冒即使出现了发烧和咳嗽等症状，通过数日的治疗，身体也能恢复到原来的健康状态；人们上楼梯时喘得厉害，不久也能恢复到原有状态。这就是人的恢复能力。身体所产生的异常以及对刺激的反应恢复到原有的状态，被称为体内平衡，这种能力与免疫力和各器官的综合性功能相关。

进入老年阶段后，人体内的平衡能力下降，导致疾病的恢复能力变差，上楼梯时气喘吁吁也不容易恢复，整体恢复能力下降。

第二节　老化引起的智力下降

一般而言，人的身体功能的衰退始于中年，而人的智力即便是进入 80 多岁的高龄期也可以保持较高的水平。

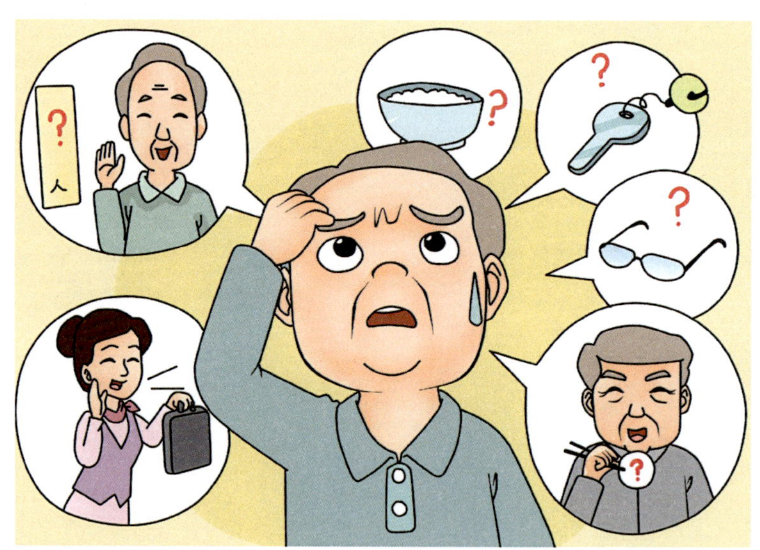

▲ 老化引起的智力下降

但是，随着年龄的增加，在人的智力活动之中，计算速度会有所下降。在记忆方面，特别是记住新鲜事物的铭记力以及追忆力方面会明显下降。所谓追忆力是指在必要时将自己所保持的记忆提取出来的能力。容易忘记日常经历过的事是由铭记力的下降导致的，而不能叫出某位熟人的姓名则是追忆力下降造成的。

一、“生理性遗忘”和“病理性遗忘”

人的记忆能力在 30 ~ 40 岁时最强，随后就会慢慢减弱。可以说，随着年龄的增加，大多数人都会出现健忘的现象。老年医学领域把健忘分为“生理性遗忘”和“病理性遗忘”两种，其中病理性遗忘往往会导致认知症。生理性遗忘是人衰老的一种现象，它所忘掉的东西是有限的，例如，一时想不出某人或某物的名字或名称的现象；说话词不达意，自己却没有发觉；瞬间说不出话，言语阻塞；容易遗忘东西；有时想好要去做某件事，可是一转身却忘记要干什么了；无意中犯错，容易判断出错等。病理性遗忘是指患者不仅忘却小范围内的事物（忘记事物名称），而且还会忘记自己以前的经历。此外，病理性遗忘的患者不仅会想不起事物，而且他们的时间感会变模糊，逐渐忘记日期、星期几和季节等（时间认知障碍），或者不知道自己当前的位置（场所认知障碍）。患者出现这种记忆性障碍时，会给日常生活带来很多不便。因为患者不仅忘记事物，还难以安排事情或制订计划（执行功能障碍）。具体来讲，患者会变得不能购物，也不能做饭。

生理性遗忘是指对完全忘却的事物有感觉，而病理性遗忘只对表面上的事物有意识。这是导致患者难以正确评价自己、难以反省自己的原因。病理性遗忘患者为反省自己，不得不对照过去的经历，确认自己做过的行为，但由于大脑已经忘却自己之前的行为，因此也无从确认。

二、认知功能的下降

如上所述，人体的老化除了脏器的老化和运动功能的老化之外，还包括大脑功能的老化，而大脑功能的老化主要表现在认知功能的下降。所谓认知功能是指在日常生活和社会生活中所必需的记忆力、理解力、判断力、计算能力、言语能力、执行能力等大脑高层次功能的总称。认知功能下降的主要表现有记忆障碍、失语、失行、失认、执行功能障碍、定向障碍等。认知功能的下降会导致的行动和心理症状有忧郁、睡眠障碍、攻击性语言伤害、幻觉和妄想、徘徊以及昼夜颠倒等。

1. 记忆障碍

记忆障碍往往表现为前述的“生理性遗忘”和“病理性遗忘”。

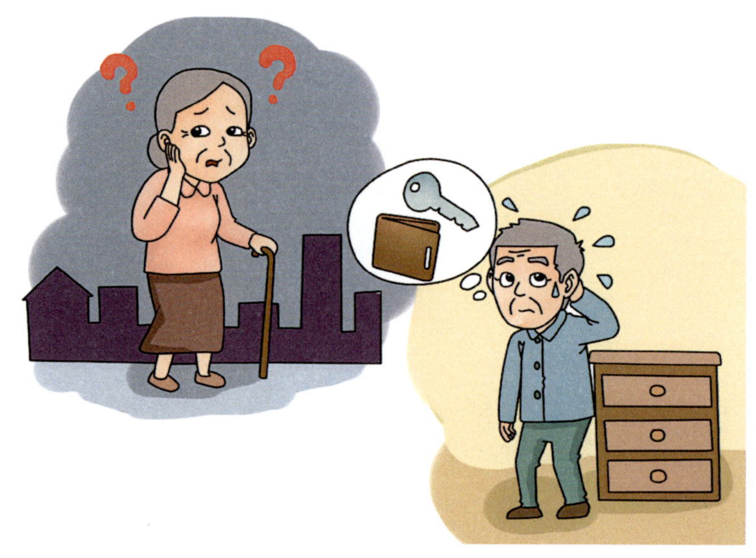

▲ 记忆障碍

2. 失语

失语有“运动性失语”和“感觉性失语”之分。运动性失语是指能够理解他人说的话，但是无法用语言表达自己的想法；感觉性失语是指无法理解他人所说的事，但是自己会语无伦次地说。

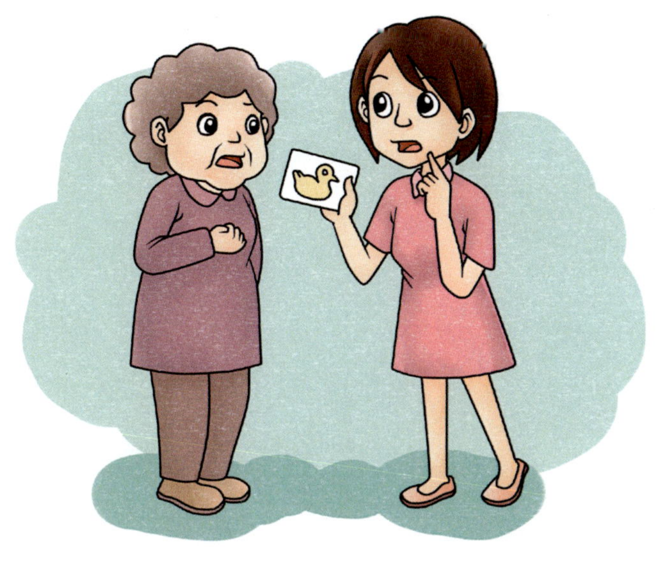

▲ 失语

3. 失行

失行是指在手和手指没有麻痹或运动障碍且记忆也没有问题的情况下，出现不会做日常生活中如穿衣、吃饭等简单事情的状况。失行有“观念运动失行”和“观念失行”之分。观念运动失行是指无意识情况下的行动不

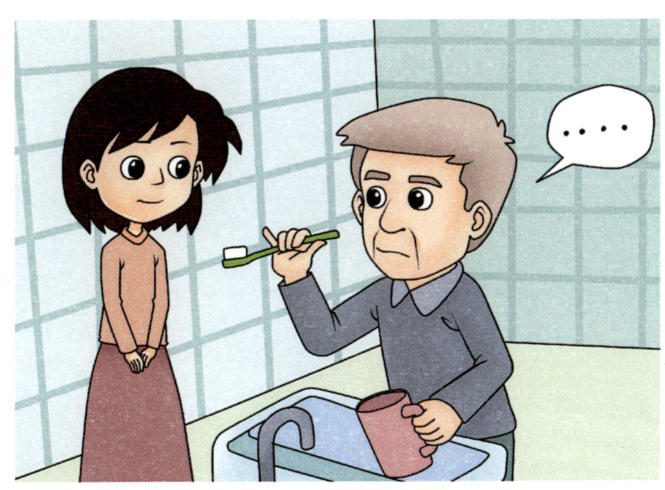

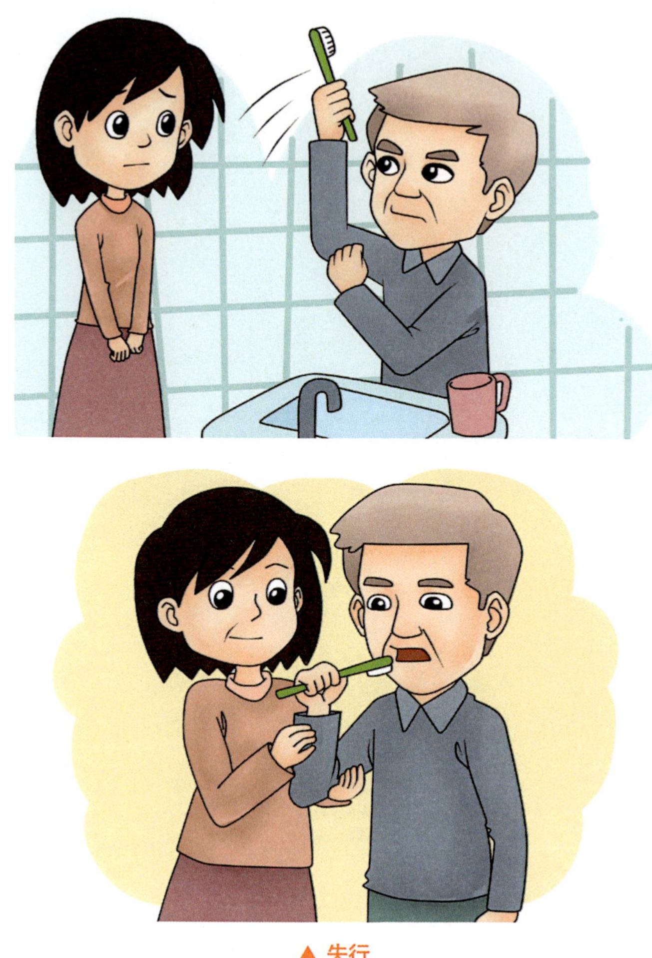

▲ 失行

存在问题，但是无法有意识去模仿做某件事。观念失行是指不知道做某件事（如穿脱衣或做饭）的顺序，或不知道工具（牙刷等）使用方法的状况。

4. 失认

失认是指在听力、视力、感觉以及记忆都没有问题的情况下，无法辨认自己眼前看到的事情、物体以及自己触摸到的东西的状况。失认又有“视觉失认”和“身体失认”之分。视觉失认是指视觉没有问题，但不知道眼前看到的东西（如苹果等）为何物；身体失认是指身体没有麻痹状况但无法识别自己的身体部位的状况，如化妆时把口红抹到耳朵上。

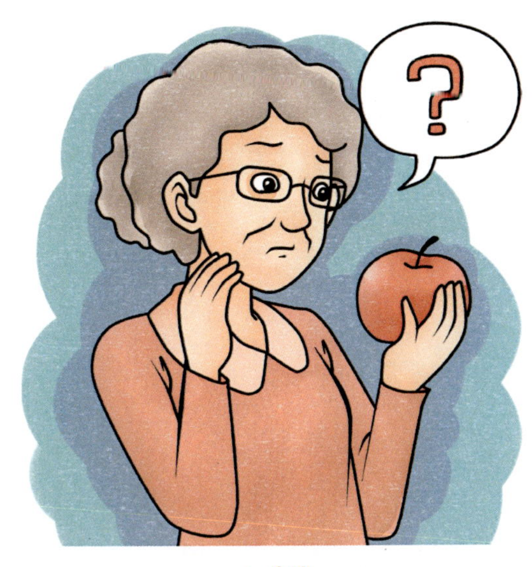

▲ 失认

5. 执行功能障碍

执行功能障碍是指言语、记忆和行为等大脑的高层次功能没有问题，但是无法得到有效运用的状况。执行功能障碍有以下四种状况：目标设定障碍，无法设定日后的目标；计划制订障碍，无法确定某月某日做什么事；计划执行障碍，无法按照正常的程序做某件事；有效行动障碍，无法评价自己的行动并且根据情况改变自己的行动。

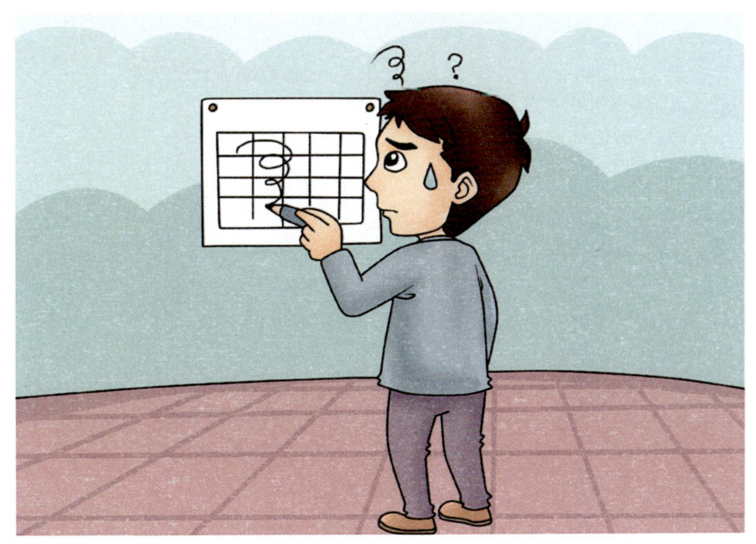

▲ 执行功能障碍

6. 定向障碍

定向障碍是指不知道现在是何时及自己在何地（徘徊），甚至无法判断自己和周围人的关系等状况。

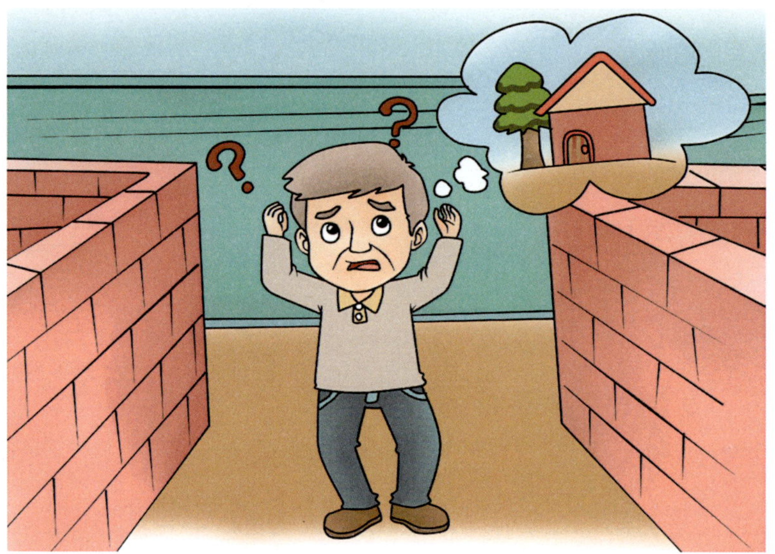

▲ 定向障碍

第二章 四大认知症

第一节 认知症的定义

认知症是指人在成长过程以及日后的家庭和社会生活中，获得并积累的各种认知能力因为大脑疾患导致的认知障碍而后天性地丧失并且影响到个人日常生活的状态，它是在老龄化社会中老年人所患的常见病。过去，社会上往往用“痴呆”“失智”等用语来称呼认知功能障碍所导致的老年性疾患。2004 年，国际阿尔茨海默病协会在日本京都召开的第 24 届年会上决定，采用“认知症”这个中性的专用名词来取代“痴呆”“失智”等带有贬义或歧视性含义的用语。如本章接下来的讲解所述，认知症除了记忆障碍等核心症状外，还有徘徊、攻击性行为、不洁行为、异食等各种症状，这些症状对于家属、护理人员和周边人群来说，往往被当作“令人困扰、令人烦恼的问题行为”。1996 年，国际老年精神医学会在美国召开了“有关认知症行为障碍的国际会议”，在这次国际会议上 16 个国家 60 多位认知症专家学者针对认知症的一系列行为和心理上的症状及其发生的原因和机制进行了科学分析，并且决定采用“认知症的行为心理症状”这个专用术语来取代“问题行为”的说法，同时确认轻度认知障碍（MCI，Mild Cognitive Impairment）即“认知症预备军”的存在。

导致认知症的疾病及症状种类非常多，包括神经系统变性疾病、脑血管障碍、脑垂体和甲状腺等内分泌器官功能减退、肝脏和肾脏等内脏器官不健全、维生素 B_1 缺乏、心力衰竭和呼吸衰竭导致的缺氧性脑病、抗抑郁剂等医药品副作用、一氧化碳和重金属以及有机化合物等副作用、疱疹病毒引起的脑炎和结核性髓膜炎、神经梅毒等中枢神经感染病、慢性硬膜下血肿和脑挫伤等头部外伤并发症、恶性肿瘤并发症、癫痫等。美国和日本认知症专家的研究分析报告指出，引发认知症的病因大概有 70 多种。因为认知症大约有 80% 是由以下这四种类型的认知症构成的，所以，阿尔茨海默病型认知症、脑血管疾患型认知症、路易体型认知症和额颞叶型认知症被称为四大认知症。

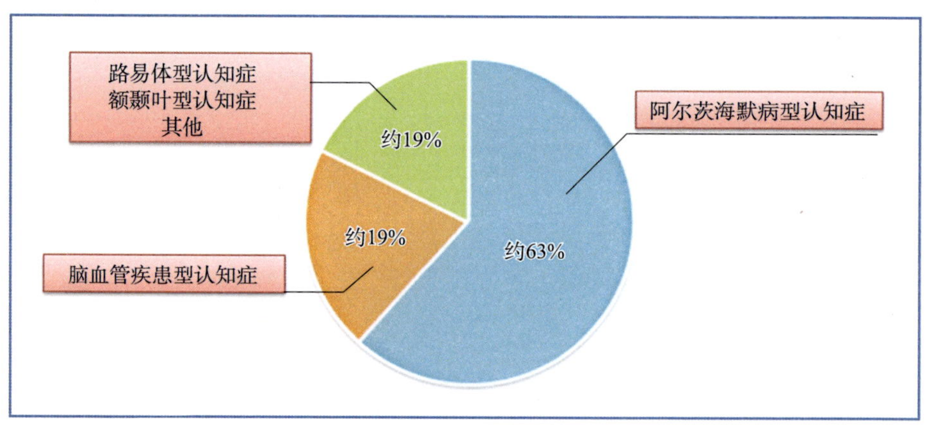

由阿尔茨海默病引发的认知症称为阿尔茨海默病型认知症，这类认知症中女性的发病率相当高。一般而言，老年人年过 75 岁后，发病概率会大幅度增多，对于 85 岁以上的老年人，4 人中有 1 人可能会患上这种认知症。由脑血管疾患引发的认知症称为脑血管疾患型认知症，这种认知症中男性的发病率比较高，患者以 60 岁到 70 多岁的老年男性为多，而且 50 岁前后发病的病例也不少。此外，还有额颞叶型认知症、路易体型认知症在认知症中所占的比例也比较高。所以，如果怀疑自家老人患有认知症，带老人到医院检查被确认为认知症时，一定要向医生问清楚是哪一种类型的认知症，换句话说，要问清楚是因为什么疾病导致的认知症。

第二节　阿尔茨海默病型认知症

一、德国阿尔茨海默医生的研究报告

阿尔茨海默病型认知症的病因是阿尔茨海默病，这个病名念起来特别拗口，为什么要取这个病名呢？因为阿尔茨海默病最初的病例是一位名叫阿尔茨海默的德国精神科医生报告的，所以就以他的名字命名这种病。1901 年，阿尔茨海默治疗了一位 46 岁的女性病人，这位病人的症状主要表现为嫉妒和妄想，阿尔茨海默由此发现了阿尔茨海默病的病因。1906 年，阿尔茨海默在医学会议上发表了有关这种病例的研究报告，此后阿尔茨海默病就在医学界传开了。阿尔茨海默当时治疗的那位女性病人才 46 岁，有读者会问，阿尔茨海默病型认知症的患者也有年纪比较轻的人吗？回答是有的，阿尔茨海默病型认知症的发病年龄以 65 岁为界，可以分为早期型（未满 65 岁）和晚期型（65 岁以后）。在早期型阿尔茨海默病型认知症中，40 ~ 64 岁的患者被称为“初期型认知症”。目前，已经确诊的大多数阿尔茨海默病型认知症都是晚期型。

二、阿尔茨海默病型认知症的主要特征与危险因子

导致阿尔茨海默病型认知症的病变主要有三种：一是神经细胞的变性消失；二是大脑内有异常性蛋白质沉淀形成“老人斑”，它会压迫或侵蚀周围的神经细胞；三是在神经细胞中出现“神经原纤维缠结”，从而使细胞萎缩甚至死亡。这些病变都会使患者的大脑萎缩。一般而言，正常人的大脑重量大约是 1 400 克，而阿尔茨海默病型认知症患者的大脑经过数年的发病后，重量会下降到 800 ~ 900 克。大脑发生萎缩，特别是主司学习和记忆的、被称为“海马体”的部位受到损伤并萎缩，这是阿尔茨海默病型认知症的主要特征。

阿尔茨海默病型认知症的危险因子包括糖尿病、高血压和牙周炎等生活习惯病，此外，睡眠不足和精神疲惫也会导致淀粉样蛋白沉淀，视力和听力的下降导致信息减少也会引起脑神经细胞功能变弱。美国认知症研究的成果表明，大约有 2% 的阿尔茨海默病型认知症是因为遗传因素导致的，一般而言，50 岁前发病的阿尔茨海默病型认知症大多是遗传性的，而高龄的阿尔茨海默病型认知症患者往往与遗传无关。

三、阿尔茨海默病型认知症发病的三个时期

阿尔茨海默病型认知症并不是突发性的疾患，它的发病过程比较漫长，主要有三个时期：一是潜伏期，一般而言，阿尔茨海默病型认知症有大约 10 年到 20 年的潜伏期；二是轻度认知障碍期；三是临床发病期。临床发病期又可以分为临床发病初期、临床发病中期和临床发病后期。

在认知症的护理上，也可以把阿尔茨海默病型认知症分为轻度、中度和重度三个阶段。在轻度阶段，主要的症状就是忘记事情，用专业术语说

就是记忆障碍或判断力下降，最初是忘记人的名字和事物的名称，接着会忘记日期，分不清今天是星期几。发展到中度阶段，记忆障碍进一步发展，过去的事情会怎么也记忆不起来，也无法分辨会话的对方是谁，甚至分不

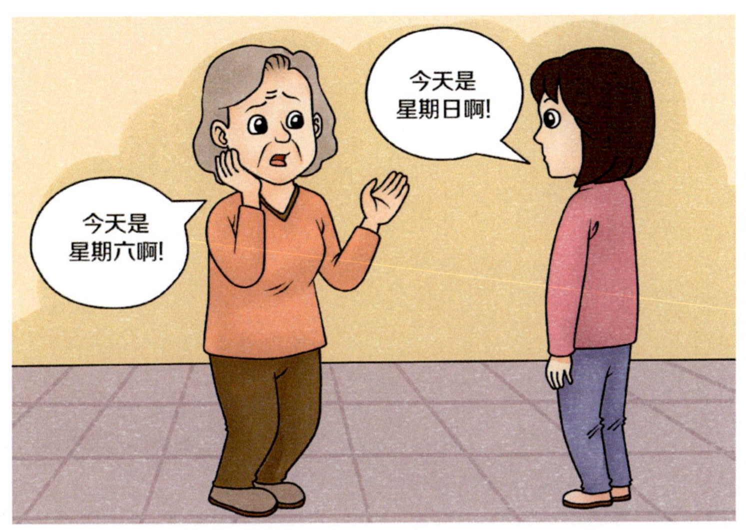

▲ 轻度阶段

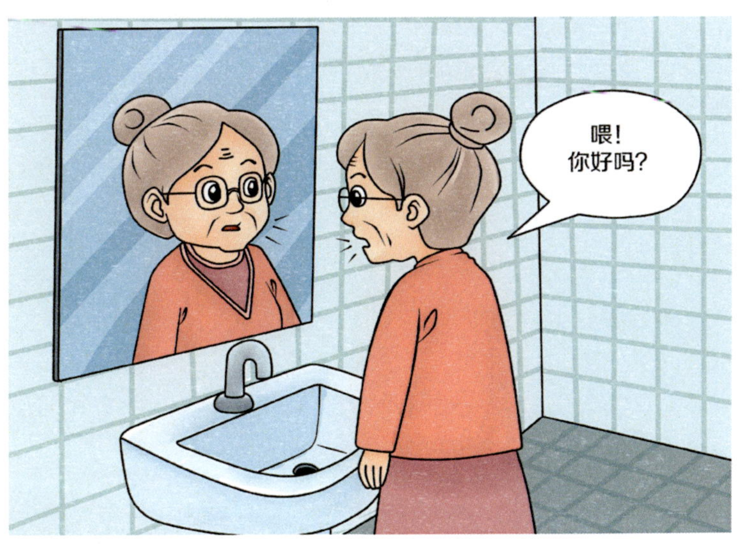

▲ 中度阶段

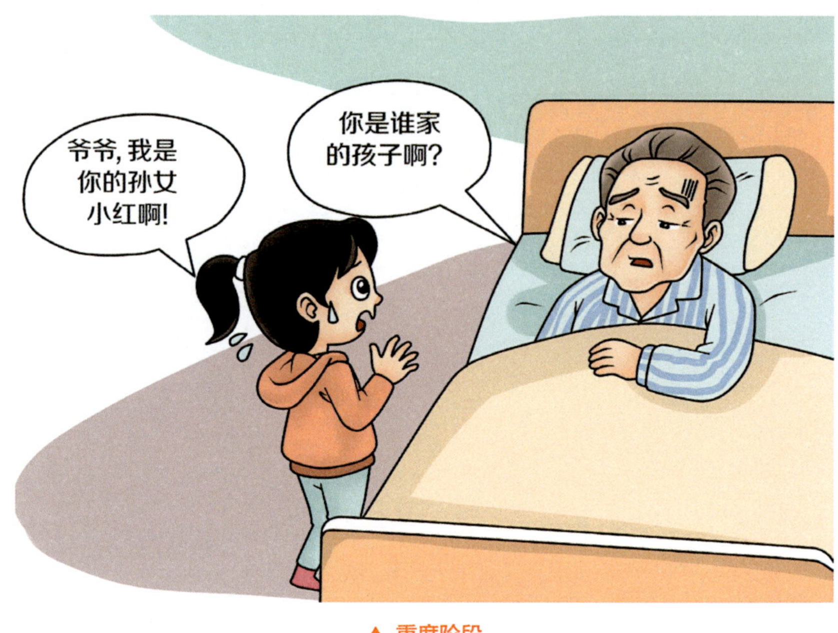

▲ 重度阶段

清自己的老伴和子女，还会分不清自己所在的场所，无法管理自己的钱财，也不会管理自己的服药。发展到重度阶段，记忆功能几乎全部丧失，身心功能全面下降，跌倒和大小便失禁时常发生，运动器官的功能“恢复”到幼儿期的水平，最后变得长期卧床不起。

第三节　脑血管疾患型认知症

一、脑血管疾患型认知症的突发性

由脑血管障碍如脑梗死和脑出血等引起的认知症称为脑血管疾患型认知症。

换句话说，脑梗死和脑出血也是引发认知症的一个主要原因。据日本认知症专家的研究报告显示，脑血管疾患型认知症的患者大约95%是65岁以上的老年人，这类患者往往会因为脑梗死、脑出血、蛛网膜下腔出血等脑血管障碍，伴随着脑卒中的发作而突然发病。

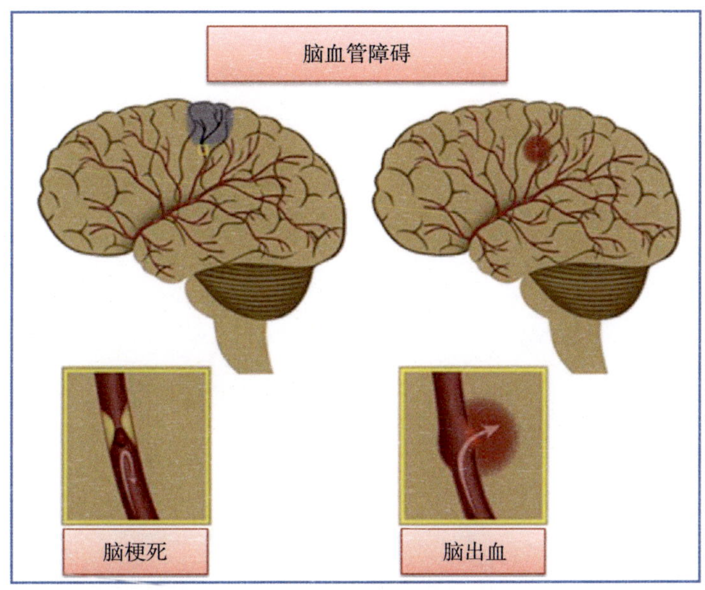

▲ 脑血管障碍易引发认知症

二、脑血管疾患型认知症的主要特点

脑血管疾患型认知症的特点主要有：一是症状出现突然、恶化迅速，经常产生病变；二是曾经出现过脑血管障碍，存在很多诱因能够导致高血压、糖尿病、心脏疾病等脑血管障碍；三是早期经常会出现以下症状，如行走困难、手足麻痹、口齿不清、帕金森病症状、容易摔倒、排尿障碍（尿频、尿失禁等）、忧郁、感情失控（无法控制感情，为一点点事情哭泣或愤怒）、夜间说梦话（夜间意识水平下降，言行举止不像本人）等。

三、脑血管疾患型认知症发病的阶梯性

脑血管疾患型认知症与发病过程比较缓慢的阿尔茨海默病型认知症相比，它的发病不仅有突发性的特点，还呈现“踩着楼梯下楼”式的阶梯性下降恶化的趋势。脑血管疾患型认知症发病时比较典型的症状是从步行障碍开始，患者感到双腿麻木、抬不起腿，走不了路，或走路时只能“小碎步”地往前挪。每次发作就会像“下了一节台阶”，症状进一步恶化还会伴随手脚麻痹或半身麻痹等身体症状，甚至有感情失控的心理症状。

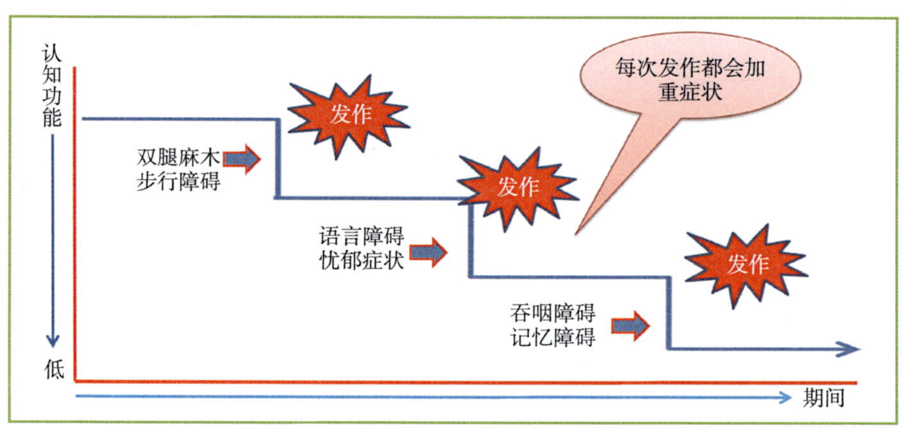

▲ 脑血管疾患型认知症发病的阶梯性

第四节　路易体型认知症

一、路易体型认知症

路易体型认知症是指患者的脑神经细胞里形成了一种被称为“路易体”

的异常蛋白质沉淀，使大脑皮质的枕叶和顶叶出现萎缩从而导致的认知症。近年来，路易体型认知症的患者数量有上升的趋势。

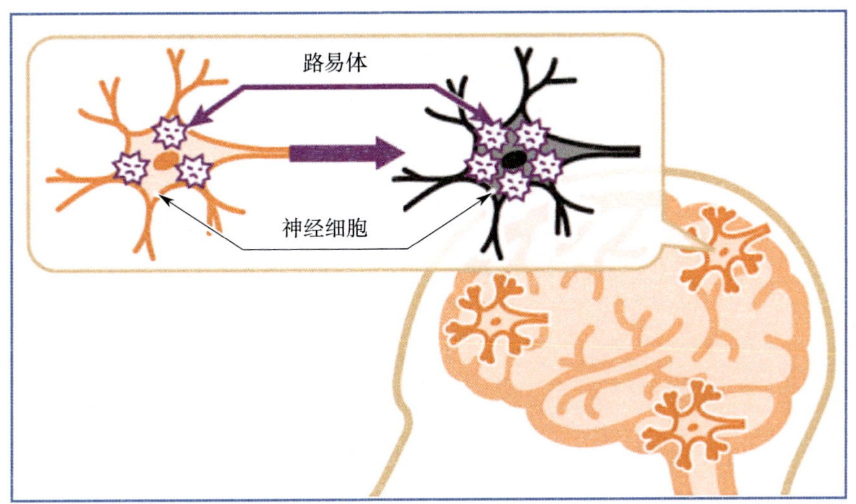

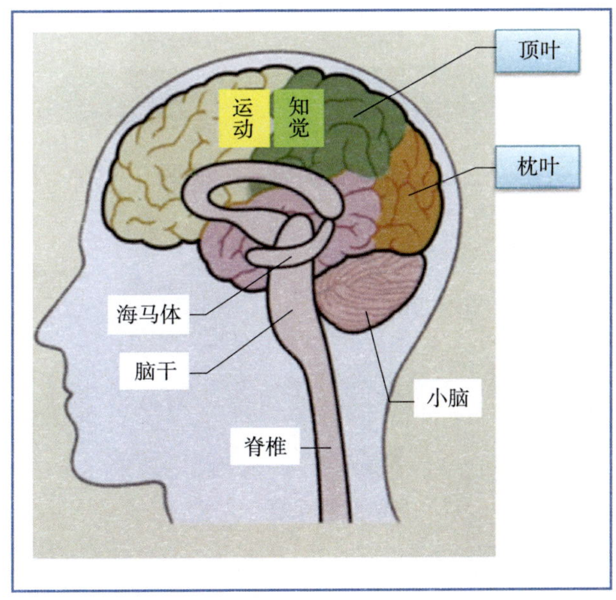

▲ 路易体型认知症

早在100年前，医学家在帕金森病患者的脑干里就发现了路易体，于是，医学家们把路易体描述为帕金森病的主要特征。60年后日本的医学家在治疗一些有别于阿尔茨海默病型认知症的认知症患者时发现了路易体，于是把这类病因的认知症命名为“路易体型认知症”。

二、路易体型认知症的主要特点

大脑皮质是覆盖在人脑最外侧的大脑表面的部分，它可以控制各种认知功能。如果路易体在这个部位沉淀，就会导致认知功能的下降，大脑的神经网络也会受阻。路易体还容易在控制人的运动功能的脑干部位沉淀，从而导致出现手脚颤抖等帕金森病的症状。

有时不仅在脑神经细胞里出现路易体的沉淀，从脑干到脊椎、末梢神经也会出现路易体沉淀的现象，从而导致患者伴随着直立性低血压、头晕、便秘、尿频或排尿障碍等自律神经症状。路易体型认知症的症状变化起伏很大，上午还神志清醒能够知道今天是几月几号、现在是几点钟、自己在哪里，到了晚上突然混乱起来，连自己的家人都认不出来了，甚至出现幻视、疑神疑鬼等症状。

三、路易体型认知症发病的四个阶段

路易体型认知症与阿尔茨海默病型认知症相比，记忆障碍的程度比较轻，所以在发病的初期往往容易被忽视。路易体型认知症的发病过程有四个阶段，即初期（出现幻觉、帕金森病症状和忧郁症状）、恐怖期（出现妄想、可怕的幻觉和恐惧等症状）、不安期（出现比较强的依赖性）、稳定期（出现不可怕的幻觉）。

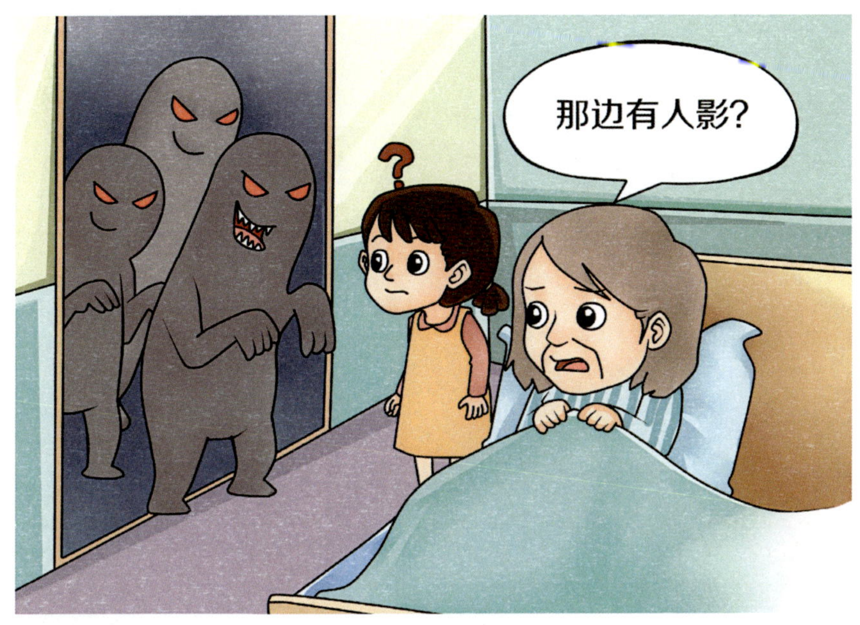

▲ 幻视

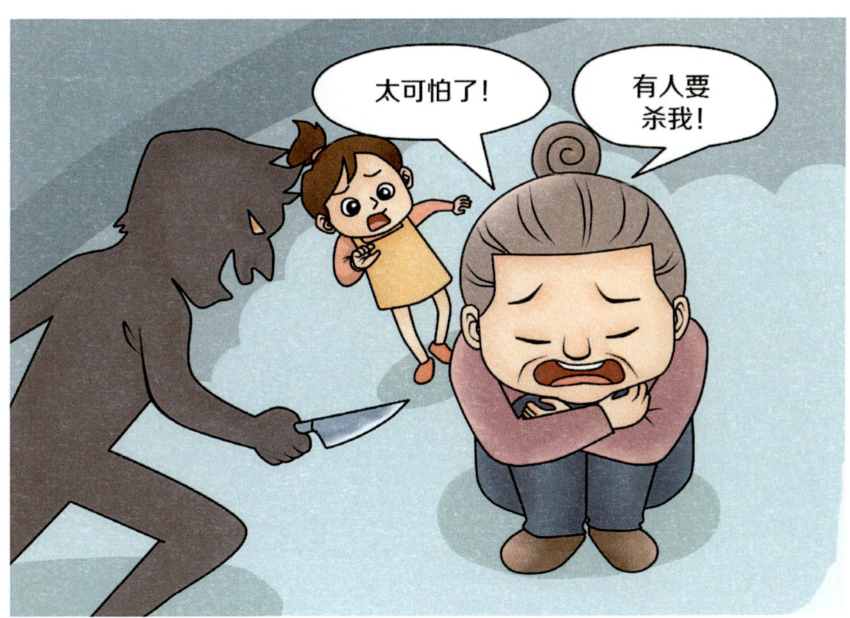

▲ 恐怖期

什么人
也没有啊！
那里有
坏人！
我害怕，
别离开我！

▲ 不安期

欢迎，
欢迎来我家做客！
好久不见了！

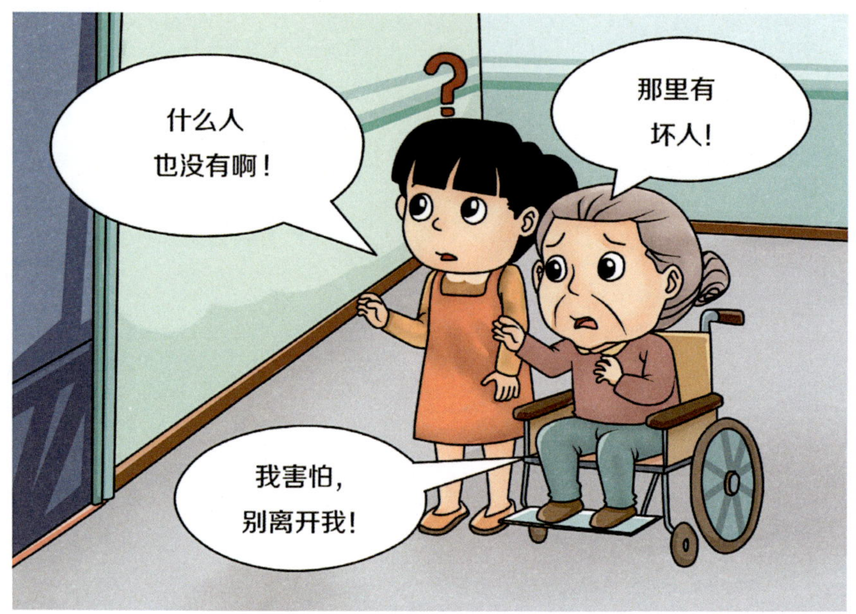

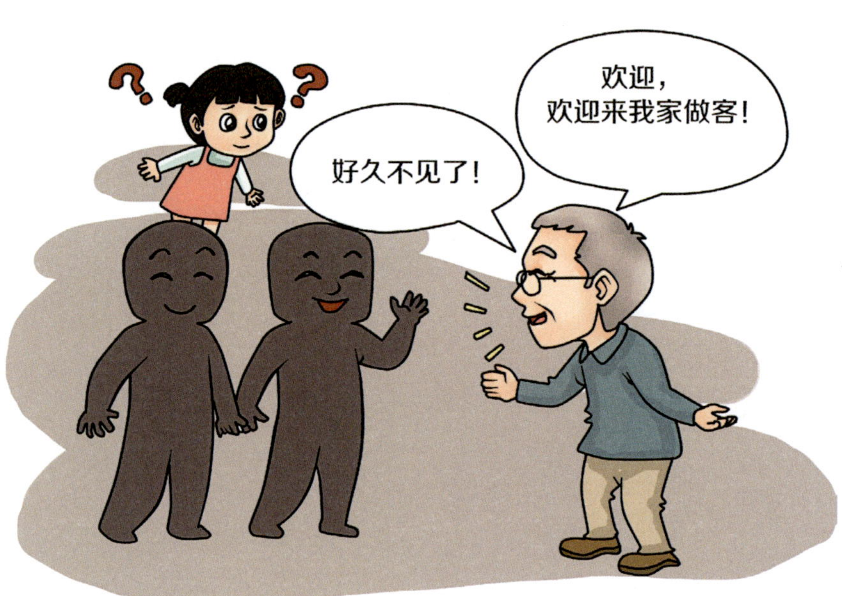

▲ 稳定期

第五节 额颞叶型认知症

一、额颞叶型认知症

额颞叶型认知症和阿尔茨海默病型认知症同样是脑萎缩导致的疾病，但是大脑萎缩部位不同。阿尔茨海默病型认知症主要是主司学习记忆的大脑的海马体部位和颞叶部位发生萎缩，而额颞叶型认知症是主司情感、意欲和控制能力的额叶部位和主司记忆力的颞叶部位发生萎缩。引发额颞叶型认知症的病因尚未完全判明。最近的研究发现，一种称为“皮克球”的异常物质在神经细胞沉淀是额颞叶型认知症的主要原因之一。

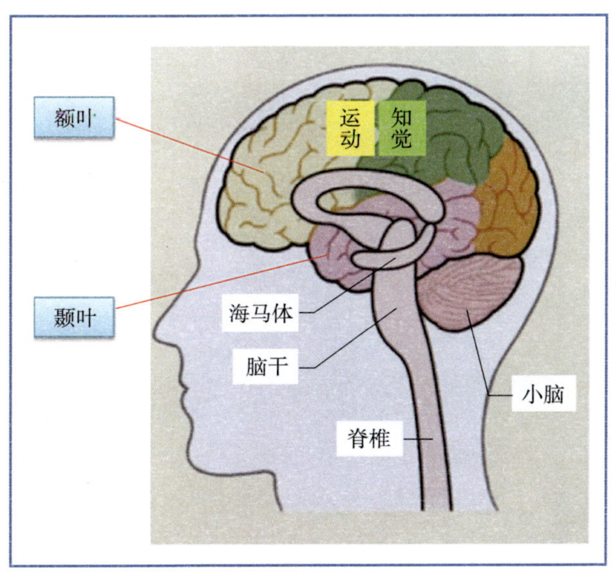

▲ 额颞叶型认知症

二、额颞叶型认知症的主要特点

额颞叶型认知症的特点往往因脑萎缩的部位而异。额叶是主司感情、思考、意欲、理性和自控力的部位，如果这个部位出现萎缩，人的智能和社会性就难以得到维持，容易发生人格变化和出现“偷拿超市或他人的东西”等违反社会规范的行为。

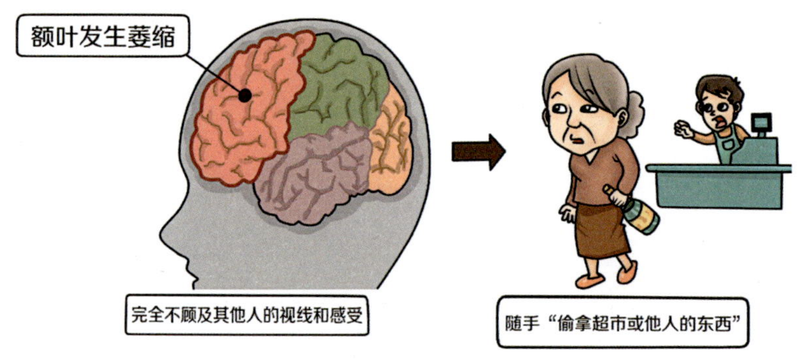

▲ 额叶发生萎缩

大脑的颞叶有左右之分，对于习惯用右手的人，其语言中枢在左侧颞叶。如果大脑左侧颞叶发生萎缩，语言中枢受到损害，患者会无法理解许多日常简单语言的意义。

如果大脑右侧颞叶出现萎缩，患者会无法理解视觉上的意义，例如，照镜子时往往会不知道镜子里的自己是谁，而且会认不出自己的亲人。

三、额颞叶型认知症发病的三个时期

额颞叶型认知症的发病过程主要有三个时期，分别是攻击期（出现妄想、攻击性言行）、反复期（攻击性言行变弱，但是会反复进行同一个动

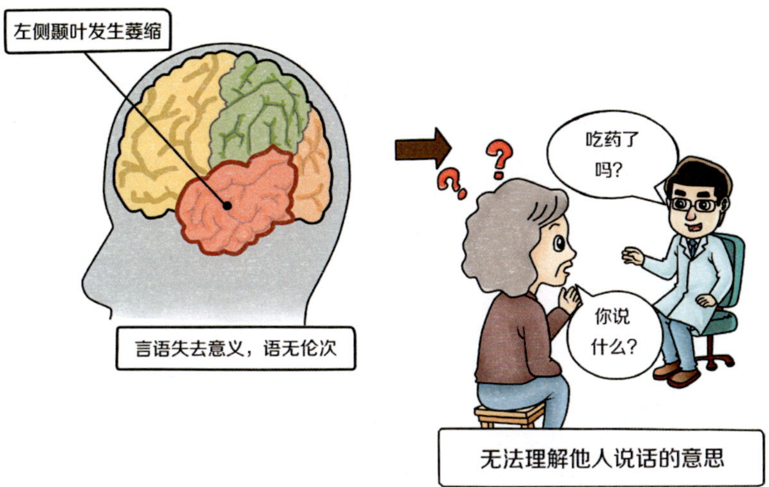

▲ 左侧颞叶发生萎缩

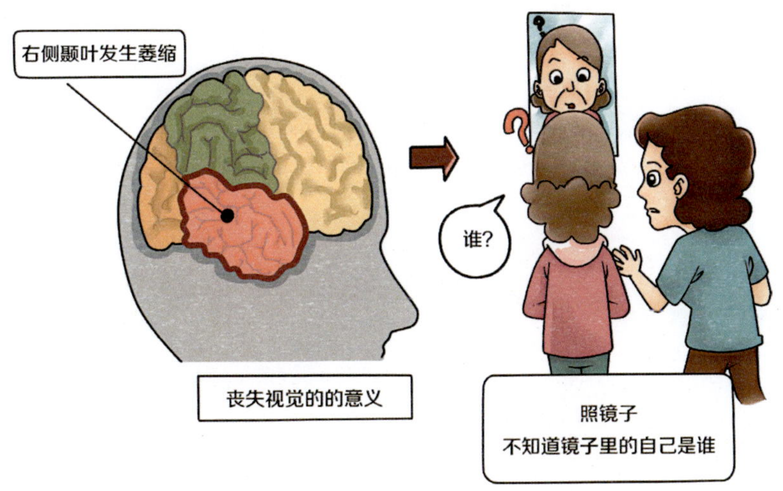

▲ 右侧颞叶发生萎缩

作，例如，总是穿同一件衣服，总是坐在同一个地方；或随意性言行增多，例如，往往无视信号灯，不遵守纪律，推开别人抢先入座，有的患者会暴露自己的性器官等）和稳定期（无法与他人正常沟通，容易用语言伤害他人等）。

滚！
闭嘴！
我又没有做错什么事！

▲ 攻击期

火灾啦！
火灾啦！
火灾啦！

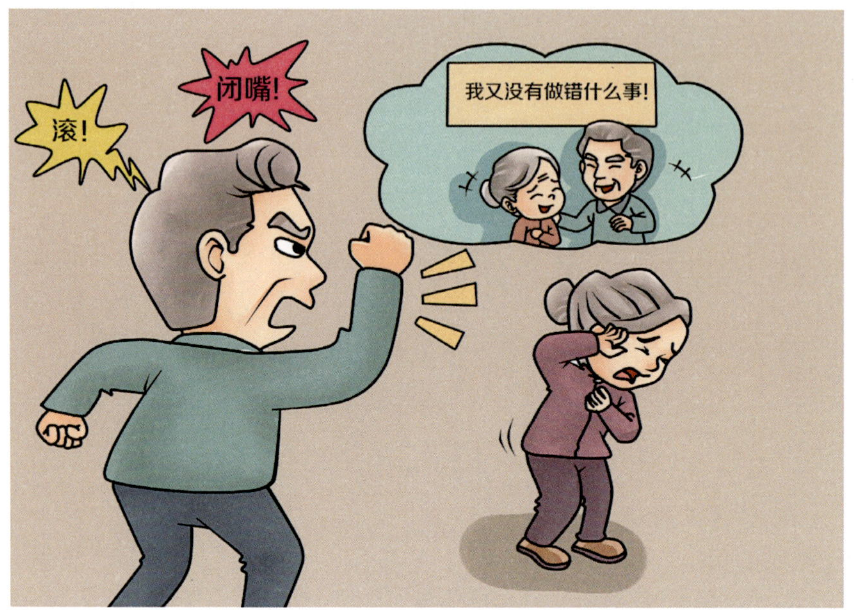

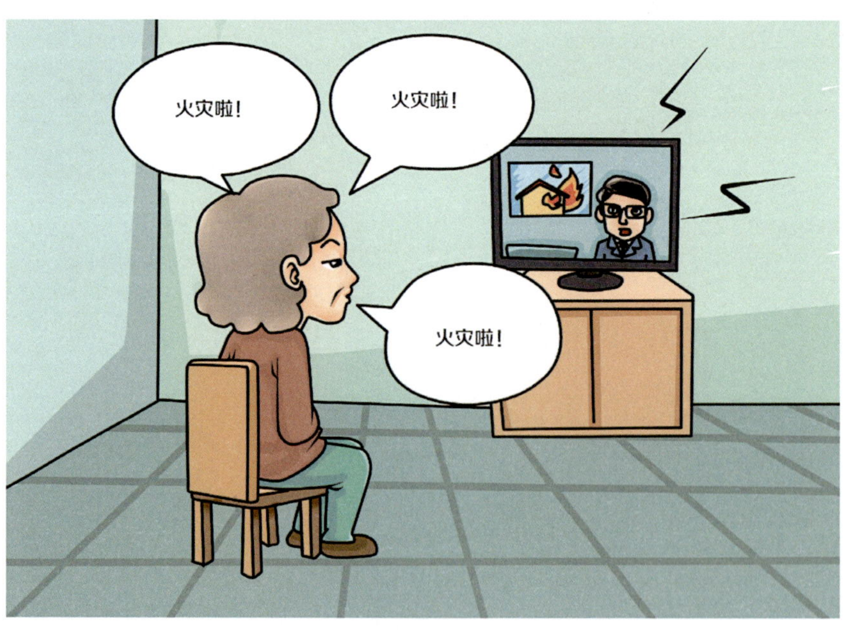

▲ 反复期

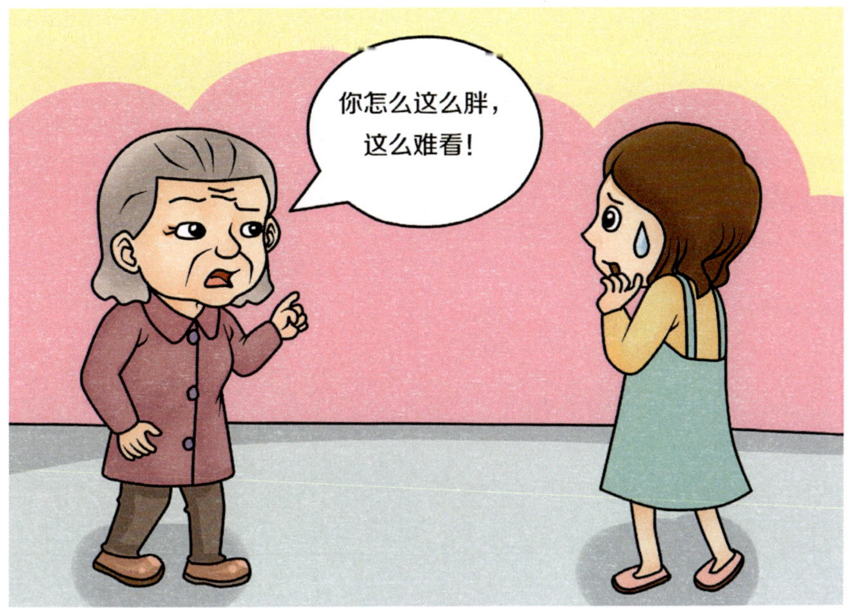

▲ 稳定期

第三章
认知症的主要症状与“认知症预备军”

认知症表现出来的症状有许多种，归纳起来主要有两大类：一类是“核心症状”，又称基本症状，是指因为大脑的神经细胞受损而直接导致的症状；另一类是“行为·心理症状”，也称周边症状，是指在基本症状的基础上外加患者的性格、生活的环境以及人际关系等其他各种原因而产生的症状。可以说，无论是阿尔茨海默型认知症、脑血管疾患型认知症还是路易体型认知症，任何认知症的患者都会出现“核心症状”，但是，“行为·心理症状”却是因人而异的。

第一节　认知症的“核心症状”

认知症的核心症状是人的大脑细胞受损而导致的认知功能障碍，主要包括记忆障碍、定向障碍以及失认、失用和执行功能障碍。

一、核心症状 1：记忆障碍

认知症的记忆障碍（也称记忆缺陷）常常表现为记不住新的事物和想不起往事，记住事物的能力、保持记忆的能力和再生记忆的能力都相继丧失。一般而言，人的记忆可以分为即时记忆（60 秒以内的记忆）、短期记忆（几分钟到几天之内的记忆）和长期记忆（过去的记忆）。认知症的记忆障碍往往是按照即时记忆、短期记忆、长期记忆的顺序出现问题的。

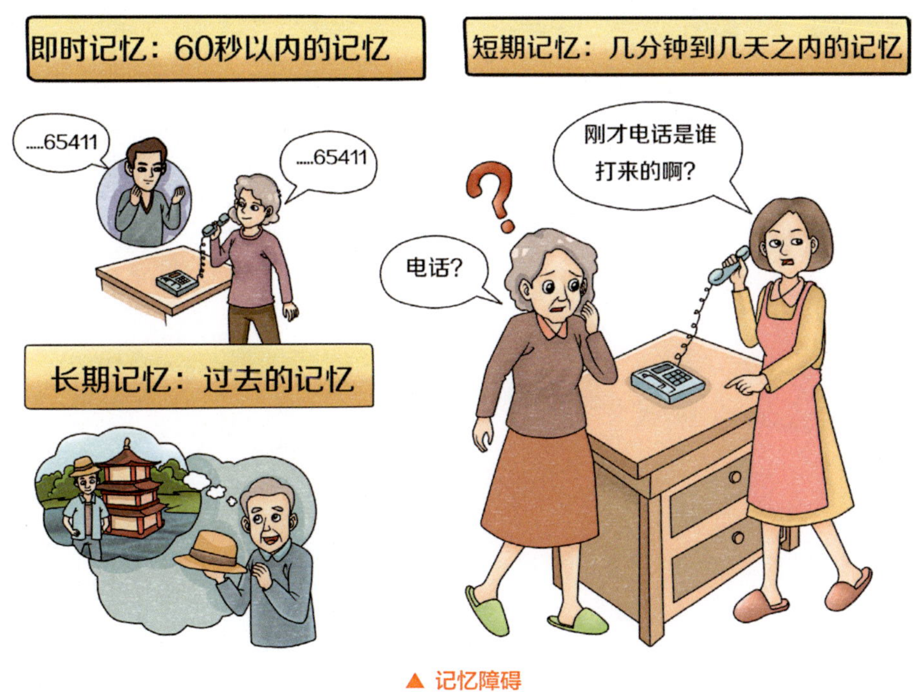

▲ 记忆障碍

认知症老人出现记忆障碍可以分为初期、轻度和重度三个阶段。在初期阶段，认知症老人的健忘与普通人似乎没有什么区别，而且自己也会感觉到“最近总是忘记事儿”，并因此而感到不安。在轻度阶段，认知症老人会经常想不起某个单词，记不住新的事物和新的知识，但是还保持着过去的记忆。在重度阶段，认知症老人不但记不住新的事物，就连过去的事也记不起来了。而且，日常生活中一些习惯性的动作如怎样骑自行车、怎样使用微波炉等，也会忘得一干二净。

不知道如何回家
回家的路
怎么走啊？
不知道工具（微波炉）的使用方法
昨天使用过的，
这怎么用啊？

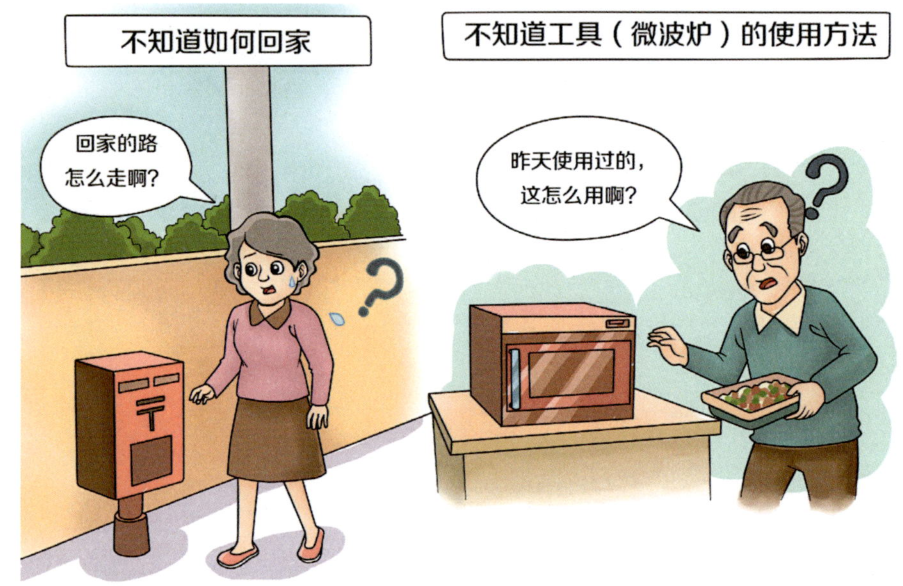

▲ 记忆障碍重度阶段

二、核心症状 2：定向障碍

在认知症“核心症状”中排在代表性的记忆障碍之后的是定向障碍（Disorientation）。实际上英语的 Disorientation，不仅有方向障碍的意思，而且还有无法辨别时间、地点、场所以及人物的意思。由于记忆障碍、理解能力和判断力的下降，认知症老人会不知道现在是什么季节、今天是何年何月何日和星期几，分不清早晚，也会不知道自己身处何处，甚至无法判断周围的人是谁、和自己是什么关系。

今天几月几号?
那个人是谁?
现在几点?
我在哪里?
现在是早上还是晚上?
现在是什么季节?

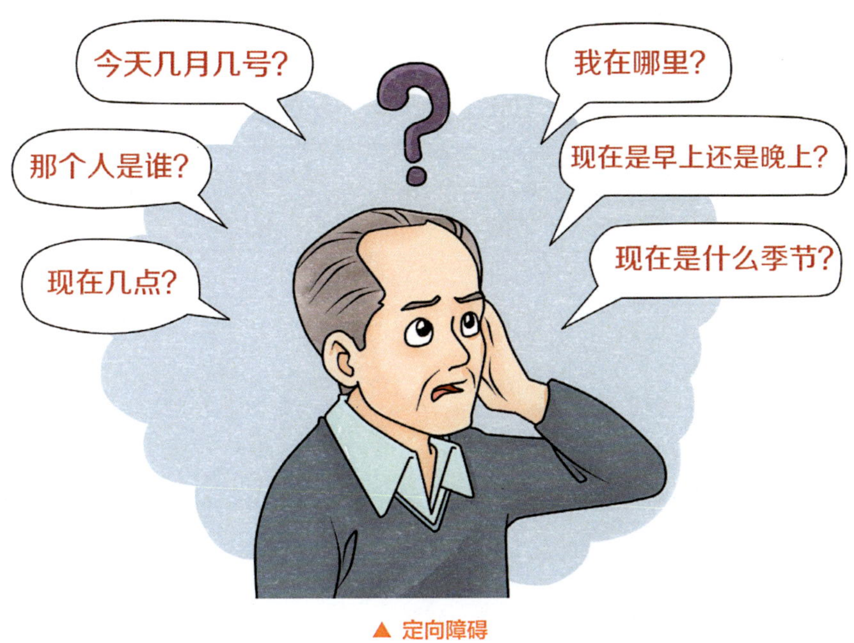

▲ 定向障碍

三、核心症状 3：失认、失用和执行功能障碍

失认、失用和执行功能障碍也是认知症核心症状的重要内容。

认知症核心症状中的“失认”是指认知症老人在视觉功能没问题的情况下，无法辨认和理解眼前看到的事物。例如，认知症老人不知道牙膏和牙刷的使用方法，有的认知症老人还会出现“身体失认”的现象即无法认知自己的身体部位，也有的认知症老人照镜子时无法辨认镜子里的自己是谁。

认知症核心症状中的“失用”是指认知症老人身体的运动器官功能没有受损，也没有麻痹现象，理解力也没有大问题，但是在日常生活中的动作和行为出现混乱。最典型的是“更衣失用”，也就是无法正确地穿脱衣裤，也有的认知症老人无法按照家属或护理员的指示行事，还有的认知症老人无法描画立体图形和绘画。

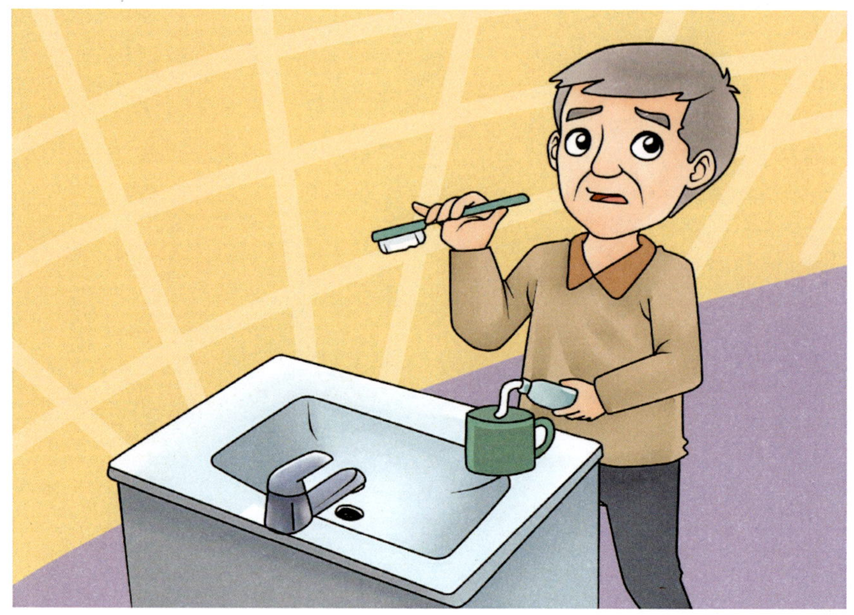

▲ 失认

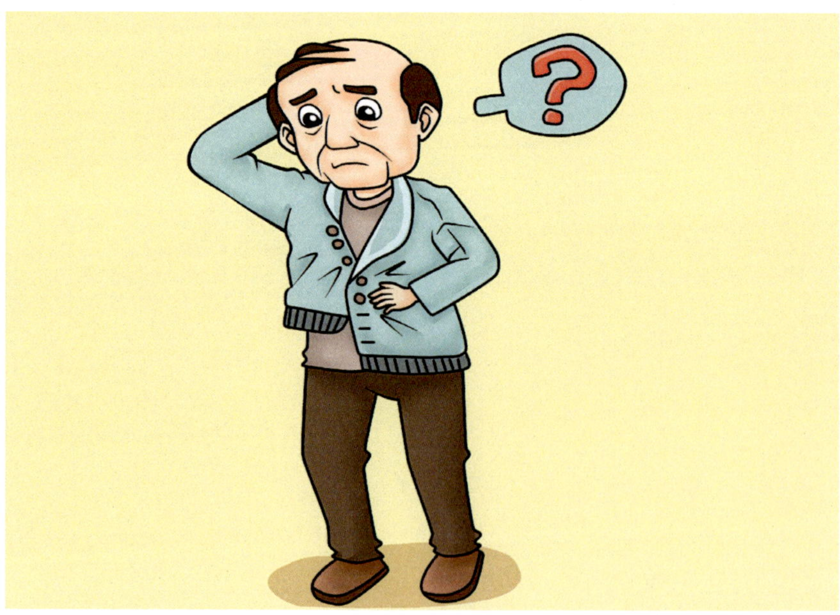

▲ 失用

认知症核心症状中的“执行功能障碍”是指认知症老人在日常生活中丧失或部分丧失了制订计划、执行计划、为达到目的而有效行动的能力。例如，认知症老人做事的顺序颠三倒四，无法准备当天午餐和晚餐的菜单，无法为午餐和晚餐准备食材；自己过去最拿手的料理，现在也做不出来了；洗衣服时不会用洗涤液，不会使用家电；来到过去经常使用的自动取款机前，却不知此为何物、如何使用等。

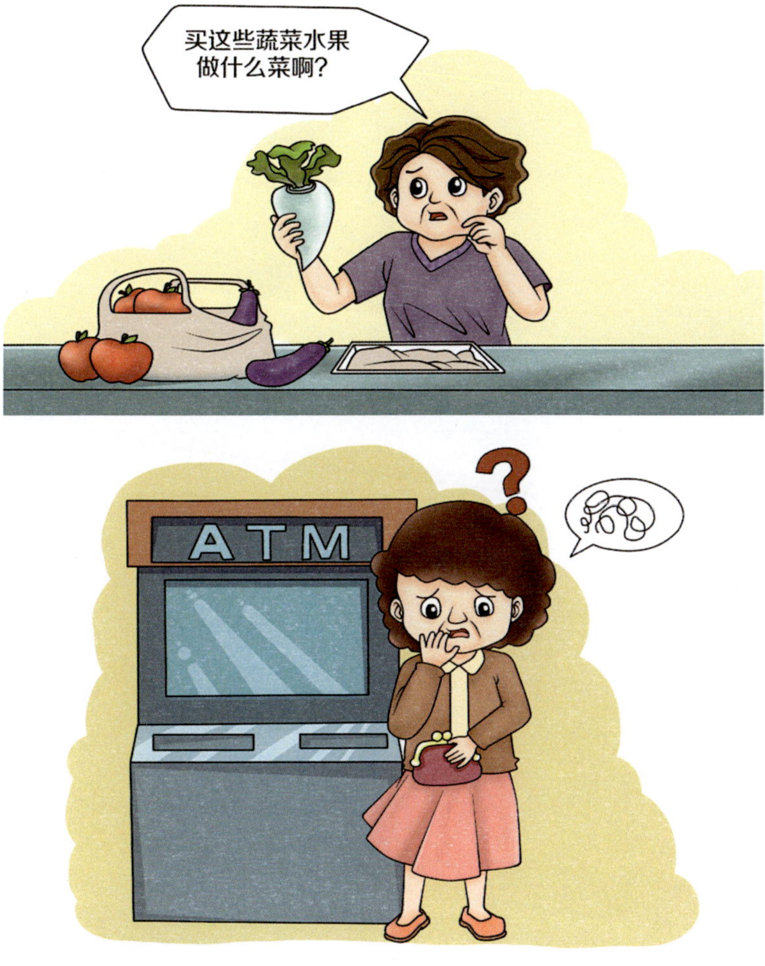

▲ 执行功能障碍

第二节 认知症的“行为・心理症状”

如上所述，各种类型的认知症患者都会出现“核心症状”和在“核心症状”基础上因人而异的“行为・心理症状”。“行为・心理症状”包括妄想、幻觉、忧郁、徘徊、粗暴言行、失禁、弄便等。过去这些症状往往被解释为“问题行为”，但“问题行为”这个用语显然带有贬义性，因为它原来的定义是指某人不遵守行为规范、道德准则从而妨碍和干扰或影响社会和家庭正常生活的行为。如果站在认知症老人的立场上来分析这些症状，产生这些症状都有其原因。国际老年精神学会在1999年召开的年会上倡议采用“行为・心理症状”的用语来取代“问题行为”。后来，“行为・心理症状”的用语在认知症领域得到了普及应用。

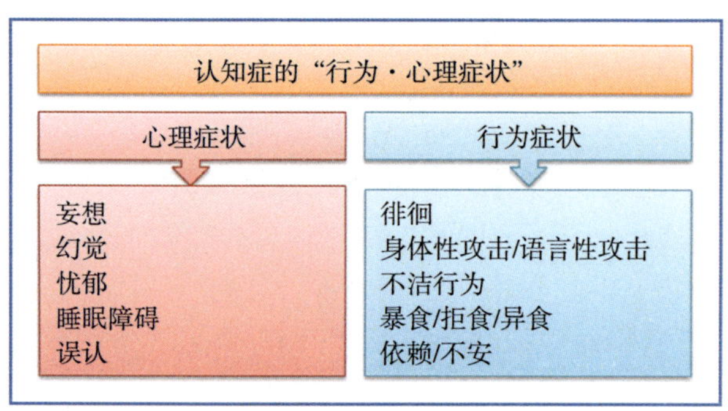

▲ 认知症的“行为・心理症状”

一、认知症的“心理症状”

认知症的“心理症状”包括妄想、幻觉、忧郁、睡眠障碍和误认等。

在“心理症状”中比较常见的是妄想，特别是“钱财被盗的妄想”。有的认知症老人把重要的钱财藏到自己以为安全的地方，但是由于记忆障碍，自己完全忘了把东西藏在什么地方了，然后就产生家人或护理员“偷盗”钱财的妄想，大嚷大闹，弄得全家疑神疑鬼、不得安宁。“心理症状”中的妄想还会表现为“被害妄想”，总是觉得某人要害自己、要杀自己，怀疑儿媳妇或护理员在饭菜里下毒等；也有的认知症老人会出现“妒忌妄想”，路易体型认知症老人往往会对自己的老伴产生“妒忌妄想”，怀疑老伴和异性有不正当关系等。

①
把钱包藏到
自家保险箱里
②
在记忆中忘记
把钱包藏到哪了
③
一口咬定是
护理员偷了自己的钱包

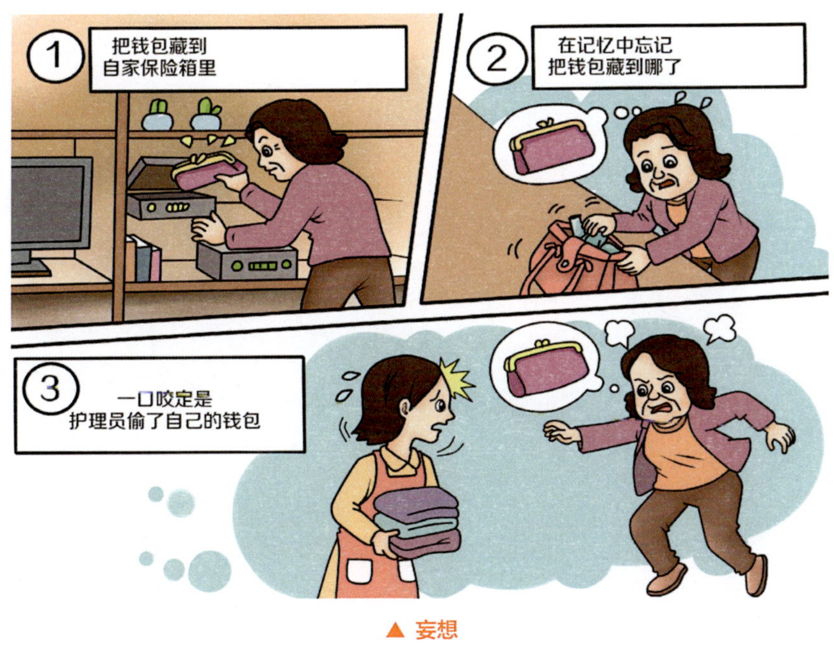

▲ 妄想

“心理症状”中的幻觉是路易体型认知症比较常见的症状，认知症老人会说房间里有人影，有小孩在哭，或说衣柜里有青蛙等。

“心理症状”中的忧郁表现为认知症老人无精打采，干什么事都没劲儿，表情沮丧。有的认知症老人还总是会说“想要去死”。

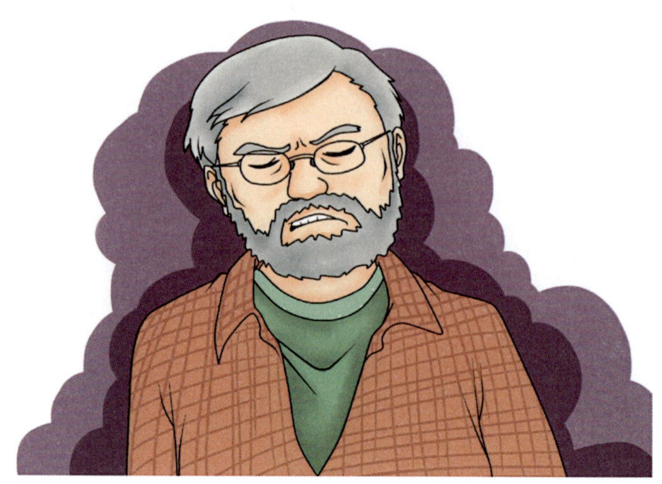

▲ 忧郁

“心理症状”中的“睡眠障碍”表现为认知症老人夜间无法熟睡，经常起床到处走动或骚扰他人使其无法入睡，白天倒是昏昏欲睡。

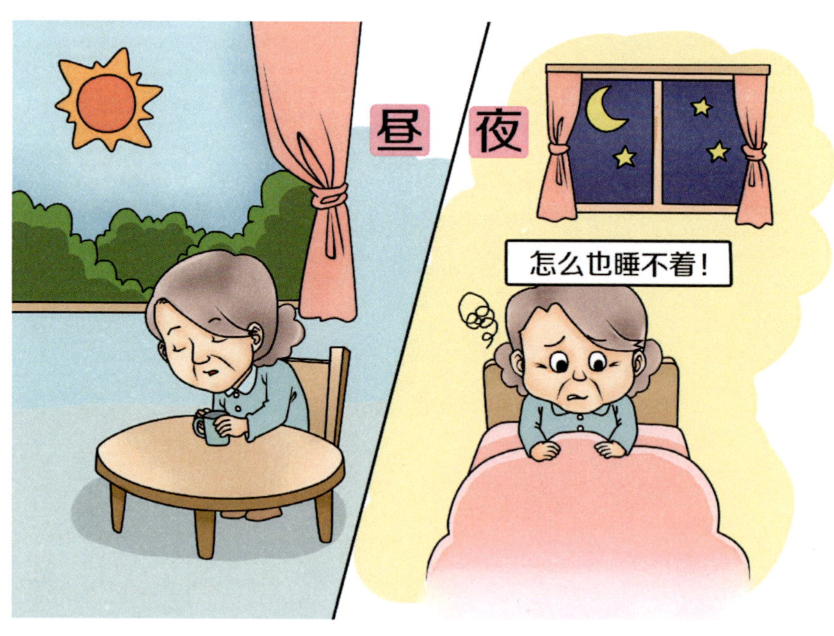

▲ 睡眠障碍

“心理症状”中的“误认”主要表现为认知症老人容易看错人，把老张看作老李，或把镜子里的自己看作他人，或搞不清电视节目里的人物关系等。

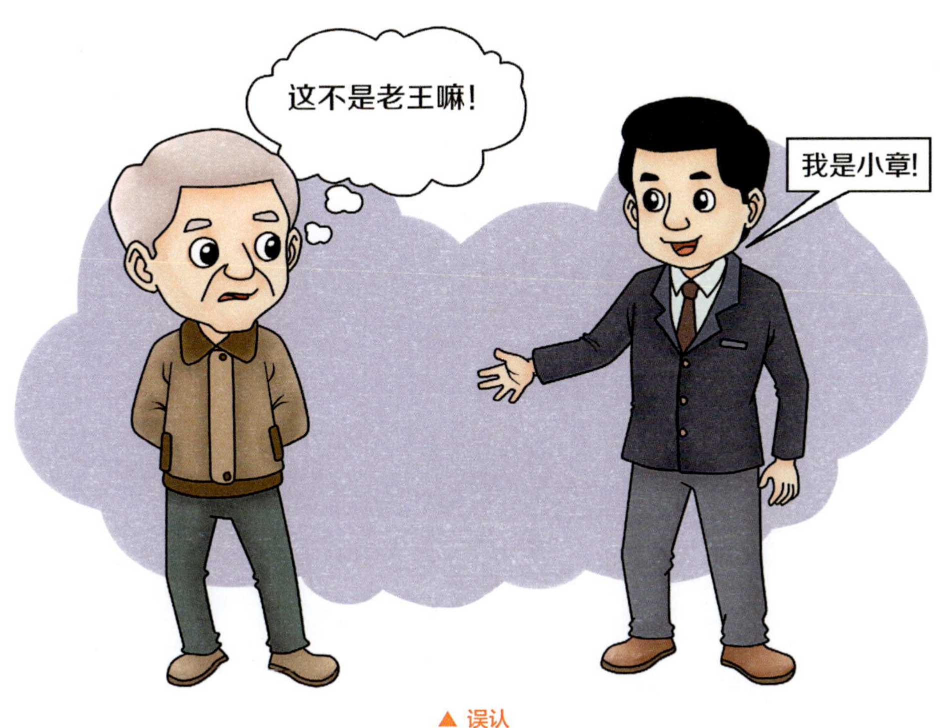

▲ 误认

二、认知症的“行为症状”

认知症的“行为症状”主要包括徘徊、身体性攻击或语言性攻击、不洁行为、暴食、拒食、异食以及依赖和不安等。

一般而言，所谓“徘徊”是指某人毫无目的地东游西荡，而认知症“行为症状”中的“徘徊”往往是认知症老人有目的地外出，却因为“记忆障碍”忘了路应该怎么走，或干脆忘了外出的目的是什么，也有的认知症老人因为“定向障碍”，外出走到一半，不知道自己身处何方而回不了家。认知症老人的“徘徊”发生在傍晚的事例比较多，到了傍晚时分就会说“我回家去”，或说“我下班了”，然后就出门而去。

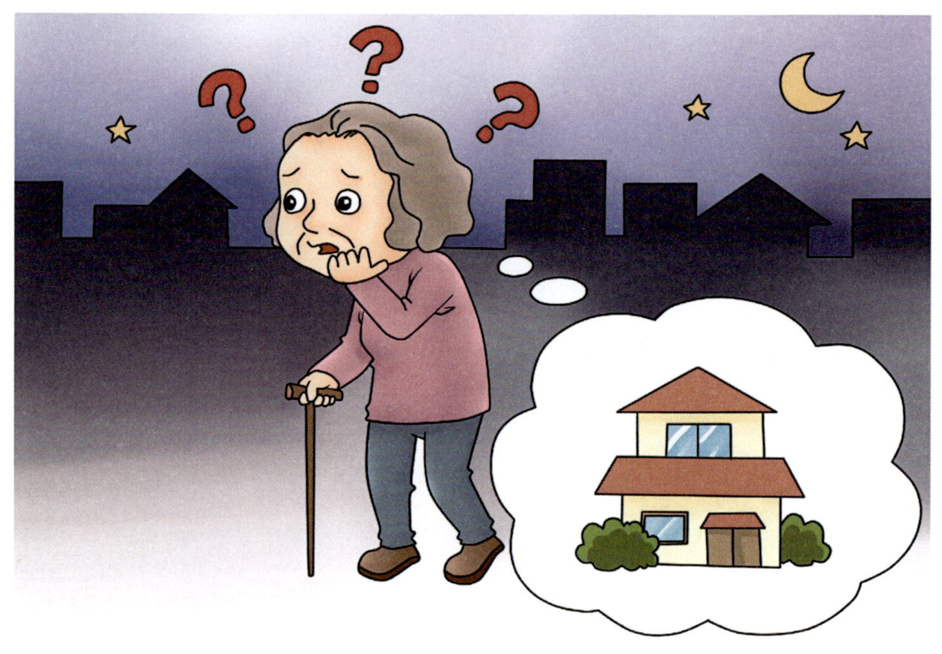

▲ 徘徊

认知症“行为症状”中的“身体性攻击或语言性攻击”等粗暴言行，并不是由于认知症老人怀有恶意而发生的行为，大都是因为记忆障碍和认知障碍，老人无法按照自己的意志行事，从而产生焦躁感和不安感，在感到自己的“行为受限”或感到“被强制”时会恶语相向，从而发生暴力行为。有的老人因为脑血管疾患的后遗症导致语言不畅，不知不觉地出手打人。患额颞叶型认知症的老人有时就会因为沟通不畅和无法控制自己的感情而变得粗暴起来。

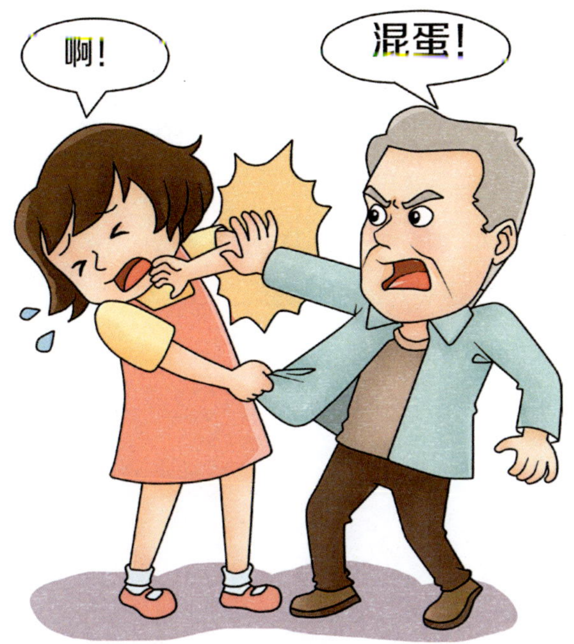

▲ 身体性攻击

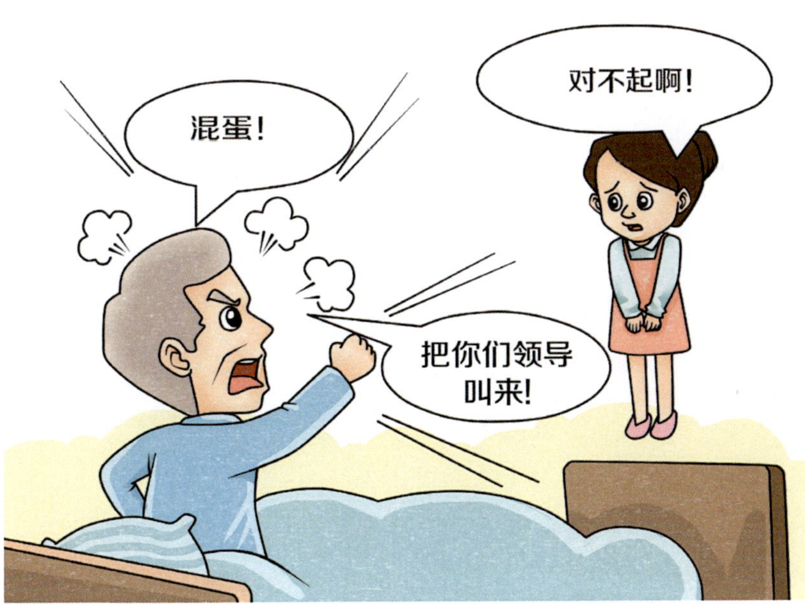

▲ 语言性攻击

认知症“行为症状”中的“不洁行为”，最典型的是用手摆弄排泄物即“弄便”（著者曾经看到自己93岁的老父亲拉开尿布，若无其事地用手把大便抹在床单和被子上），还有就是在厕所以外的地方随意大小便。有的认知症老人往往会因为“定向障碍”找不到厕所而在过道或门口的角落里大小便，也有的认知症老人因为“失用”无法脱裤子或内裤而尿裤子。还有的认知症老人尿裤子后，把尿脏了的裤子偷偷地藏起来，塞到衣柜里。

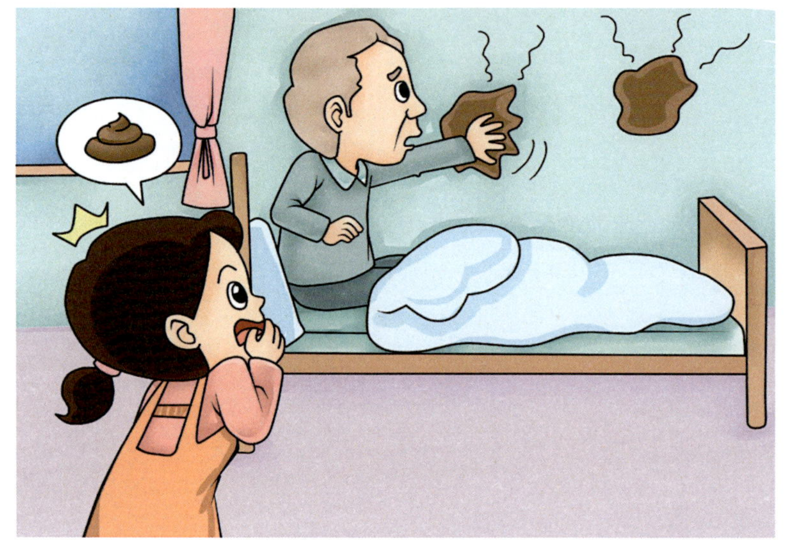

▲ 不洁行为

“暴食、拒食、异食”也是认知症“行为症状”中的比较常见的症状。“暴食”是指有的认知症老人因为记忆障碍把已经吃过午饭的事忘得一干二净，而且因为大脑中“满腹中枢”的功能下降失去了“饱了的感觉”，导致不断地吃东西；“拒食”是指有的认知症老人对饮食毫无兴趣或因为食欲不振而不吃东西，也有的认知症老人因为“失认”而无法辨别食物，看着眼前的饭菜无动于衷；“异食”是指有的认知症老人因为“失认”，像幼儿那样手里抓到什么都往嘴里塞。

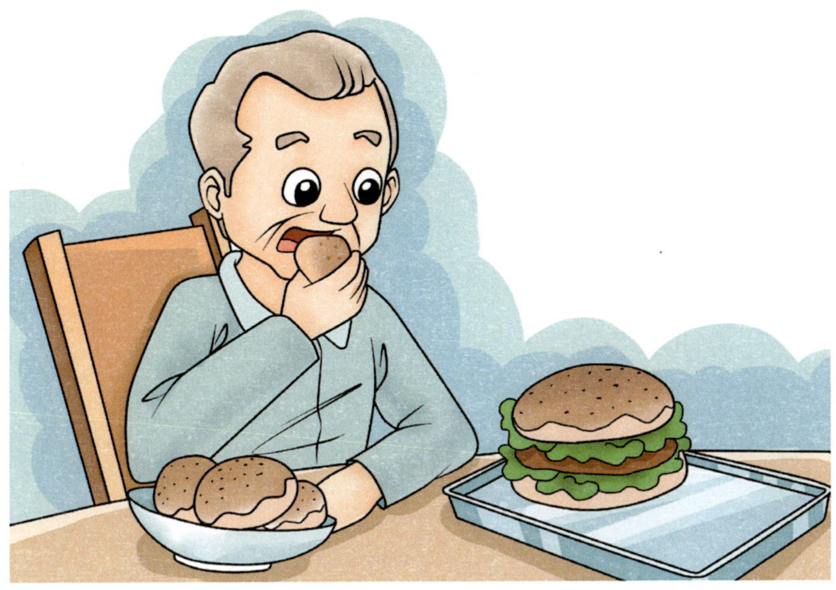

▲ 暴食

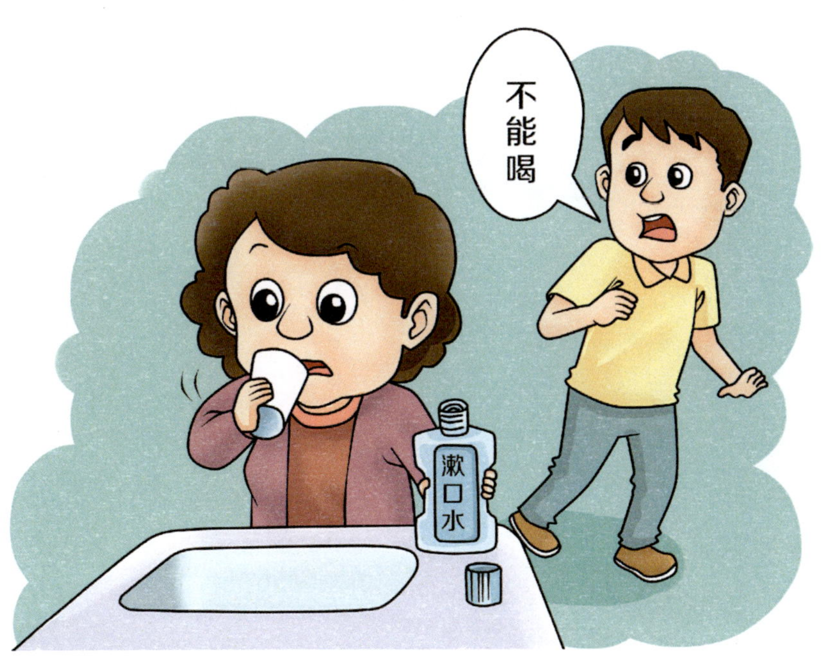

▲ 异食

随着记忆障碍的发展越来越严重，认知症老人怀有各种不安的情况就会增多，开始寻求安全感和对家里亲近的人或护理员产生一种依赖感，就像撒娇的孩子似的，总是希望亲近的人陪在自己的身边，或“黏”在亲近的人身边。也有的认知症老人身边或房间里没有人时就大喊大叫，也有的认知症老人在自己亲近的人面前做出一副可怜的样子，一会儿说肚子疼，一会儿又说胸闷，希望得到关注和怜悯。

你去哪儿？
别离开我！
你在
干吗？
你在
干吗？
上厕
所呢！

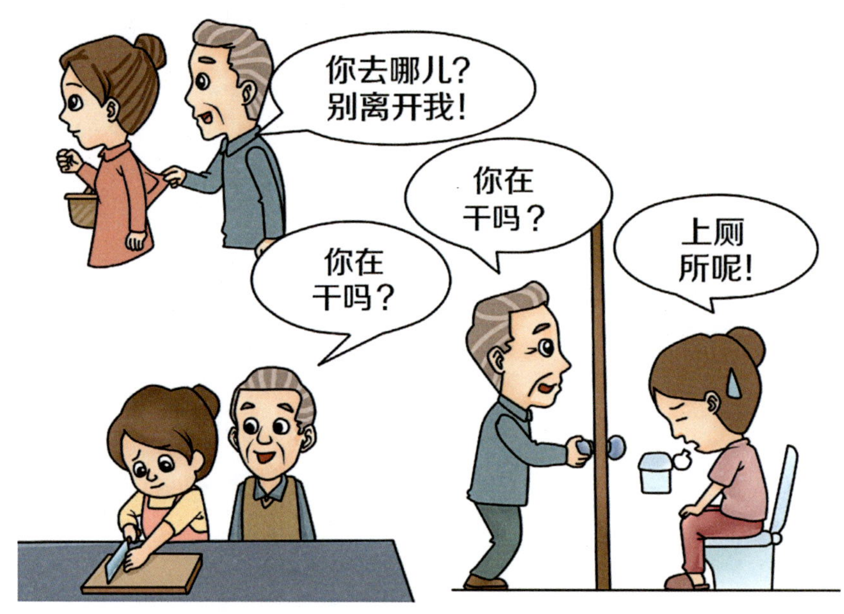

▲ 依赖和不安

第三节 “认知症预备军”

在介绍了四大认知症及其主要症状的相关知识后，这里为读者介绍“轻度认知障碍”的概念。

一、轻度认知障碍的概念

“轻度认知障碍”的英语是“Mild Cognitive Impairment”，简称 MCI，它是介于正常人和认知症患者之间的中间状态。一般而言，轻度认知障碍是认知功能的记忆、定向、理解、判断、执行等功能中有一项功能出现问题，但是对日常生活没有大的影响的状态。轻度认知障碍的具体定义是，患者本人和家属都承认患者有健忘的现象，日常生活动作正常，认知功能大致正常，存在用年龄和受教育水平的影响无法说明的记忆障碍，但还不是认知症。

二、“健忘型 MCI”和“非健忘型 MCI”

轻度认知障碍可以根据是否有记忆障碍而分为四种类型。有记忆障碍的，大都是“健忘型 MCI”，又可以分为“健忘型轻度认知障碍的单领域障碍”（将来可能会发展为阿尔茨海默病型认知症）和“健忘型轻度认知障碍的多领域障碍”（将来可能会发展为阿尔茨海默病型认知症或脑血管疾患型认知症）；没有记忆障碍的，大都是“非健忘型 MCI”，又可以分为“非健忘型轻度认知障碍的单领域障碍”（将来可能会发展为额颞叶型认知症）和“非健忘型轻度认知障碍的单领域障碍”（将来可能会发展为路易体型认知症或脑血管疾患型认知症）。

三、轻度认知障碍是“认知症预备军”

欧美和日本的认知症专家通过大量的医学案例研究发现，出现轻度认知障碍症状的老人，如果不做任何预防干预，若干年之后发展成为认知症的概率非常大。美国和日本的数据表明，如果出现轻度认知障碍后如果放置不管，5 年之后大约有 40% 的人会“进入”到认知症的阶段。所以，老年医学上把轻度认知障碍称为“认知症预备军”。

据日本主管社会养老事业的厚生劳动省发布的数据，日本的认知症患者和轻度认知障碍的“认知症后备军”大约有 862 万人，65 岁以上的老年人中，每 4 位老人就有 1 位是轻度认知障碍的“认知症后备军”。

四、轻度认知障碍与认知症预防

认知症预防是指针对 60 岁以上的老年人，通过认知症的风险评估发现有轻度认知障碍的群体，采用科学的训练程序对这个群体进行干预，从而尽可能地防止认知功能的进一步下降，并且尽可能地帮助他们恢复认知功能。另一方面，针对已经被确诊为认知症的老年人，也要通过科学干预来改善他们的认知状态，防止认知症的症状进一步恶化。澳大利亚悉尼大学的一个实验研究成果表明，针对轻度认知障碍的群体进行科学干预，不但可以延缓认知症的发病过程，而且在轻度认知障碍阶段进行科学干预可以使认知功能的恢复率达到 44%。

日本国立长寿医疗研究中心在开展认知症预防方面也取得了令人鼓舞的研究成果。专家们通过大脑图像摄影发现，在轻度认知障碍阶段接受科学干预的老年患者，大脑的海马体萎缩现象得到一定的控制，可以消除或部分消除淀粉样蛋白沉淀。目前，日本全社会已经把认知症预防当作社会养老服务体系建设的主要任务，大规模开展认知症基础知识的普及和预防活动，这些经验值得我们学习和借鉴。

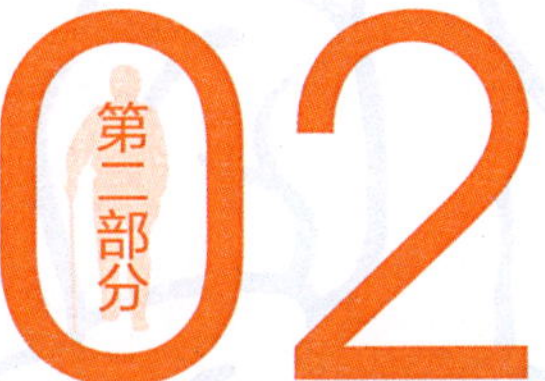

认知症护理：情感与行为篇

第四章
认知症“混乱期”的护理

第一节 “认知症三阶段护理”的实用方法

人的认知功能出现障碍势必会影响到人的日常生活，产生日常生活障碍。如上所述，认知症的“行为·心理症状”不但种类繁多，而且由于认知症老人所处的生活环境、个人经历、人际关系以及发病的阶段而各不相同。这就给认知症老人的家属和护理员带来了极大的精神上和体力上的负担。如何帮助家属和护理员正确地应对形形色色的“行为·心理症状”呢？日本认知症专家在长期的认知症治疗和护理实践中分析总结出了被称为“认知症三阶段护理”的实用方法。

日本的认知症专家让长期从事认知症患者治疗和护理的医务人员和护理员根据自己的工作经验和实际感受，用绘画的方式把日常观察到的认知症患者在出现“行为·心理症状”时的脸部表情特征，特别是眉宇之间的皱纹变化画下来，然后采用大数据分析的方法，从大量的绘画中根据认知症患者出现各种症状时的脸部表情特征和频度归纳出“混乱型”“依存型”和“白日梦型”三种类型，并且以此为基础划分出认知症护理的

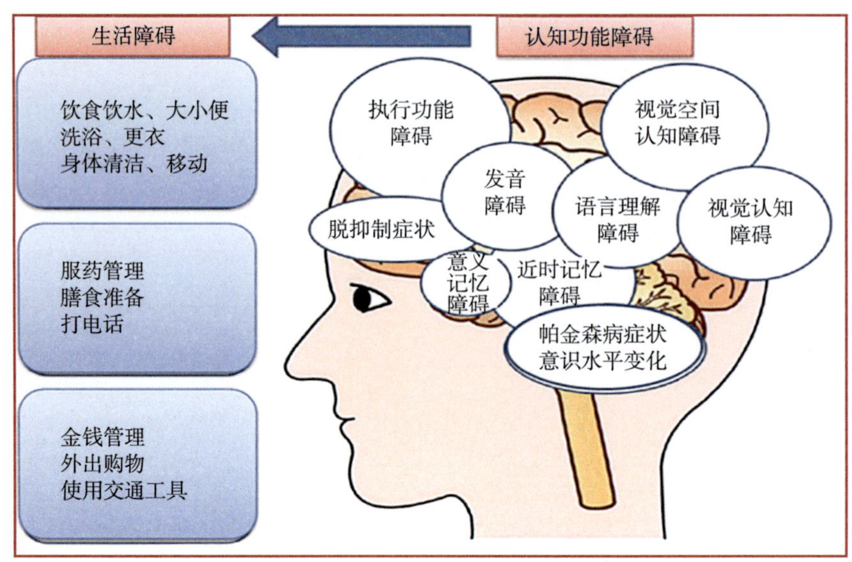

▲ 认知功能障碍与日常生活障碍

三个阶段，它们依顺序是从“混乱期”到“依存期”进而发展到“白日梦期”。护理专家们针对这三个阶段的主要特点，研究制定出认知症的护理原则和标准化方法。

在日本认知症治疗和居家护理的“第一线”，医生、护士、家属或护理员可以根据“混乱期”“依存期”和“白日梦期”这个分类方法，从脸部表

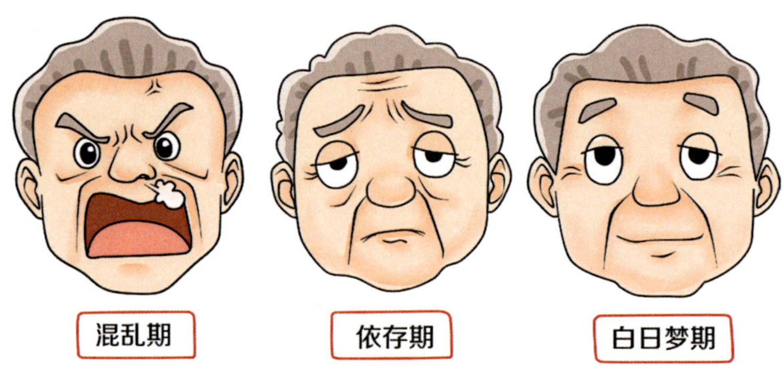

▲ 认知症护理的三个阶段

情来判断认知症老人目前处于什么样的阶段，接下来会出现什么状况，应该采取怎样的护理方式帮助老人改善症状和维持好日常生活。可以说，“认知症三阶段护理”是日本在认知症的日常治疗和护理实践中归纳总结出来的科学经验，下面将为读者分别进行介绍。

第二节 认知症“混乱期”的主要特征

处于“混乱期”的认知症老人，脸部表情最主要的特征是眉头紧皱，眉宇之间皱纹挤在一起，眉毛上扬，两眼圆睁，因为被害妄想而表现出“愤愤不平”生气或发怒的样子。

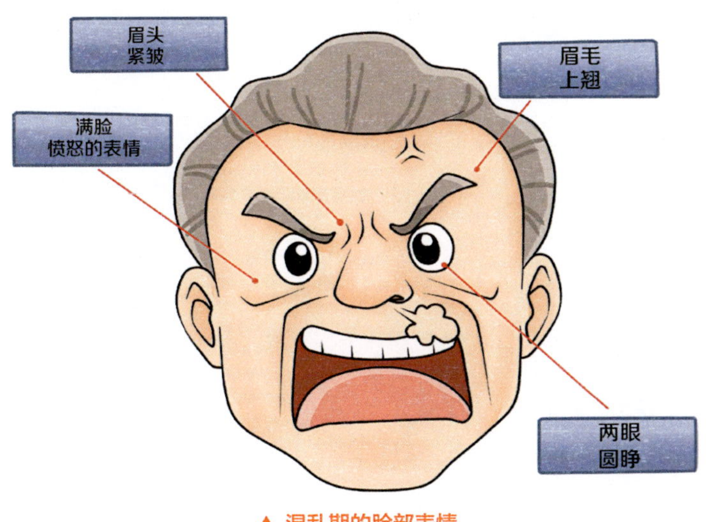

▲ 混乱期的脸部表情

“混乱期”的认知症老人在生气或发怒时，视线僵直，避开身边人的视线，不去对视，且由于被害妄想而经常觉得身边的人在想方设法地“害自己”，所以经常无法正常沟通和说一些“牛头不对马嘴”的话。在“混乱期”的被害妄想中，“被偷盗妄想”的出现频率比较高，而且往往会把自己身边比较亲近的人怀疑成“犯人”。

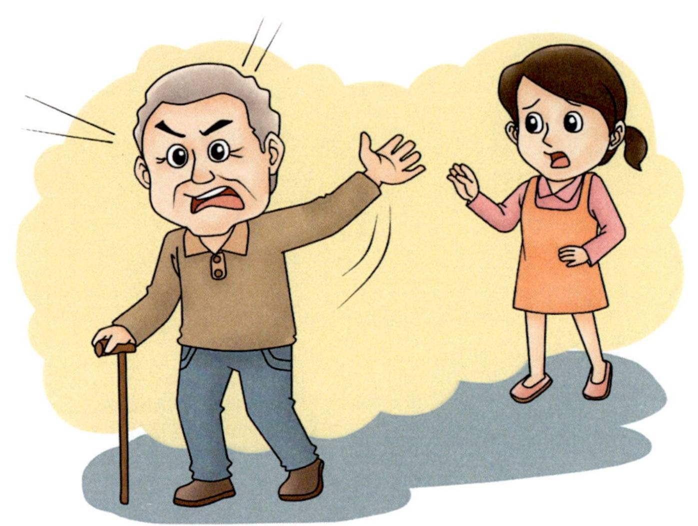

▲ 避开身边人的视线，不和人对视

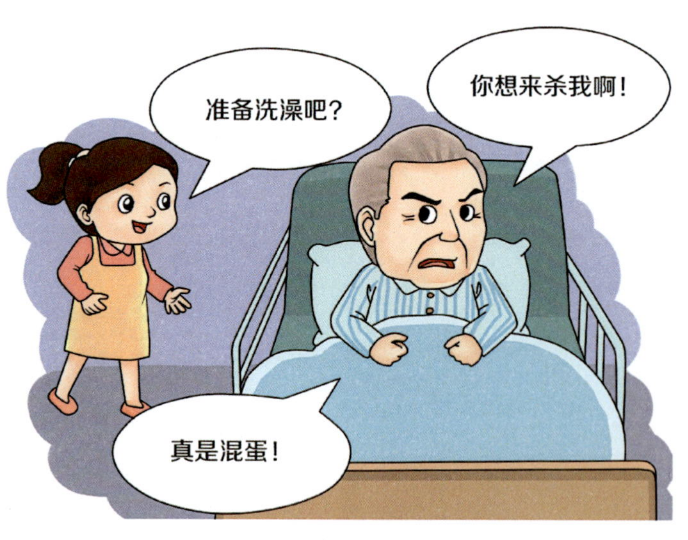

▲ 无法正常沟通

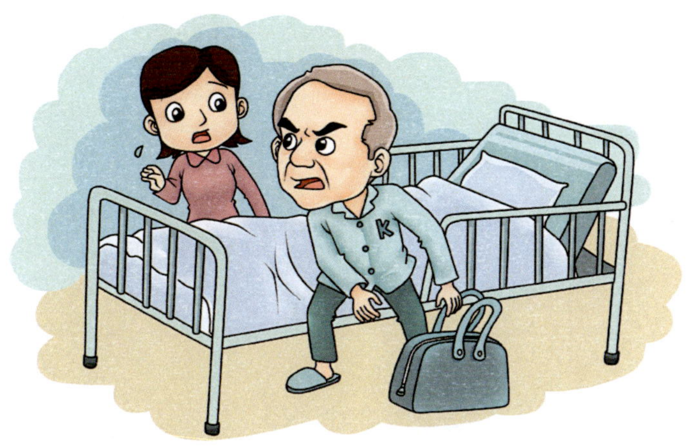

▲ 被偷盗妄想

在“混乱期”时，有的认知症老人在大脑兴奋的状态下，昼夜颠倒，而且表现出多动、烦躁、站立不安。也有的认知症老人会处于大脑疲惫而身体精力充沛的不平衡状态，再加上被害妄想，有时会把护理员的行为误认为“加害自己”，出于“自我保护”突然“暴力回击”动手打人。因为这种被害妄想，认知症老人时常要“逃避”危险，所以，在白天突然会从座椅或轮椅上摔倒下来，或在夜里从床上跌下来，造成骨折等事故。

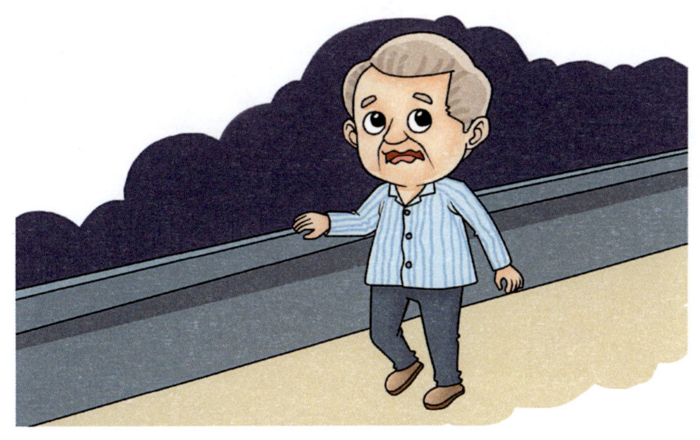

▲ 昼夜颠倒

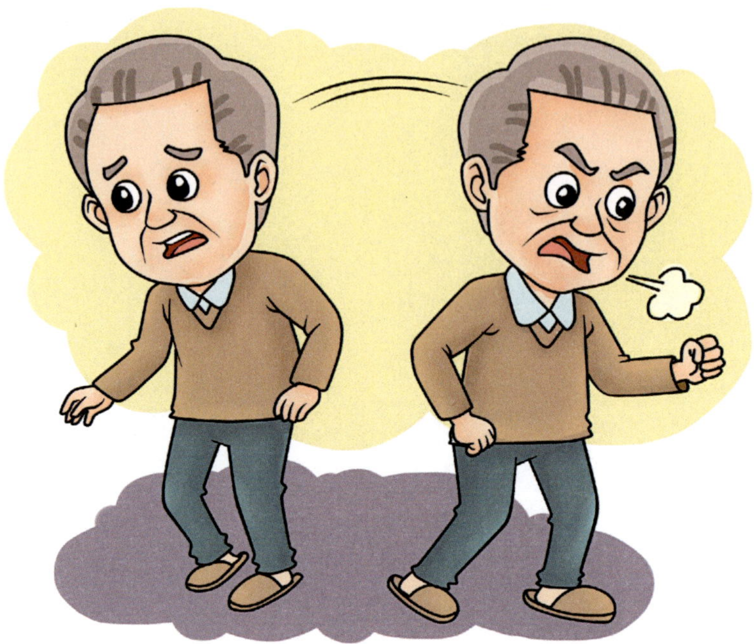

▲ 多动、烦躁、坐立不安

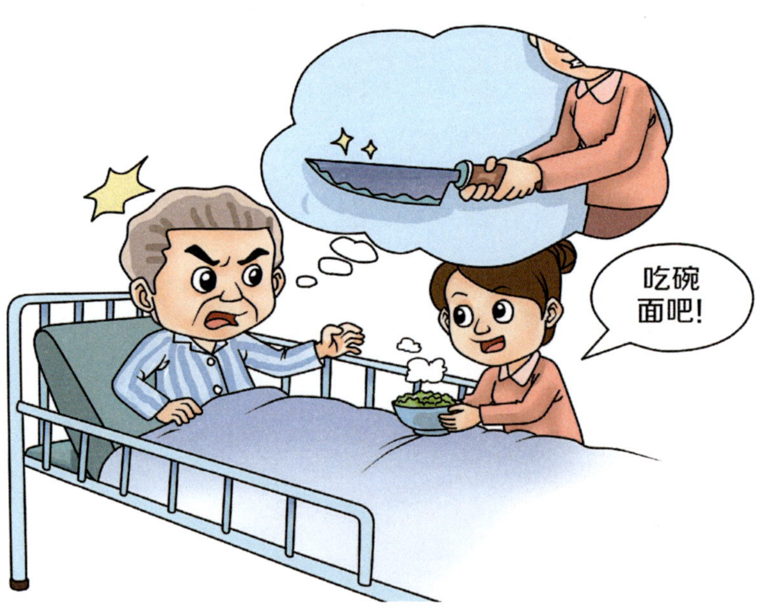

▲ 觉得身边的人在想方设法地“害自己”

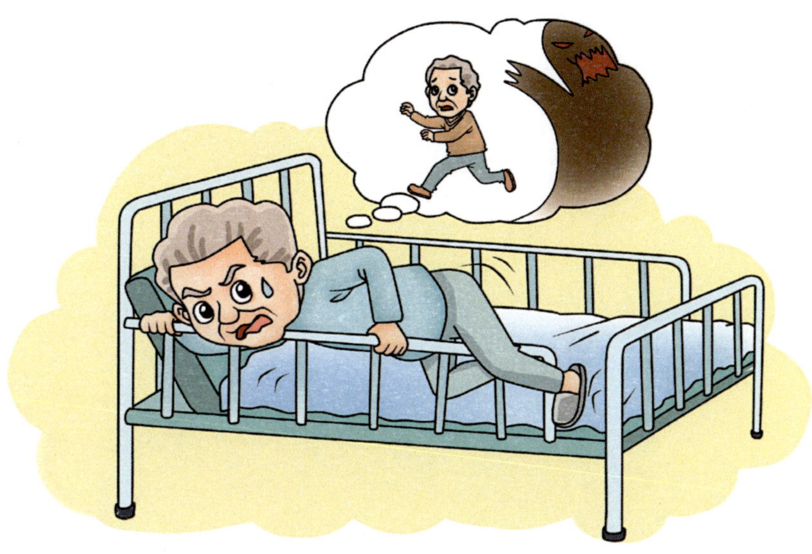

▲ 因为被害妄想，夜里突然从床上跌下来

第三节 认知症“混乱期”的护理指南

对于认知症“混乱期”的护理，首先要在医生的指导下，对处于这个阶段的认知症老人进行必要的药物治疗，尽可能地使老人的精神状态稳定下来，控制昼夜颠倒、夜间无法睡眠的情况。

一、“看护”很重要

对于养老护理，从行为上区分有三种行为，一是用手的“扶助”，二是用口的“口头扶助”，三是用眼睛的“看护”。看护就是家属和护理员用眼睛观察和确认老人的日常生活行为是否正确、是否安全或有危险，以便根据需要进行提示或扶助。对于处于“混乱期”的认知症老人，不但要保持

保持一定距离，观察

▲“看护”正在发怒生气的老人

从房间里移走危险物
滚出去!
关好窗户

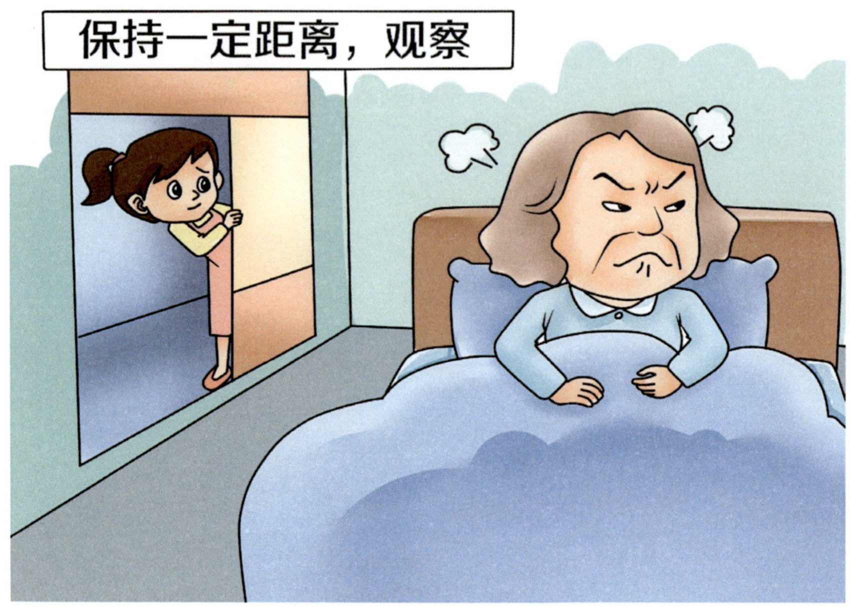

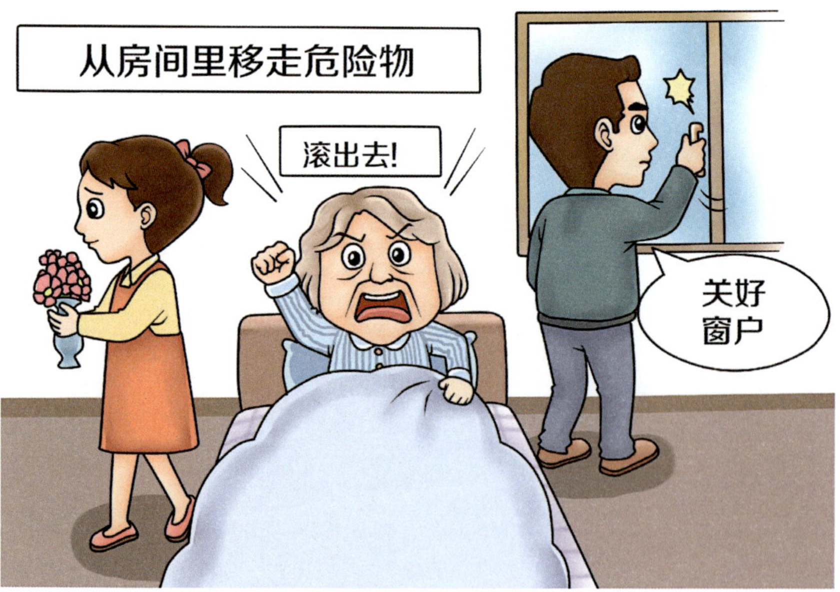

▲ 拿走危险物品，关好窗户

一个适当的距离，而且一定要做好“看护”工作。当老人因为妄想而恐惧或行为失常时，家属和护理员上前劝说“没事儿、一点儿都不可怕”之类的话毫无用处，反而会被老人认为进一步受到了“威胁”。换句话说，在这种场合，劝说和身体的接触只会起到相反的效果。正确的护理方法是稍微离开一下，远距离“看护”老人，同时可以把老人身边的危险物品拿走，并且关好窗户防止老人做出危险举动。

二、保持一个适当的距离

家属和护理员在认知症老人的精神状态稳定下来之前，要把和老人的接触控制在比较小的限度，家属、护理员和老人之间应该“保持一个适当的距离”。因为沟通有困难，所以在老人有被害妄想的情况下密切接触反而会使症状恶化，诱发老人为了“自卫”而动手打人。

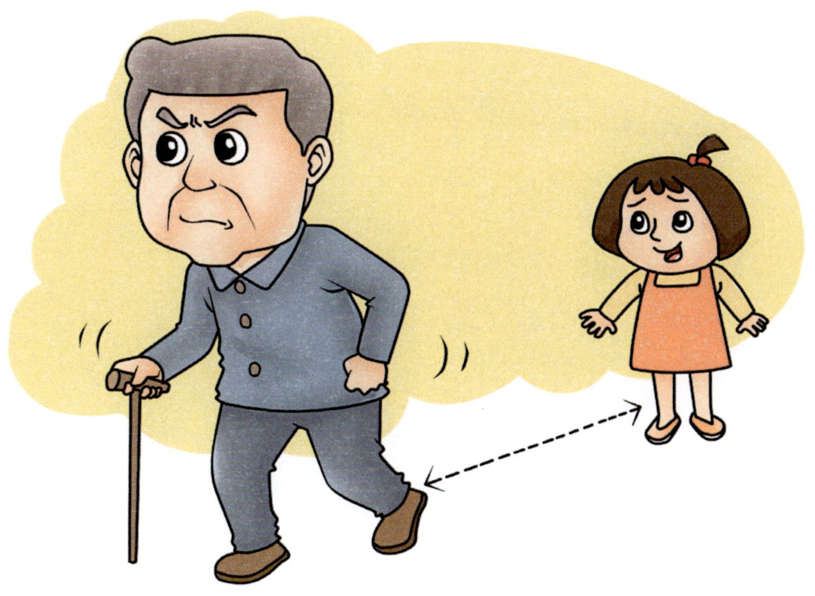

▲ 保持一个适当的距离

三、从身体侧面或背后护理老人

当处于“混乱期”的认知症老人情绪不稳、做出危险的动作或动手打人，或家属和护理员要防止老人从床上跌下来的时候，应该尽量避免从老

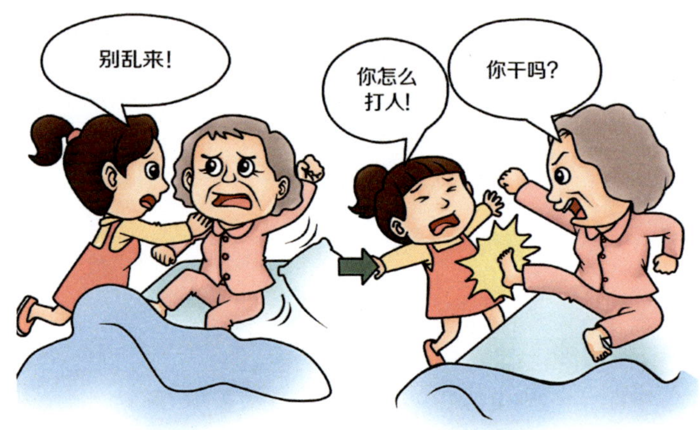

▲ 从老人身体的正面阻止老人很危险

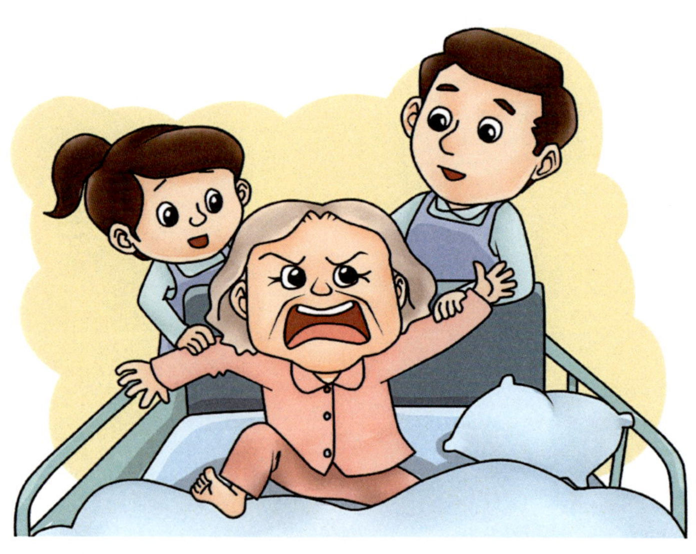

▲ 应该从老人身体的侧面或背后护理老人

人身体的正面和在老人的眼前去阻止或护理老人，以免引起更大的“麻烦和风险”。在这种场合，正确的护理方法是一边用温和的口气安慰老人，一边从老人身体的侧面或背后支撑和护理老人。

四、调节体内时钟增加日间活动

“混乱期”的认知症老人在大脑兴奋的状态下，容易出现昼夜颠倒的情况，因为妄想，自己睡不好，还起来到处走动或大声喧嚷影响他人入睡。在这种场合，如果家属和护理员前来劝说、指责或制止，要把老人拉回床上，只会适得其反，因为处于妄想状态的认知症老人根本听不进劝，反而会以为“坏人要攻击”自己而动手伤人。在这种场合，家属和护理员用“安静点！”“别吵闹啦！”“快回去睡觉！”之类的话去劝说老人几乎无济于事。家属和护理员如果要为老人投用镇静剂或安眠药，一定要在医生的指导下掌握好用药量和用药的时间间隔。一般而言，人的体内时钟和节奏

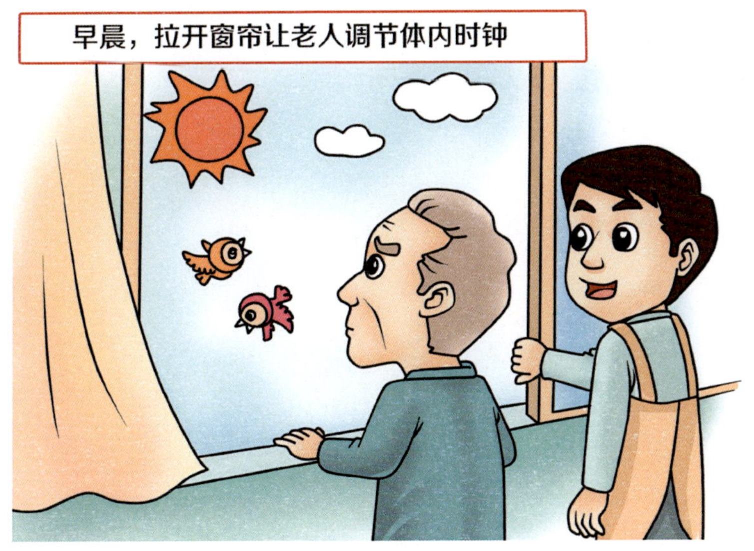

▲ 调节体内时钟

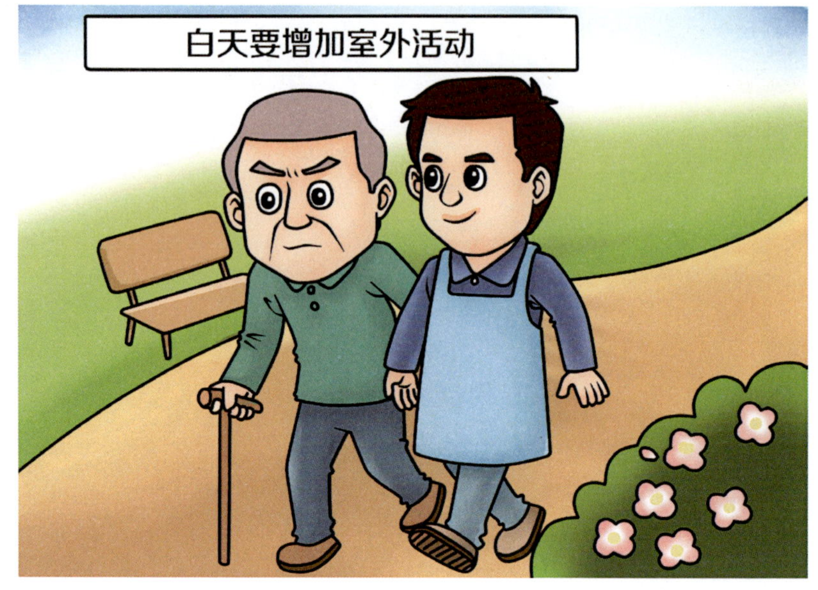

▲ 增加日间室外活动

可以通过日光来进行调节，因此，对于处于“混乱期”的认知症老人尽可能地要帮助他们养成沐浴早晨阳光的好习惯，而且要增加他们日间活动的时间，为认知症老人准备一些有益健康、简单易行的体育运动。

五、了解老人的感受，接受老人的说法

如上所述，认知症老人在“混乱期”会出现被害妄想，而且“被偷盗妄想”的出现频率比较高，往往会把自己身边比较亲近的人怀疑成“偷东西的犯人”。老人自己把钱包等贵重物品收藏到了“安全隐蔽的地方”，随后因为记忆障碍忘得一干二净，找不到东西时又会因为被害妄想而一口断定是家属或护理员“偷走”的，于是闹得满城风雨。在这种场合，被怀疑的人或周围的人无论怎么解释和辩解都无济于事，因为老人不但根本听不进，而且会对大家否定自己的说法变得更加愤怒。在这种场合，家属和护

肯定是你偷了
我的钱包!
钱包找不到了?
这可不得了!

▲ 申辩无用

我们一起找找看!
大概在衣柜里吧?

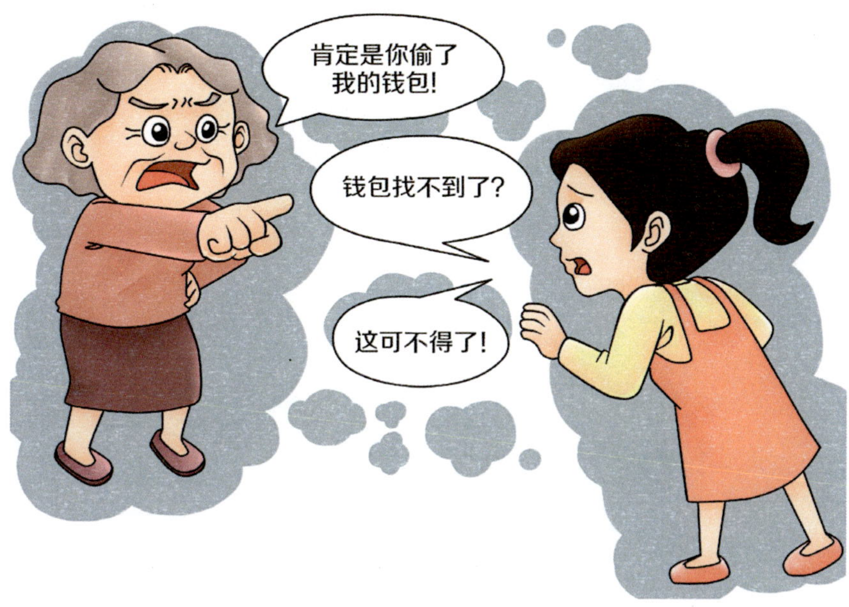

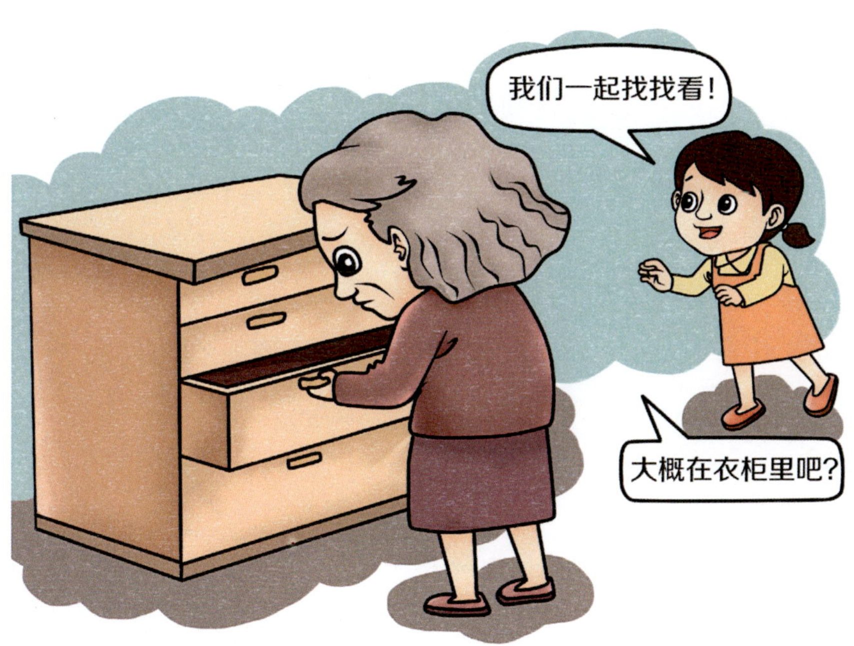

▲ 接受老人的说法，帮助老人一起寻找

理员要尽量避免否定老人的说法，应该设法理解老人“东西被偷”的感受，站在老人的立场上接受他（她）的说法，然后开导老人，帮助老人一起寻找钱包或贵重物品。

第四节　认知症老人护理的主要法则（一）

一、记忆障碍的法则

认知症的基本症状是健忘，随着记忆能力的丧失，认知症老人会表现出各种异常的言行，不但影响自己的日常生活，而且会给家人带来许多的“烦恼和麻烦”。所有这些异常的言行实际上都可以用“记忆障碍的法则”来说明。认知症的记忆障碍主要有以下三个特点：

第一点是“无法记住新的事物”。刚刚说过的话、刚刚做过的事、刚刚去过的地方，马上就忘了。因此，同样的事就会反复地问来问去。在这种场合，家属和护理员要理解老人，绝对不能对老人的反复提问感到厌烦，更加不能说“告诉你多少遍了怎么还搞不清楚，烦死我了！”之类的话，老人得认知症之后，健忘得厉害，但是感情不受影响，对老人说了什么可能老人记不住，但是对老人态度不好，老人马上会感觉到的。

第二点是“经历过的事忘得一干二净”。平常的人，不但会记住中午吃过饭了，而且还会记得中午吃了什么，但是，认知症老人不但无法记住中午吃了什么，而且会把中午已经吃过饭这件事忘得一干二净，因此，有的老人会说“你们还不给我吃饭啊？要饿死我啊！”之类的话，在这种场合，家属和护理员绝不能厌烦地训斥老人，不能伤老人的自尊心。

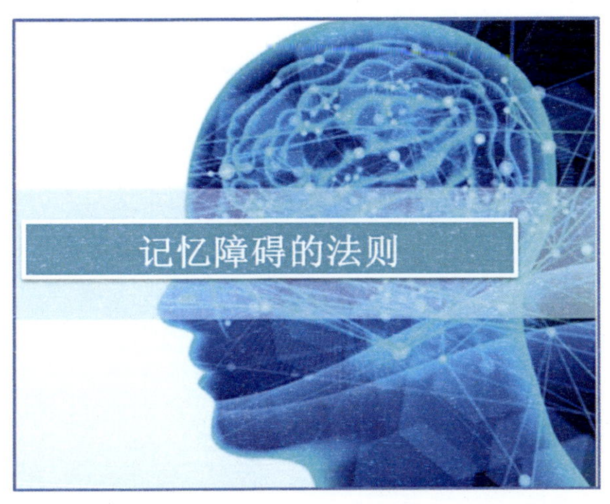

第三点是“生活在过去的记忆中”。认知症老人记不住新的事物，最近的记忆都忘掉了，但是过去的记忆还会保留着，因此，老人往往会“生活在过去的记忆中”。例如，有的老人早已退休多年，但是，有时会说要去单位上班去，有的老人傍晚“要回家”等。在这种场合，家属和护理员也不能嘲笑老人说“你早就退休了，还去什么单位啊？”之类的话，可以和老人一起回忆过去，让老人的情绪稳定下来。

二、一意孤行的法则

认知症老人容易“钻牛角尖”，陷入一件事里怎么也转不出来，家属或护理员越是劝说、越是否定他（她），事情反而变得越坏，这就是所谓“一意孤行的法则”。对于认知症老人，自己看不到的事就等于不存在的事，有的老人找不到东西就断言被偷走了，除非找到为止，不然就闹个不停，怎样劝说都无济于事。在这种场合，家属和护理员的劝说往往是无效的，有的时候，如果请社区的同志或派出所的警察来劝说就会十分管用。

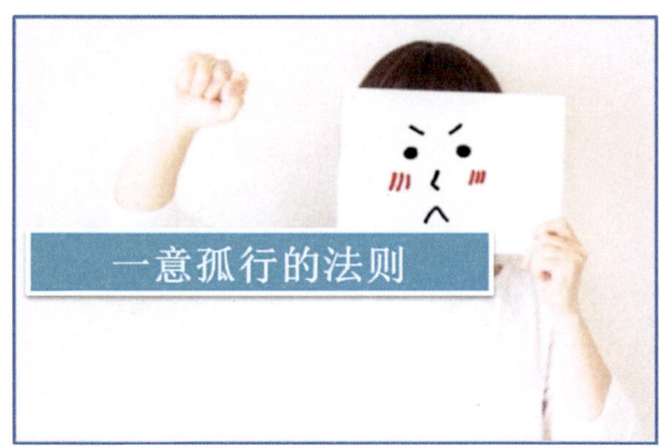
一意孤行的法则

三、作用与反作用的法则

对于有的认知症老人，如果家属或护理员强迫他（她）做某件事，他（她）会表现出强烈抵抗或拒绝，这就是所谓“作用与反作用的法则”。例如，在帮助老人更换衣服或为老人做身体清洁时，如果家属或护理员不亲切、手脚重了、弄痛了老人，老人就会不配合或激烈抵抗。家属和护理员应该理解“作用与反作用的法则”，在为老人做某件事之前尽可能地耐心解释说明，得到老人的认可，而且一定要注意态度，否则只会把事情搞砸，弄得吃力不讨好，双方都不愉快。

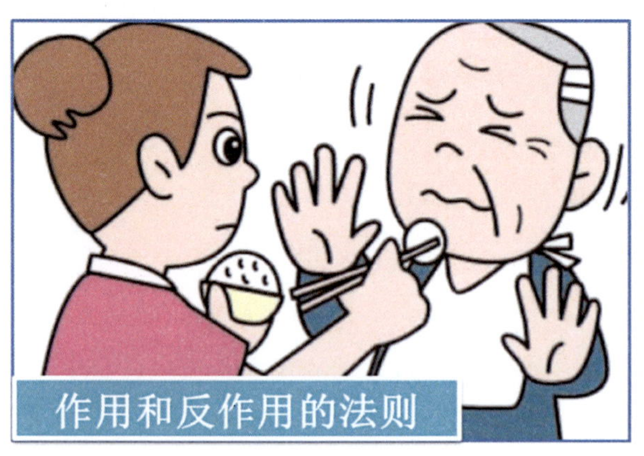
作用和反作用的法则

四、对自己有利的法则

认知症老人往往会对自己由于认知能力的下降所导致的生活能力的下降以及“种种的失败”十分沮丧，但是出于本能却绝对不愿意承认这些事实。正是因为认知能力下降了，有时不具备推理能力和判断能力，本能性的行动就更加容易表面化。例如，认知症老人常有大小便失禁的情况，大小便失禁后，面对家属或护理员，老人往往会找出各种说辞，有时会编造一些理由推脱责任，总之不承认自己做错了，这就是“对自己有利的法则”。当老人大小便失禁却又找出各种理由时，往往会使家属或护理员很生气。在这种场合，家属和护理员应该理解老人这种“对自己有利的法则”，不必向老人追究责任，而是应该尽早地收拾局面。

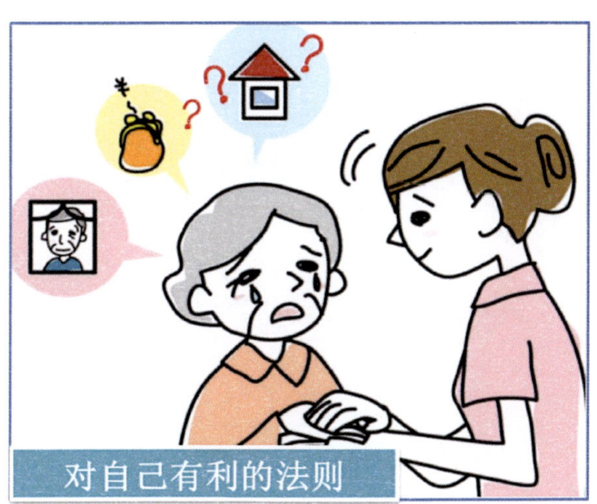
对自己有利的法则

第五章
认知症“依存期”的护理

第一节　认知症“依存期”的主要特征

认知症老人在度过了“混乱期”之后就进入了“依存期”的阶段。虽然在这个阶段，认知症老人也会发怒生气并且言行粗暴，但是，大都是因为不安、缺乏忍耐力而引起的，他们的意识要比“混乱期”清醒许多。处于认知症“依存期”的老人，脸部最主要的特征是眉头紧皱，眉毛成八字形下垂，而且两眼的眼角向下，眼光惴惴不安，因为对未来充满不安而满脸困惑，有时表现出可怜的样子，与“混乱期”的脸部表情有明显的区别。

辨别认知症老人是否处于“依存期”，一个比较明显的要点是“满脸困惑的表情”，即便是生气发怒，脸部表情也是困惑和无奈的样子，比较容易区别于“混乱期”。“混乱期”的认知症老人在生气或发怒时，视线僵直，避开身边人的视线，不去对视，而“依存期”的认知症老人生气发怒时会看着对方的双眼，确认对方的反应，而且能够比较明确地表达自己生气发怒的具体诉求。这一点与“混乱期”的老人经常无法正常沟通、说一些“牛头不对马嘴”的话的特点有明显的不同。

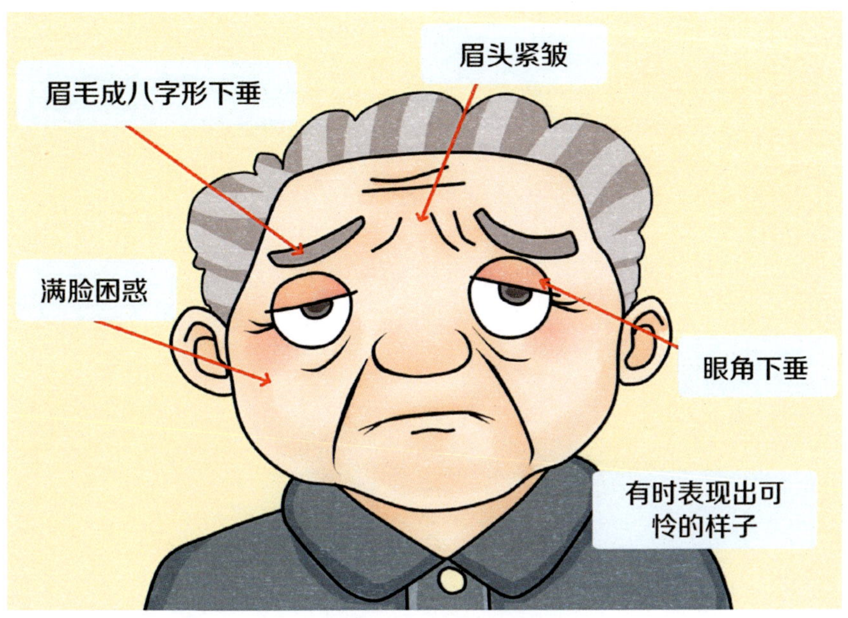

▲ 依存期的脸部表情

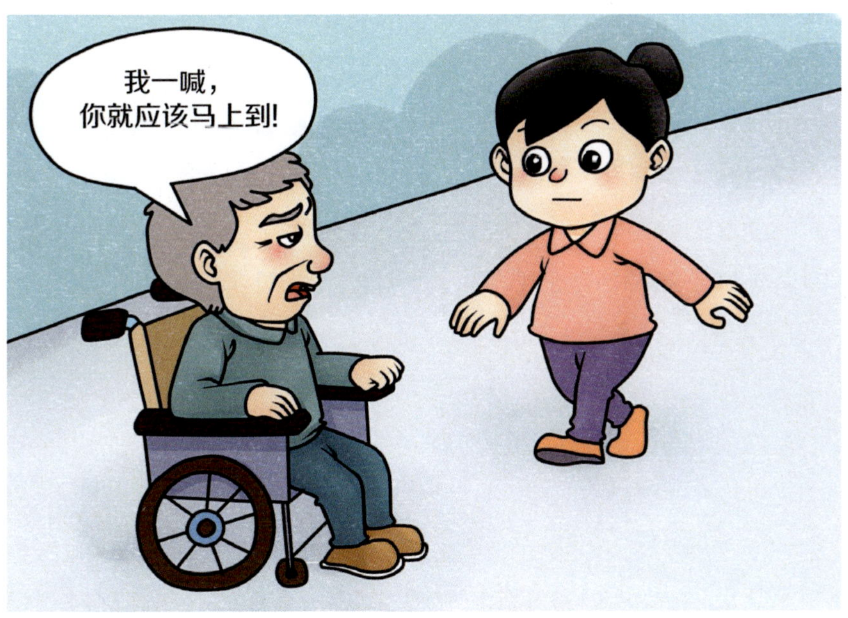

▲ 生气发怒时会看着对方的双眼

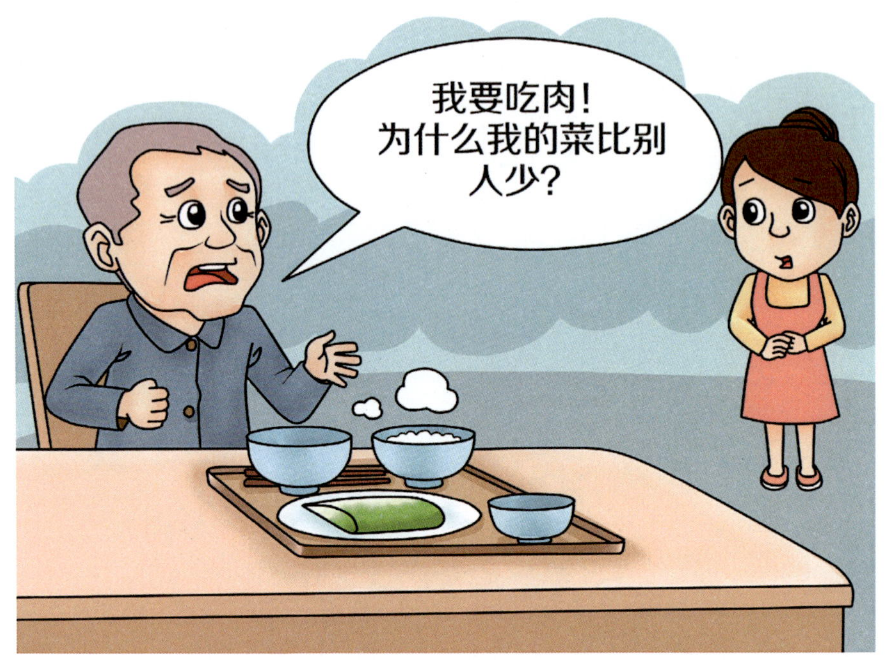

▲ 比较明确地表达自己生气发怒的具体诉求

如上所述，处于“混乱期”的认知症老人经常出现“被偷盗妄想”，而且往往会把自己身边比较亲近的人怀疑成“犯人”。处于“依存期”的认知症老人对自己亲近的人会表现出两个极端的反应：一是“迁怒于人”，对比较亲近的人以粗暴言行相对，由于惴惴不安、感情不稳定而且缺乏控制力，如果亲近的人不能满足自己的要求或否定自己的诉求，就会以恶言暴行相向；二是在亲近的人那里“发嗲、耍赖”，还是由于惴惴不安、莫名其妙的恐惧、害怕孤独、感情不稳定而且缺乏控制力，经常在亲近的人面前做出一副“可怜巴巴、受尽百般折磨、痛不欲生”的样子，渴求更多的关怀和怜悯。

在“依存期”时，认知症老人的记忆力和判断力进一步下降，再加上对自己的未来感到不安，往往会唠唠叨叨地反复说一件事。如果自己说的事遭到家属和护理员的无视或否定，就会感情失控，要么哭哭啼啼，要么

粗暴言行

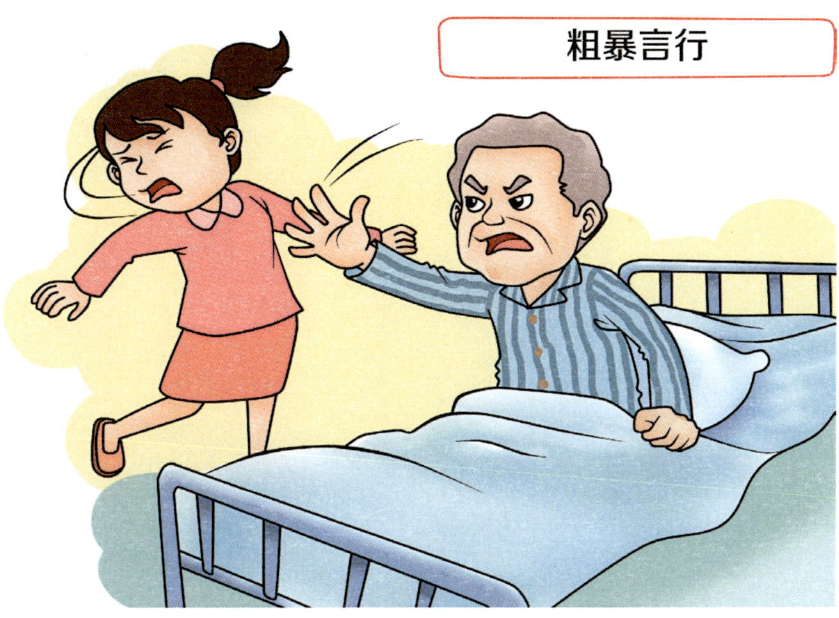

▲ 对比较亲近的人以粗暴言行相对

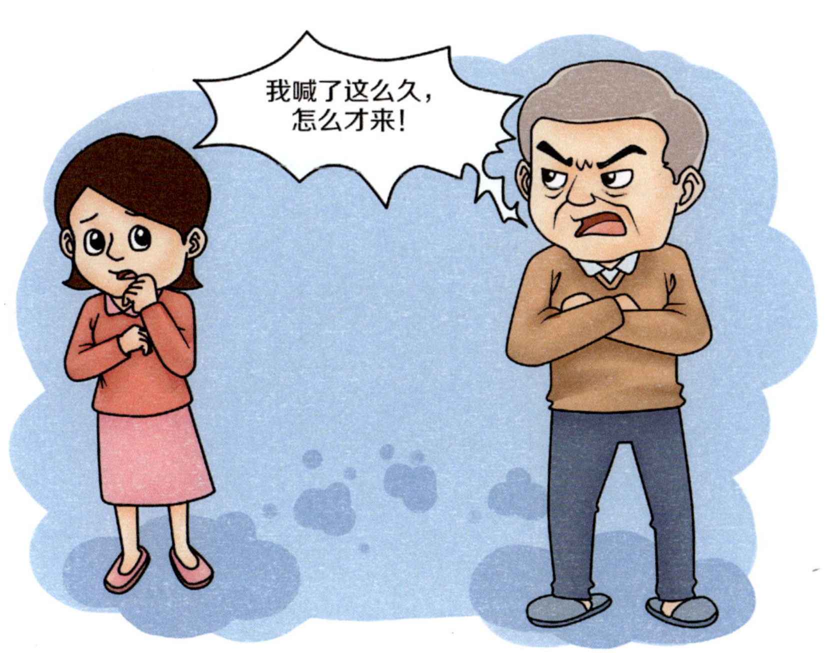

▲ 容易生气，动不动就发怒

突然大吵大闹起来。也有的认知症老人因为种种莫名其妙的不安，为了得到关注而故意“搞出声响”，在夜间不断地开关灯或使用呼唤铃，闹得人心惶惶。

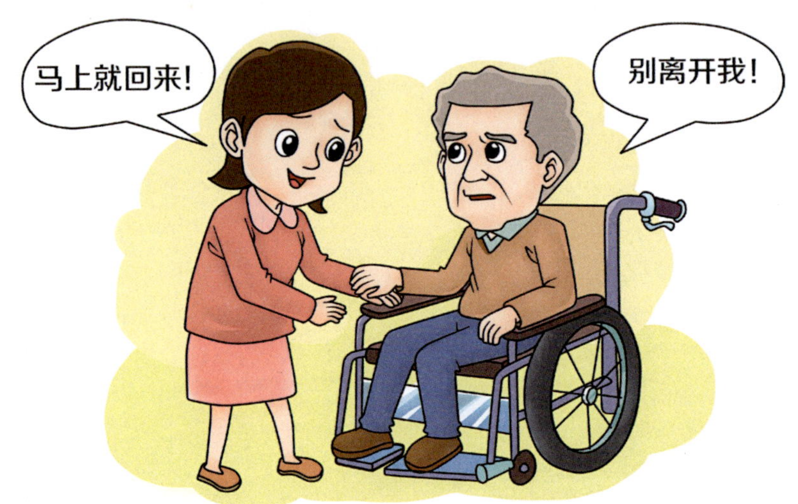

▲ 在亲近的人那里“发嗲、耍赖”

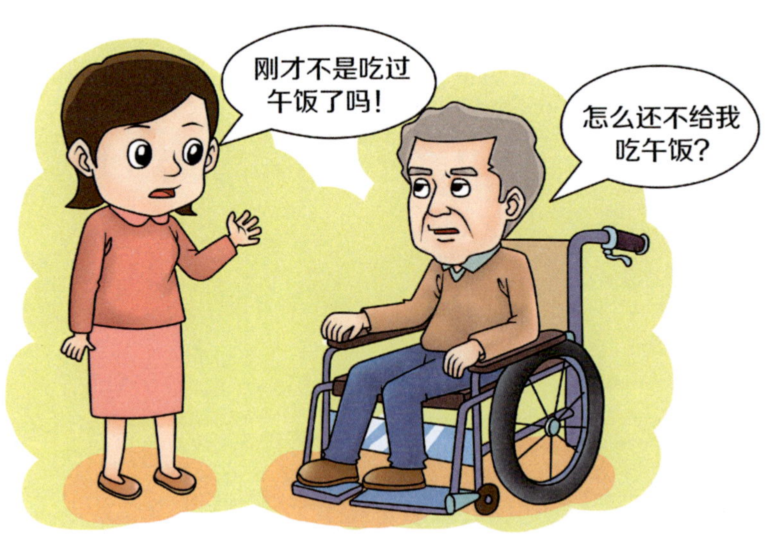

▲ 反复说同一件事

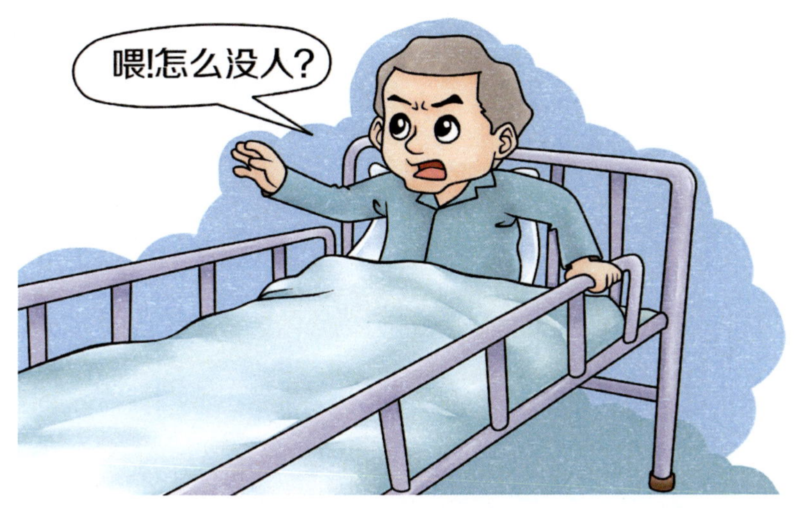

▲ 大声喧嚷，引起关注

第二节 认知症“依存期”的护理指南

认知症“依存期”的护理应该根据医生的指导，调整药物治疗的方向，与“混乱期”护理中通过看护和老人保持适当距离的原则相反的是尽可能和老人频繁接触，避免让老人一个人“独处”。

一、要给老人“安慰”，让老人“放心”

在认知症“依存期”的护理中，尽可能做到让老人得到“安慰”和“放心”，使老人惴惴不安的状态得到缓解。为此，首先要理解老人的情绪和精神状态，产生“同感”，尽量以肯定、赞同的语气接受老人的诉求。如果老人的诉求得到理解和接受，那么症状就会得到缓解；如果以否定和厌烦的口气对待老人，症状可能会进一步恶化。在“依存期”时，认知症老人大声喧嚷或反反复复地申述一件事，大都是因为不安和孤独，所以家属和护理员应该尽可能在老人看得到、听得到的地方看护老人，做到随叫随到，以便设法让老人安心。

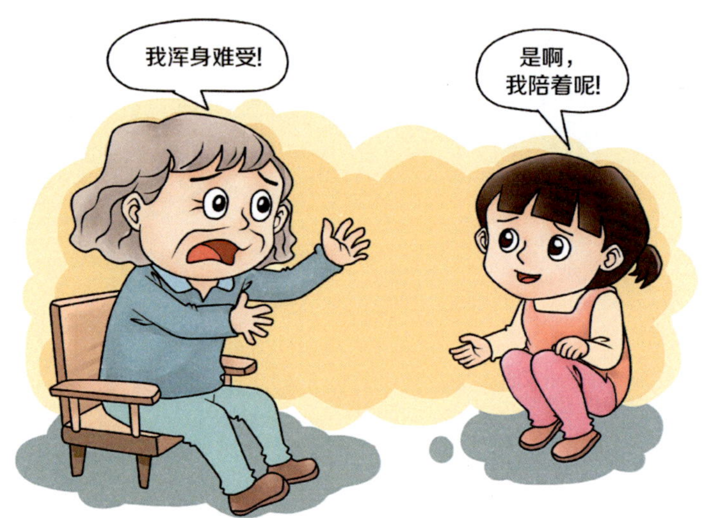

▲ 以肯定、赞同的语气接受老人的诉求

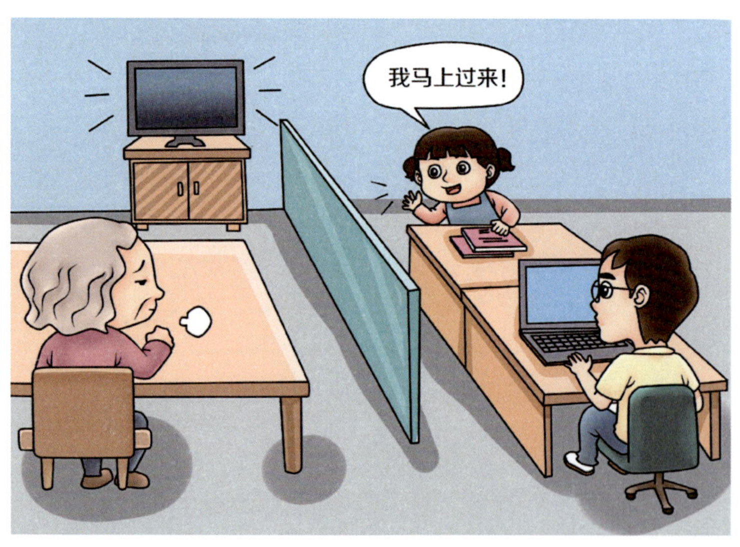

▲ 设法让老人“放心”

二、以倾听的姿态回应老人的诉求

处于“依存期”的认知症老人，一方面因为不安而心神不定，另一方面会因为“妒忌和小心眼”而生气发怒。在这种场合，家属和护理员应该避免用否定和厌烦的口气和老人说话，如“吵什么啊！为什么发那么大的脾气啊！安静一点好不好！”之类的言语、责难性的口气或干脆不加理睬的态度，都会使事态更加恶化。对于“依存期”的认知症老人，家属和护理员应该采取倾听的姿态回应老人的诉求，顺着老人的话语去安慰或劝导他（她）。

你们都在嘲笑我！
不要大吵大闹
影响他人！
真的！
是吗？不应
该啊！
所以我才
生气的！
对不起，我们
会注意的！

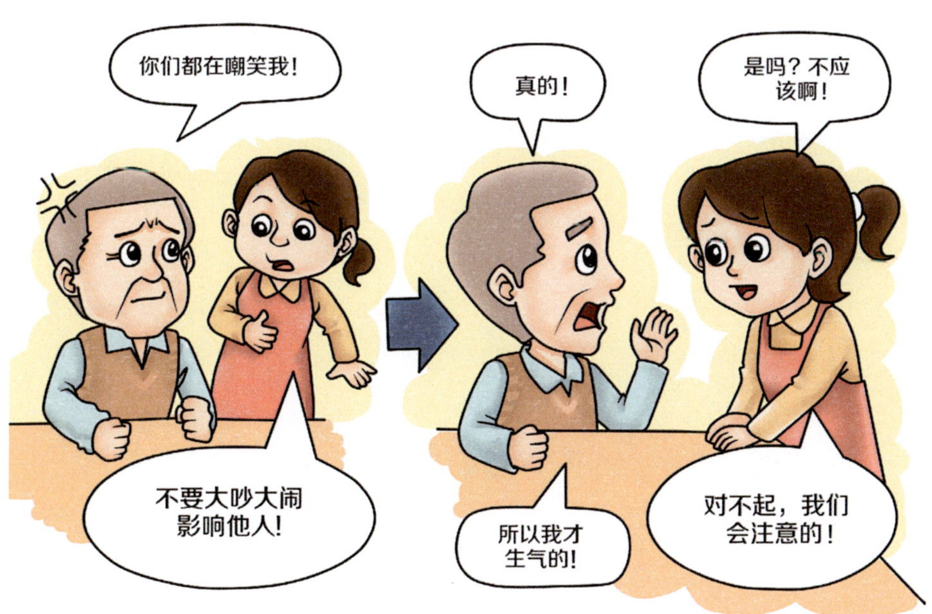

▲ 顺着老人的话语去安慰他

真气人!
别生气!
生气对身体不好!
知道了!
你说得没错。
以后我们注意。

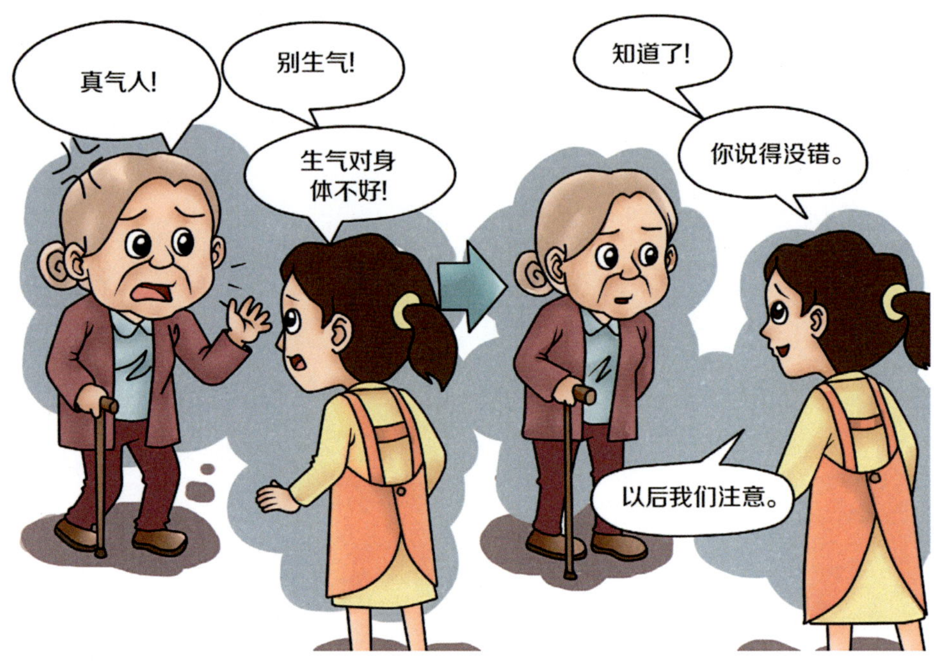

▲ 顺着老人的话语去劝导她

三、呼唤同伴一起安抚生气发怒的老人

处于“依存期”的认知症老人由于大脑功能的下降变得难以控制自己的情感和行为，一旦身边亲近的人满足不了自己的诉求就会情绪失控“爆发”出来，甚至出手打人。“依存期”的暴力根源在于认知症老人希望得到赞同和呵护的欲望得不到亲近的人的接受和理解。在这种场合，家属和护理员如果只有一个人，一边说“住手！你在干什么啊！”一边从认知症老人身体的正面前去阻止，老人反而会误会自己要遭到攻击，会手舞足蹈地加大暴力行为。因此，这时家属和护理员应该呼唤同伴一起从老人的身后来安抚生气发怒的老人。

你干吗？
要打我啊？
太危险，
会伤人的！
滚开！

▲ 避免从认知症老人身体的正面前去劝阻

混蛋！
院长！
别生气！
没事儿吧？

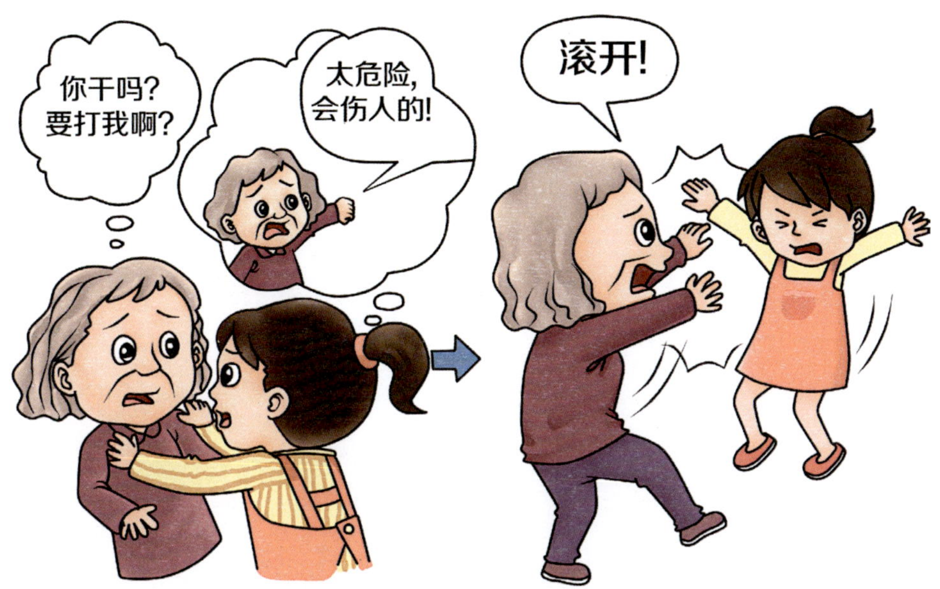

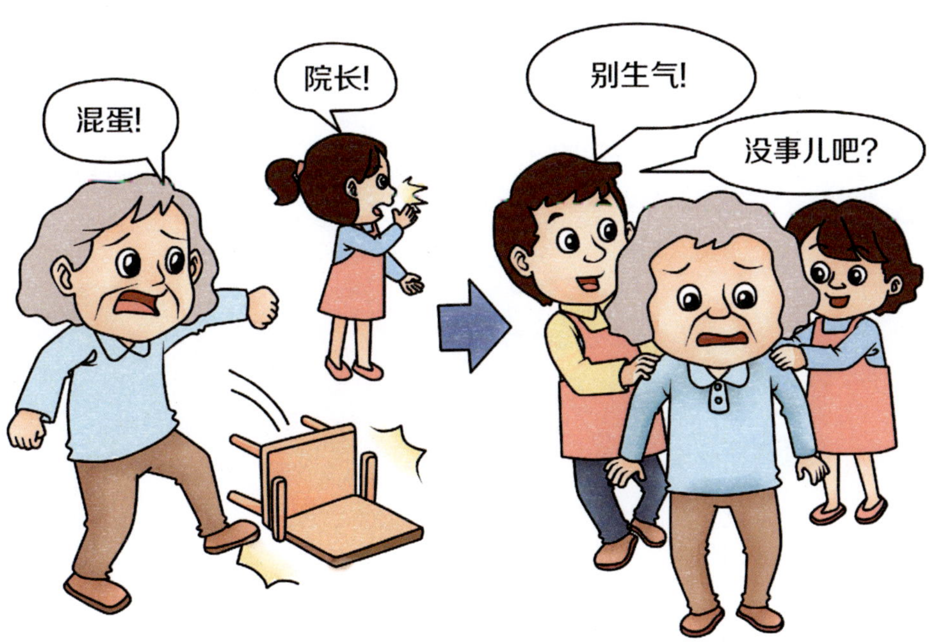

▲ 和同伴一起从老人的身后来安抚生气发怒的老人

四、理解老人惴惴不安的苦处

如上所述，在“依存期”时，认知症老人由于记忆力和判断力下降，再加上对自己的未来感到不安，往往会唠唠叨叨地反复说“头疼、肚子疼、浑身难受”之类的话。可以说，这是“依存期”认知症老人的一个主要特点。如果家属和护理员对此表现出不耐烦的态度或用“真的吗？怎么又不舒服啦！又在折腾，你烦不烦啊！”的口气回应老人，老人就会因为失望和伤心、更加惴惴不安而变得哭哭啼啼，或突然爆发起来“大吵大闹”一番。在这种场合，家属和护理员首先要“察言观色”或安排医生、护士来做检查，即便是通过医生的检查发现老人的身体没有什么大问题，也要避免用厌烦和否定的口气“说教”老人。家属和护理员也要尽可能地去理解老人“头疼、肚子疼、浑身不舒服”的“苦处”，尽可能和颜悦色地缓解老人的不安情绪。

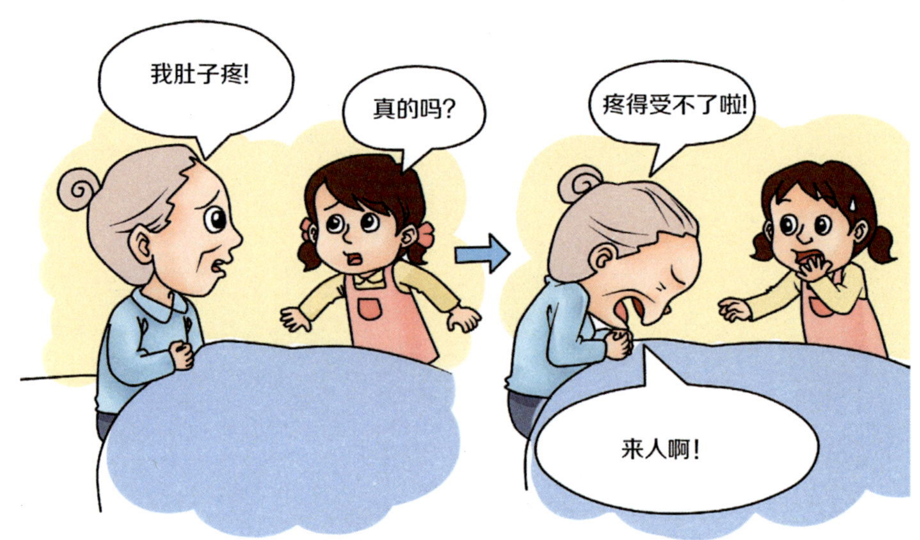

▲ 反复说“肚子疼、浑身难受”之类的话

脉搏如何?
脸色如何?
有没有虚汗?
有没有发烧?
还有哪疼啊?
躺下来休息一会儿吧!

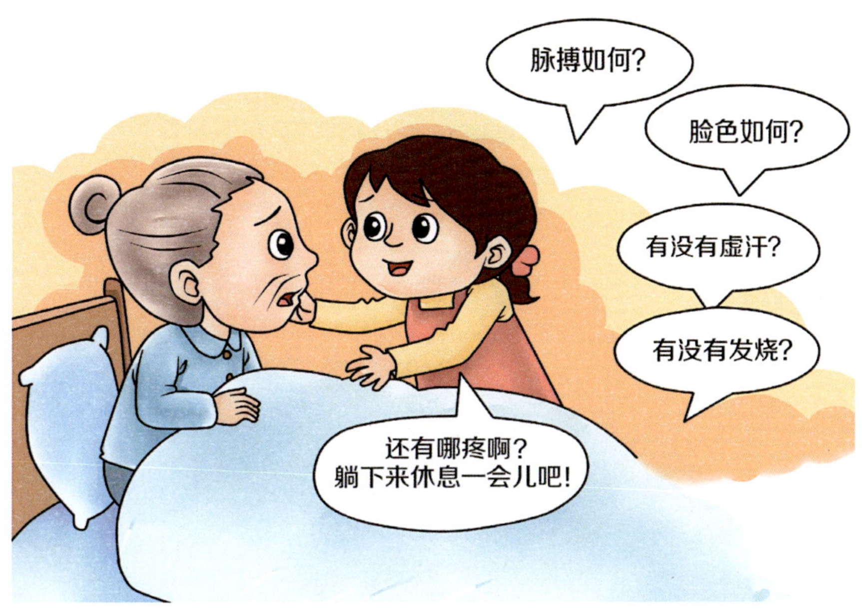

▲ 和颜悦色地缓解老人的不安情绪

五、“发嗲、耍赖”是需要更多的关怀

认知症老人的所谓“依存”主要表现在老人对亲近的人“发嗲、耍赖”，经常在亲近的人面前做出一副“可怜巴巴、受尽百般折磨、痛不欲生”的样子或大喊“救命”，渴求更多的关怀和怜悯，也有的老人会拉着亲近的人的手或衣服，总是“黏”在亲近的人的身旁。这是由于惴惴不安、莫名其妙的恐惧、害怕孤独、感情不稳定而且缺乏控制力导致的。在这种场合，如果家属和护理员感到厌烦，用“你别太任性啦！你忍一忍行不行！”的口气责备老人或不去理睬老人，只会事与愿违，老人会更加大声发作。要想让老人的情绪稳定下来，家属和护理员最好多花时间陪伴在老人的身旁，或在老人看得见的地方干自己的事儿，让老人有安心感。

老太太别太任性，
忍耐一点儿！
来人啊，
救救我！

▲ 大喊“救命”

老太太放心，
我就在您身边！
老太太，有事随
时叫我啊！

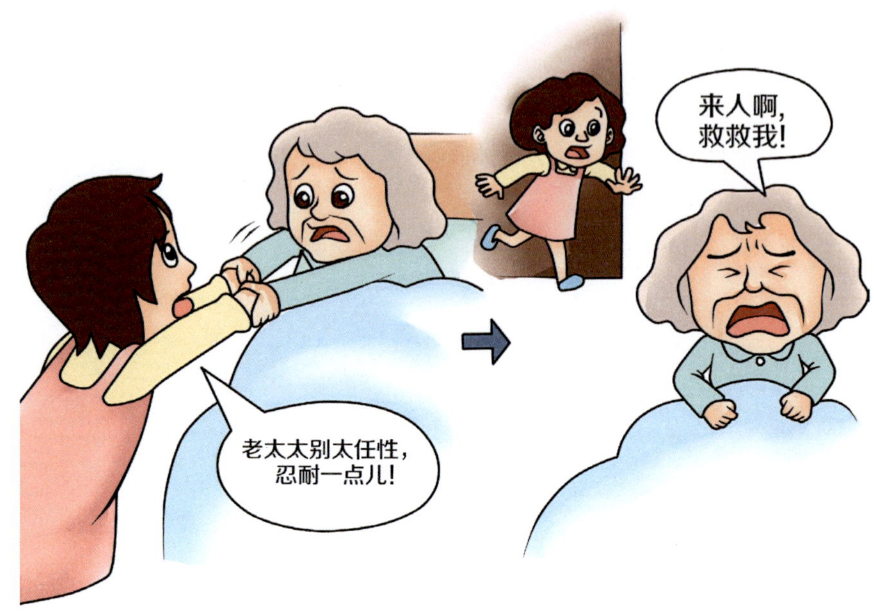

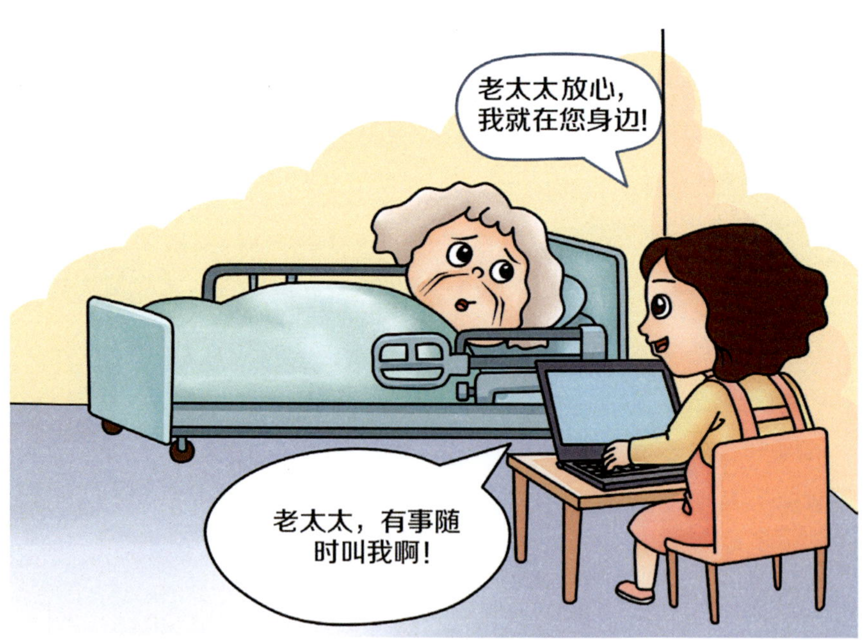

▲ 在老人看得见的地方干自己的事儿

第三节 认知症老人护理的主要法则（二）

一、症状强度的法则

患有认知症的老人在自己最亲近的人或一直照料护理自己的人面前，症状会变得严重起来，这就是“症状强度的法则”。我们常说“老小、老小”，意思就是说老人有时就像小孩一样。对于患有认知症的老人，这种倾向更加明显，因为认知症老人对照料护理自己的人特别依赖，越是依赖越是“撒娇”，症状也就显得更加严重。在这种场合，家属和护理员应该用鼓励的语气“哄劝”老人，千万不可训斥老人，更加不能伤了老人的自尊心。

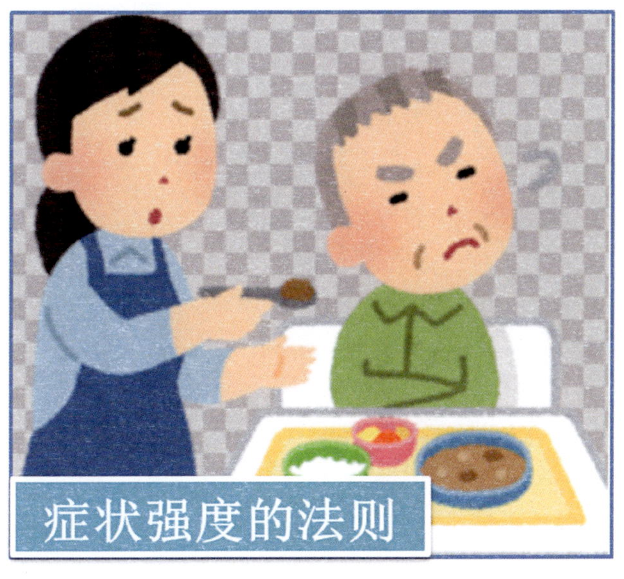

二、换位理解的法则

认知症老人的种种异常言行，往往会把家属和护理员搞得筋疲力尽，有的人觉得自己被“拖累”，对自己的生活失去信心，以致于还会产生“逃避”和“绝望”的感觉。但是，面对现实，逃避是行不通的，在这种场合，唯有“换位理解”才能把护理认知症老人的“工作”做下去。例如，有的认知症老人经常夜间徘徊，如果家属和护理员能够站在夜间徘徊的老人的角度想一想，减少老人在夜间的不安感和恐惧心理，在老人的卧室或走廊过道装上夜间照明灯，或在老人徘徊时亲切地紧握老人的手告诉他（她）很安全，情况就会有很大的改善。总之，家有认知症老人的家属和护理员应该掌握认知症的基础知识，在和认知症老人相处或护理认知症老人时，处处站在老人的角度想一想，多理解老人，这样即便是家有认知症老人，也会觉得生活是美好的。

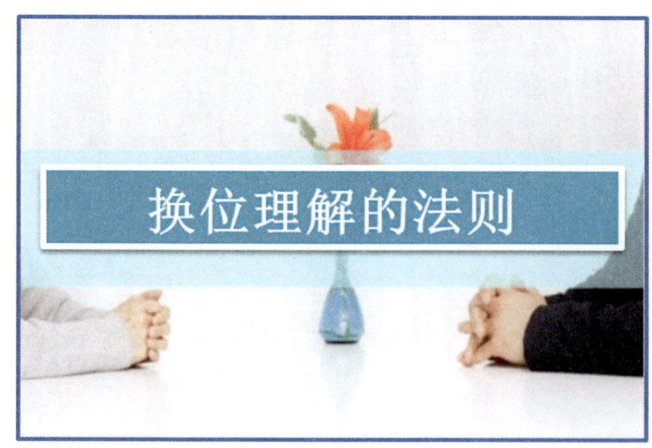

三、似是而非的法则

老人患有认知症后，并非所有的言行都会变得异常，有时会表现出与正常人一样，有时会表现出认知症的各种症状，这就是所谓的“似是而非的法则”。一般而言，患有认知症的老人的大脑中一部分有病变，还有一部分没有病变是健康的，没有病变的部分，其功能可以得到维持，因此在日常生活中会表现出“似是而非”的现象。也有的护理专家把这种现象比喻为“开关现象”：处于“开”的状态时，与正常人一样；处于“关”的状态时，表现出认知症的各种症状。认知症的这种“似是而非”的现象往往会让家属和护理员感到很困惑，说是认知症的言行吧，又不像认知症，说不是认知症的言行吧，却又是认知症，有时家属和护理员会有“找不着北”的感觉或被“愚弄”的感觉。在这种场合，家属和护理员千万不可恼怒，应该理解老人，妥善应对各种局面。

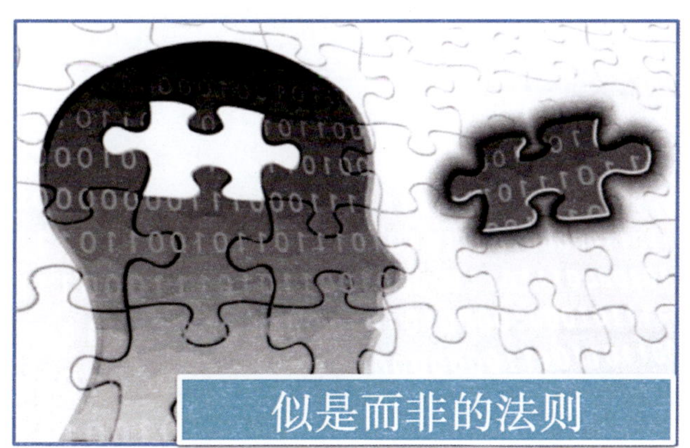

第六章
认知症“白日梦期”的护理

第一节 认知症“白日梦期”的主要特征

认知症老人在度过了“混乱期”和“依存期”之后，就开始进入“白日梦期”的阶段，妄想、粗暴言行、发嗲耍赖之类难以护理的“行动·心理症状”开始逐步稳定下来。在这个阶段，认知症老人最大的特点是开始生活在自己“空想的时空”里。

处于认知症“白日梦期”的老人，脸部最主要的特征是在“混乱期”和“依存期”出现的眉头紧皱的现象消失了，脸部表情变得平稳而带着莫名其妙的微笑。可以说，辨别认知症老人处于“白日梦期”的要点就是这个“莫名其妙的微笑”，有的认知症老人似乎很开心地完全沉浸在自己的空想世界里。

“白日梦期”认知症老人经常出现的一个症状是幻觉和幻视，他们往往会“看见”实际上不存在的人物和东西，不过这些人物和东西一般都并不可怕。这一点与处于“混乱期”的认知症老人因为被害妄想而“看到要伤害自己的坏人”完全不同。

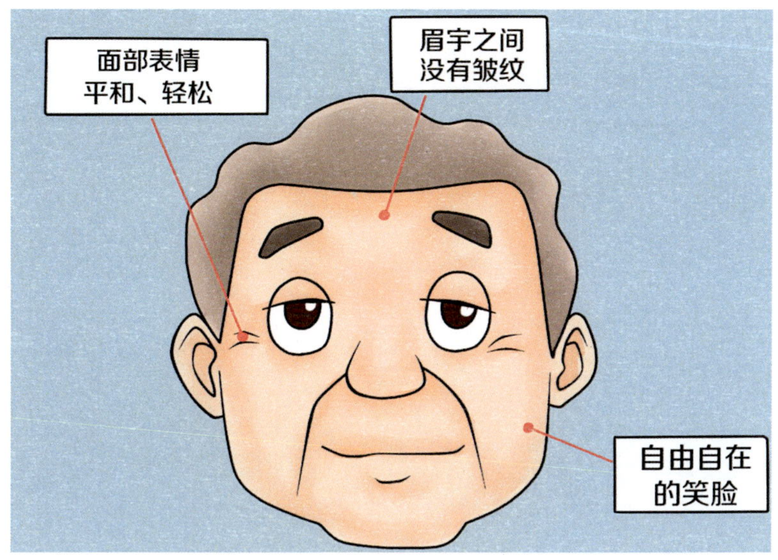

▲“白日梦期”的脸部表情

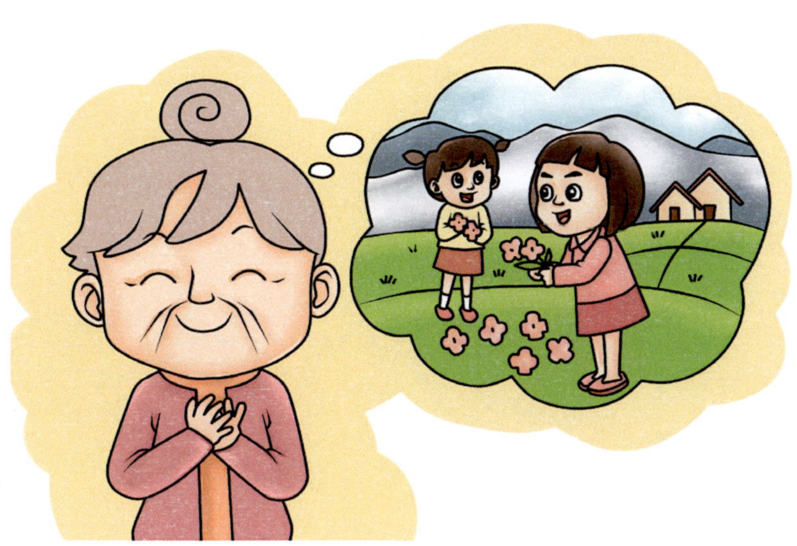

▲ 很开心地沉浸在自己的空想世界里

因为幻觉和幻视，认知症老人常常“自言自语”地和“某人”说话，而这个“某人”是家属和护理员所看不到且实际上不存在的“人物”。同样是因为幻觉，认知症老人还会沉浸在自己“过去开心的日子里”，自己玩过去自己喜欢的游戏，或做过去自己喜欢做的事儿。

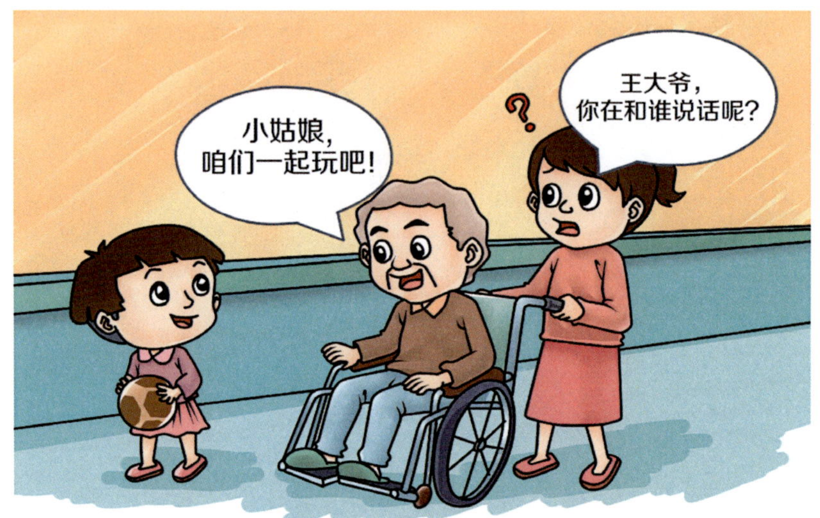

▲ 幻觉和幻视

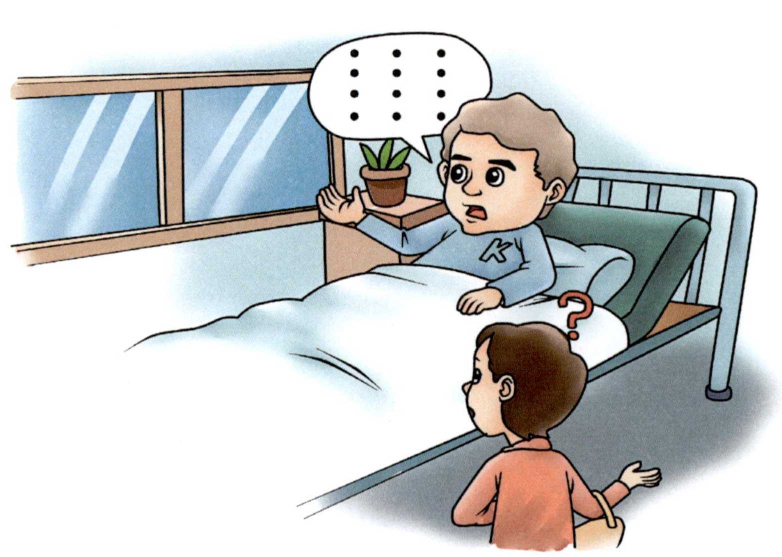

▲“自言自语”地和“某人”说话

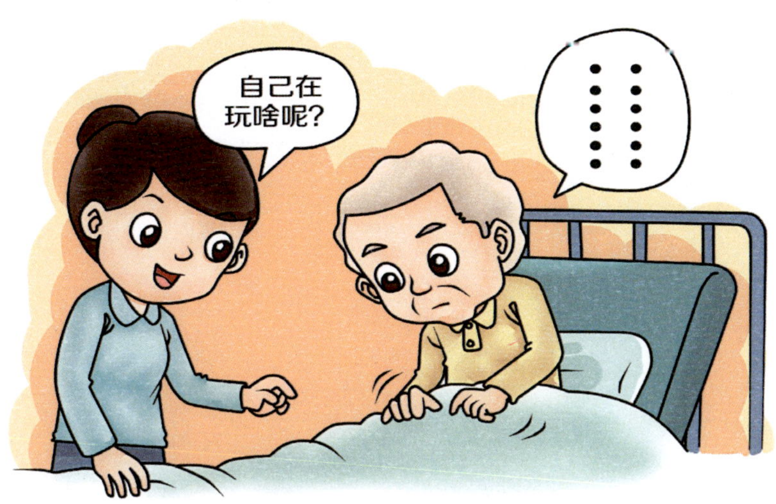

▲ 自己玩耍

由于认知能力特别是记忆功能的下降，处于“白日梦期”的认知症老人无法正确识别人脸和周边的环境，往往会按照自己想象的情况判断事物，经常会把对自己友善的人或身边的护理员当作自己的家属或亲人，另一方

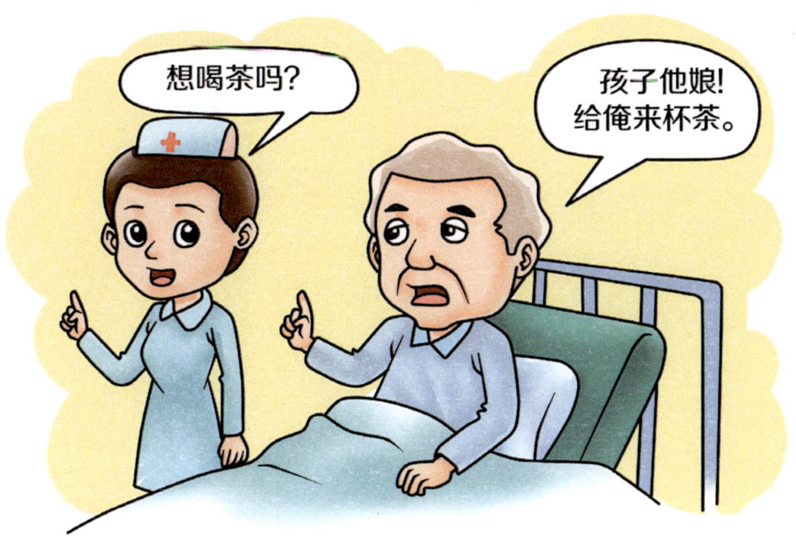

▲ 把护理员当作自己的家属

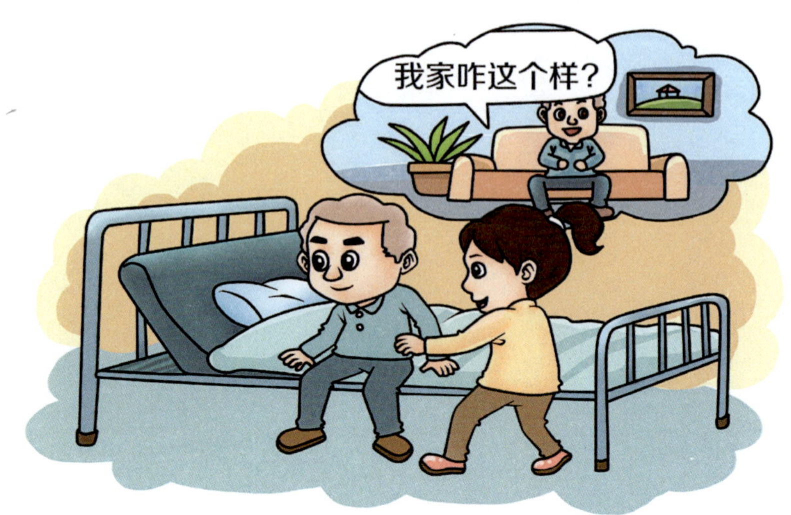

▲ 把医院或养老院当作自己的家

面又会把家属和亲人当作他人。这个阶段的认知症老人会按照孙子、外孙女、兄弟、自己的孩子、自己的老伴（丈夫或妻子）的顺序无法识别家属和亲人的脸。同时，因为时空的错觉，又把养老院当作自己的家。如果这种幻觉和“想当然”遭到家属和护理员的否定，认知症老人就会陷入混乱，倒过来又回到“混乱期”或“依存期”。

第二节　认知症“白日梦期”的护理指南

在“白日梦期”时，认知症老人会“想象”现在的自己生活在过去年轻时代“美好时光”里。如果家属和护理员“强行”把这样的老人“拉回”现实的世界，认知症老人就会陷入极大的混乱之中，从“白日梦期”返回到“混乱期”或“依存期”。因此，“白日梦期”的护理一个主要的原则就是尽量不要“破坏”或“戳穿”老人“幸福的美梦”。换句话说，就是尽量不要否定老人的“幻觉和幻视”，也不要把老人从“梦中惊醒”。因为现在还没有根治认知症的方法，所以，既然“白日梦期”的认知症老人“忘却”了疾患而“回到”了自己“健康幸福”的时光，顺其自然岂不更好。

一、配合认知症老人的谈话，“演好”角色

进入“白日梦期”以后，认知症老人基本上无法理解自己所处的状况，因为幻觉而时常“张冠李戴”，把护理员当作自己的家人，或把现在生活的场所当作自己过去熟悉的某个地方。在这种场合，尽量不要去“纠正”或“否定”老人，以免老人陷入新的混乱，应该顺应老人的“幻觉”，护理员可以“演好”适当的角色。例如，患认知症的陈阿姨把护理员当作自己的孙女“小红”，如果护理员否定说“我不是小红”，陈阿姨就会觉得“见鬼了，明明是小红，为什么说不是”。这时，护理员应该顺着陈阿姨的“幻觉”，随机应变“演好”小红这个角色。

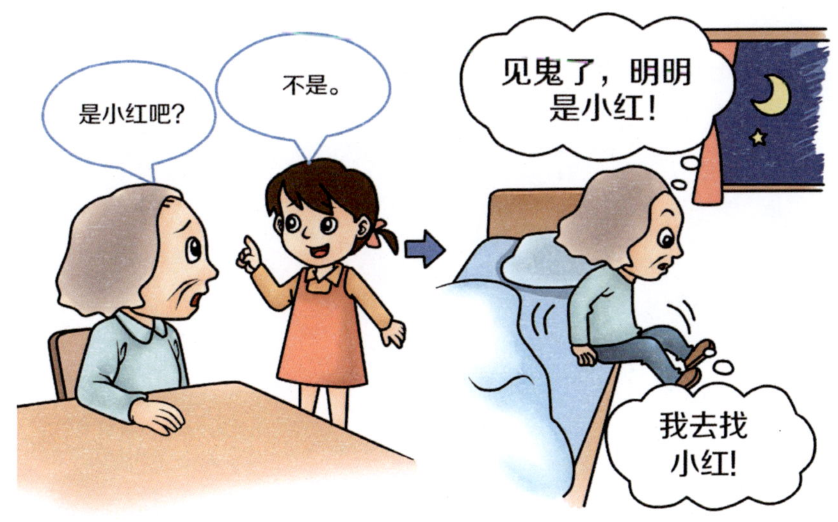

▲“张冠李戴”地把护理员当作自己的家人

二、“看护”好自言自语的认知症老人

如上所述，处于“白日梦期”的认知症老人因为幻觉和幻视，常常会和实际上不存在的“人物”“自言自语”地说话。与“混乱期”的幻视看到“鬼怪恶魔”之类可怕的东西不同，“白日梦期”的幻视看到的大多是可爱的小孩、小动物或过去的友人等，认知症老人会挺开心地和“他们”谈话。在这种场合，家属和护理员尽量不要对老人说“这里也没人，你在跟谁说话啊”，应该采取“看护”的方式看护好自言自语的老人，确保安全就好。但是，如果老人没完没了地自言自语影响到了他人的正常生活，可以适当地提醒老人，帮助老人“转换”一下场景。

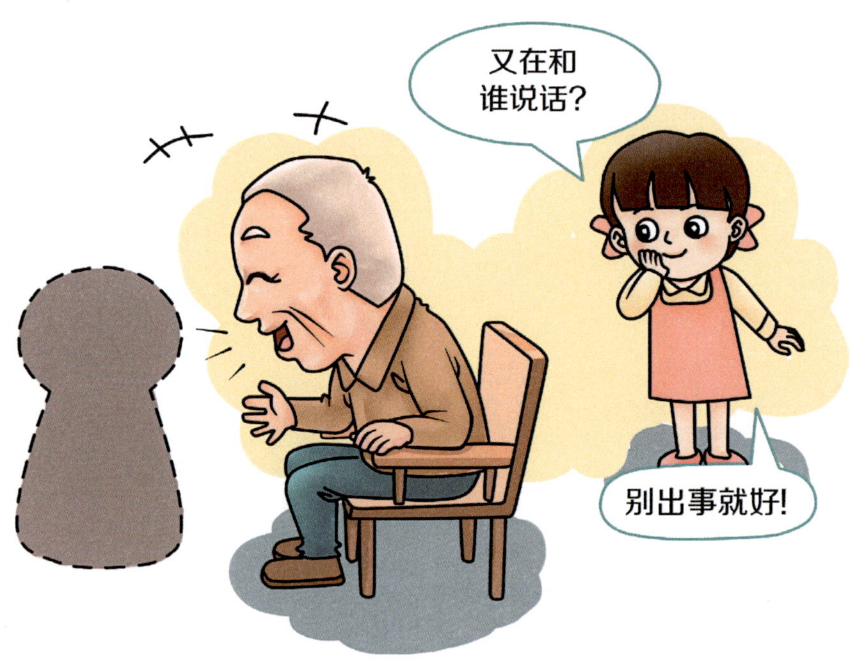

▲“看护”自言自语的认知症老人

三、尊重有“收集癖”的认知症老人的自尊心

在“白日梦期”的认知症老人往往会有一个比较典型的“怪癖”，就是收集垃圾。由于认知功能下降使其缺乏正确的判断能力，再加上自己过去难以忘记的艰苦生活的经验和对未来的不安情绪，认知症老人会把家人或邻居扔掉的东西捡回来，也有的老人甚至会去翻垃圾桶把自己认为有用的东西捡回家里，有的认知症老人的房间里堆满了捡回来的垃圾，满屋子臭味，也很不卫生。也有的老人在冰箱里塞满了过期或已经腐败了的食品，还有的认知症老人会去超市“若无其事”地把商品“搬回家”。在这种场合，如果家属和护理员用训斥或说教的口气阻止老人，往往会事与愿违，如果伤害了老人的自尊心，反而会引发其他的“行为·心理症状”出现。针对这种情况，家属和护理员应该做到尊重有“收集癖”的认知症老人的自尊心，在认知症老人察觉不到的时候逐步处理掉这些垃圾。

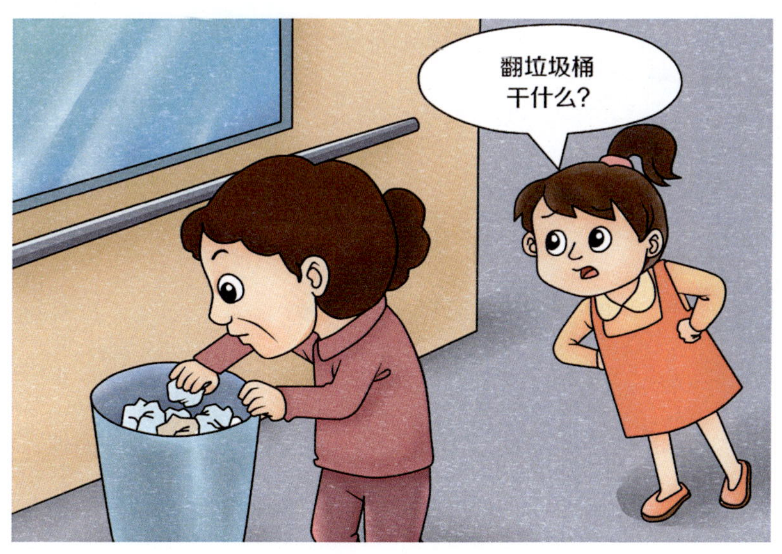

▲ 认知症老人在翻垃圾桶

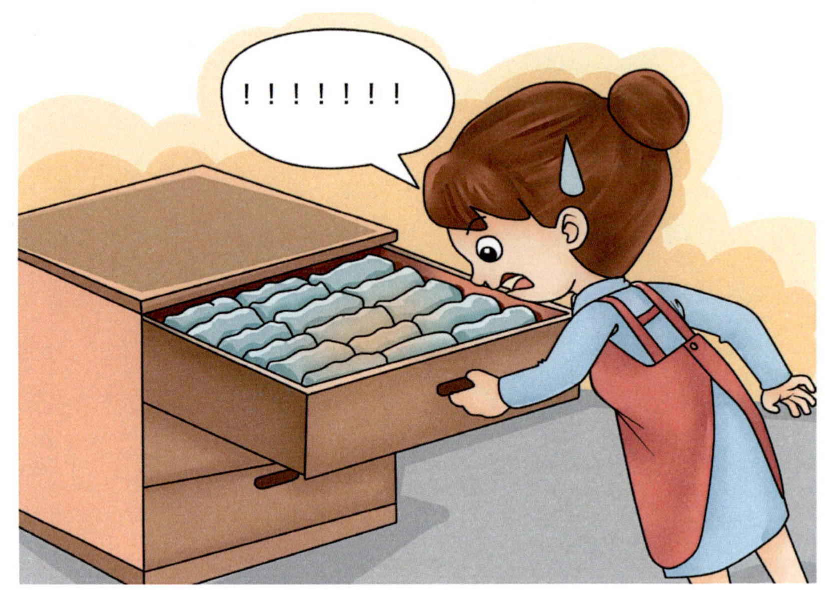

▲ 认知症老人把捡回家的垃圾放到了衣柜里

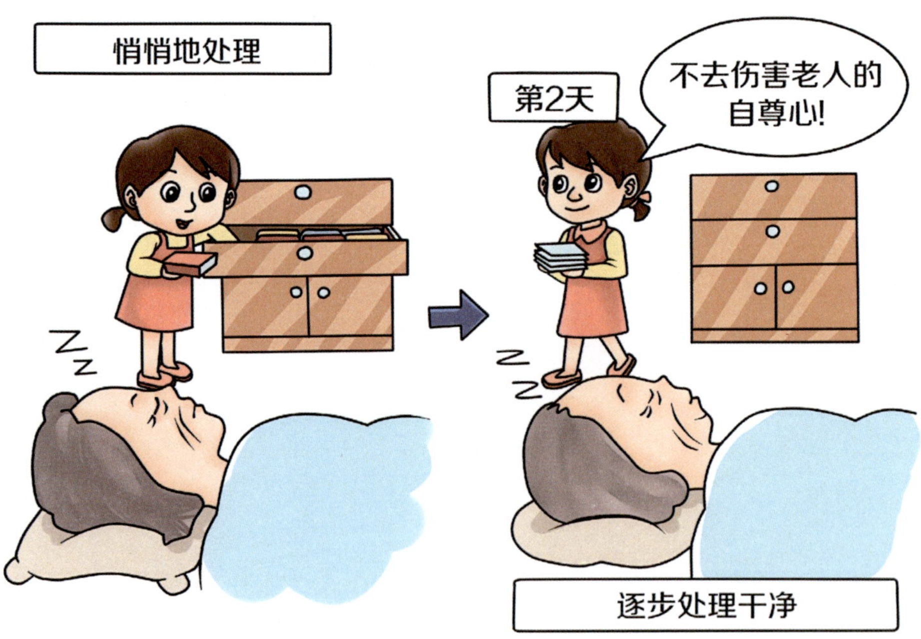

▲ 在认知症老人没有察觉的时候逐步处理掉垃圾

第三节 认知症老人护理的主要法则（三）

一、感情残留的法则

老人患有认知症后，自己说了什么、做了什么，不久就会忘得一干二净，但是，说什么、做什么时的感情却会残留在心里，一时半会儿也忘不了，而且，最令人头疼的是，愉快的事忘得快，不愉快的感情总是忘不掉。“理性的世界出了问题，感情的世界没问题”，这就是所谓“感情残留的法则”。当家属或护理员对认知症老人态度不好或以“说教”的口吻指责老人时，老人会把这种“不好的态度”记在心里，病情也会因此而进一步恶化。在这种场合，家属和护理员应该尽可能地做到同情老人，尽可能地安慰老人，使老人的情绪稳定下来。

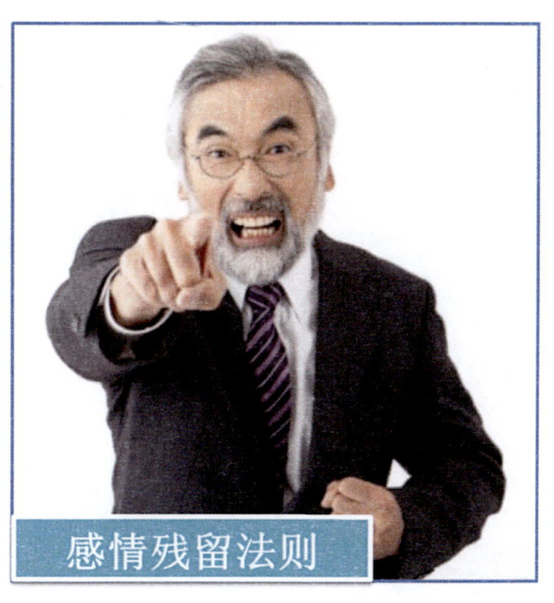

二、加快衰弱的法则

老人一旦患有认知症，他（她）的老化速度就会加快。发达国家的老年医学研究发现，在老化的速度上，患有认知症的老人要比没有患上认知症的老人快 2～3 倍。日本认知症研究专家长谷川在一项调查研究中把研究对象在 75 岁以上的老人分为“患有认知症的老人”和“没有患认知症的老人”两组，然后调查两组老人的各个年度的“累积死亡率”，调查结果发现，“患有认知症的老人”一组在调查开始 4 年之后的死亡率是 83.2%，而“没有患认知症的老人”一组的死亡率是 28.4%。这就是所谓“加快衰弱的法则”。当然，未必所有的认知症老人都是如此。

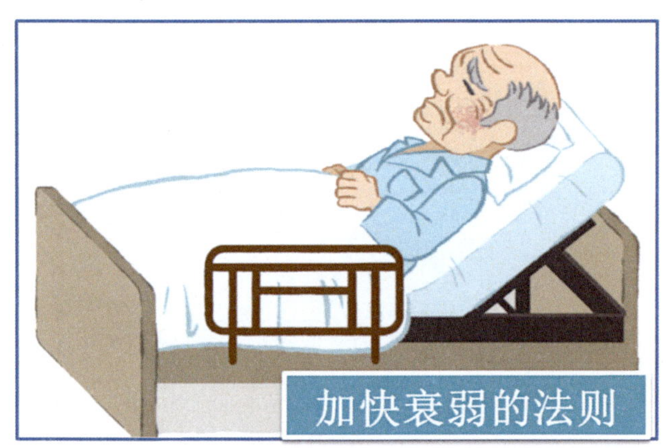

为什么要向家有认知症老人的家属和护理员介绍这个法则呢？有许多家属和护理员因为家有认知症老人需要护理而“怨声载道”或总觉得百般委屈，觉得护理认知症老人的日子“看不到头”。而如果能够理解“加快衰弱的法则”，家属就应该十分珍惜和老人共同生活的宝贵时光，尽可能地耐心安排好老人的生活、护理好老人，这样，我们才会终身无悔。

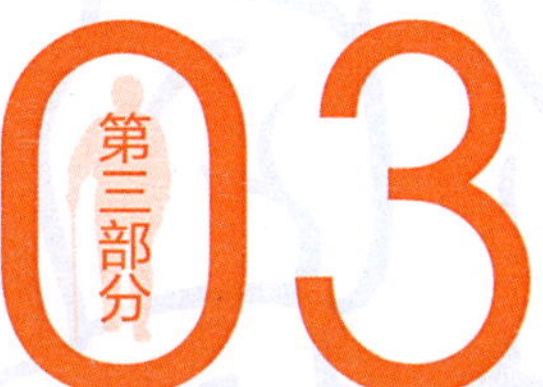

认知症护理：日常生活篇

第七章
认知症老人日常起居生活的护理

本章主要为读者讲解认知症老人日常起居生活的护理，主要包括三个方面的场景：一是早晨起床的护理，二是白天室内活动的护理，三是夜间睡眠的护理。在讲解这三个方面的内容之前，首先为读者介绍有关认知症老人日常起居生活的护理所必需的沟通能力评估和自理度评估的相关知识。

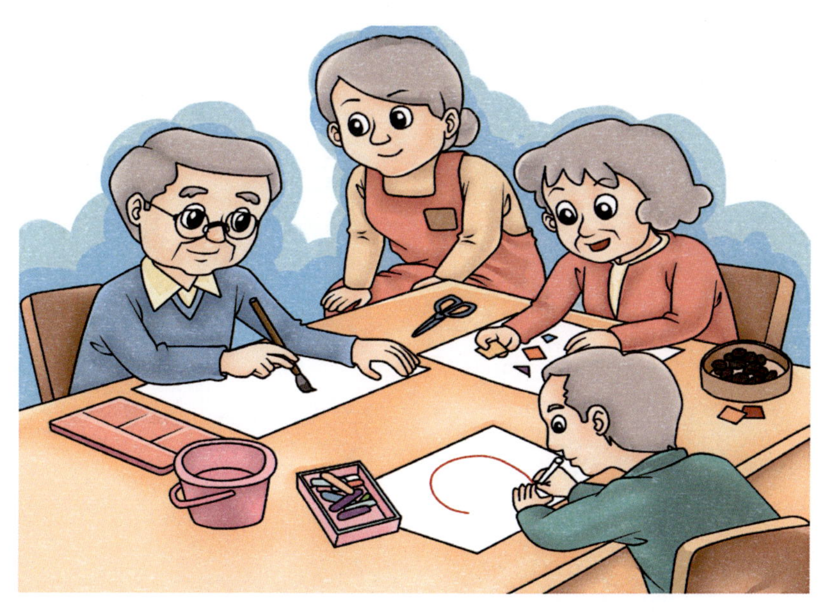

第一节　认知症老人日常生活沟通能力的评估

家属和护理员在为认知症老人提供日常生活护理时，首先要和老人做好沟通，尽可能地减少日常生活中相互沟通时可能发生的混乱和不安，保证认知症老人能够比较平稳地过好每一天。

▲ 认知症老人日常生活沟通能力评估表

	评估项目	YES	NO
1	是否能正常地说话？	0	1
2	是否能够理解家属和护理员说的话？	0	1
3	说话的内容是否有逻辑性？	0	1
4	是否总是反复说同一件事？	1	0
5	说话是否会“牛头不对马嘴”？	1	0
6	说话以外，是否能够进行非语言沟通（如手势或肢体语言）？	0	1
7	能否正确地识字和读文章？	0	1
8	能否理解字面上的含义？	0	1
9	触摸肢体时是否有反应？	0	1
10	是否有听力和视力上的障碍？	1	0

注意：总分 10 分，4 分以上代表沟通能力存在问题。

由于认知功能的下降，认知症老人在自己的表达能力和理解他人言行的能力方面都会出现不同程度的障碍，家属和护理员应该在理解老人症状的基础上有效地和老人进行沟通，从而判断如何为认知症老人的日常起居生活提供最佳的护理。为此，我们可以参照上表，每隔一段时间（如每月两次）对认知症老人的沟通能力进行简单的评估，根据沟通能力评估结果采用适合认知症老人的沟通方式提供护理服务。

在和认知症老人的日常沟通中，家属和护理员应该尊重老人，尽量注意避免以下十种情况：否定老人说的话，更正老人说错的话，敷衍老人的谈话，用和孩子说话的口气与老人说话，突然从老人的身后说话，无视老人的诉求，把老人当傻瓜，让老人“闭嘴”，任由老人躺着不管，匆匆忙忙应付老人。

第二节　认知症老人日常起居生活自理度的评估

在为认知症老人的日常起居生活提供护理服务时，我们还可以定期（如每 3 个月 1 次）对认知症老人的日常生活自理度进行评估，以便根据评估的结果提供个性化的护理服务。认知症老人日常生活自理度评估分为 5 个等级（A、B、C、D、E），其中 B 和 C 又分别分为 B1 和 B2、C1 和 C2 两个等级。

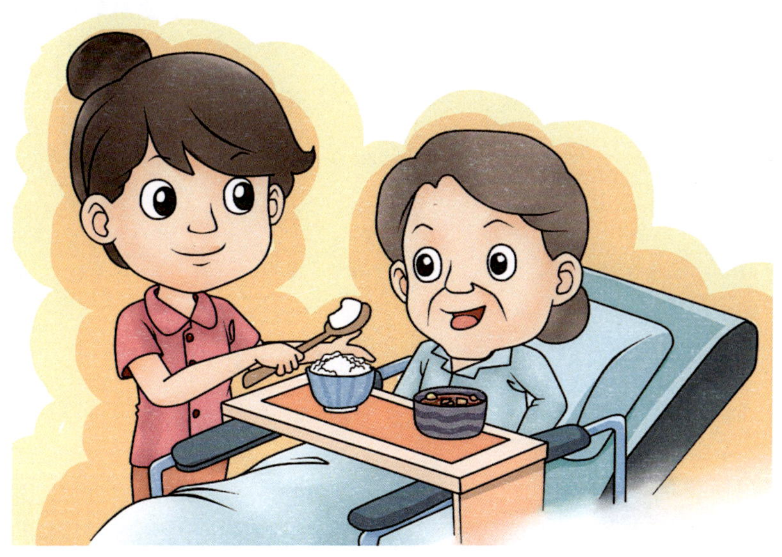

一、认知症老人日常生活自理度 A

自理度 A 是指“出现某种程度的认知症的症状，但是在日常生活中（居家或外出）基本上可以自理”的状况，一般而言，出现轻度认知障碍的老人属于这个等级，居家养老基本没有大问题。

二、认知症老人日常生活自理度 B

自理度 B 是指“出现给日常生活带来障碍的症状和行动，沟通也出现困难，但是在家属和护理员的看护下可以自理”的状况。自理度 B1 是针对认知症老人外出时的自理度评估，外出时“出现给日常生活带来障碍的症状和行动，沟通也出现困难，但是在家属和护理员的看护下可以自理”的状况，如出现徘徊等状况，外出时需要家属和护理员的看护；自理度 B2 是针对认知症老人居家时的自理度进行评估，居家时“出现给日常生活带来障碍的症状和行动，沟通也出现困难，但是在家属和护理员的看护下可以自理”的状况，如老人无法做好自己的服药管理、无法按部就班地准备饭菜等，需要在家属和护理员的看护、指导下完成这些工作。

三、认知症老人日常生活自理度 C

自理度 C 是指“出现给日常生活带来障碍的症状和行动，沟通也出现困难，需要照料护理”的状况。自理度 C1 是针对认知症老人白天的自理度进行评估，在白天“出现给日常生活带来障碍的症状和行动，沟通也出现困难，需要照料护理”的状况，如起床、饮食饮水、卫生如厕等都需要家属和护理员照料护理；自理度 C2 是针对认知症老人夜间的自理度进行评估，在夜间“出现给日常生活带来障碍的症状和行动，沟通也出现困难，需要照料护理”的状况，如认知症老人日夜颠倒需要家属和护理员照料护理。

四、认知症老人日常生活自理度 D

自理度 D 是指“出现给日常生活带来障碍的症状和行动，沟通也出现困难，且已常态化，经常需要照料护理”的状况。也就是说，不但需要时时看护，而且要时常花工夫去照料护理。一般而言，如果认知症老人日常生活自理度的评估结果为“D”，居家护理已经比较困难，最好送认知症老人到家附近的养老服务机构接受比较专业的照料护理。

五、认知症老人日常生活自理度 E

自理度 E 是指“出现严重的心理症状和行为症状，需要专科医生治疗”的状况，处于这种状况的老人最好到专科医院或专业性的认知症护理机构接受照料护理服务。

第三节　认知症老人的起床护理

俗话说，一年之计在于春，一天之计在于晨。居家养老每一天的生活是从早晨睡醒起床开始的。即便是失能半失能、长期卧床的老人，早晨睡醒起床也同样具有“一天之计在于晨”的意义。照料护理的工作也是从早晨唤醒老人、帮助老人起床开始的。所以，起床的照料护理是衣食住行、排泄等照料护理中最为重要的一环。起床的照料护理包括唤醒老人和帮助老人起身、更衣、梳洗打扮，从而开始一天的活动；对卧床老人则要及时帮助他们翻身、变换体位，在老人躺在床上的情况下帮助他们更衣和梳洗打扮等。

清晨，到起床时间时，家属和护理员应该用明朗的声音向老人打招呼，叫醒老人，同时，拉开窗帘，打开窗户，让老人愉快地醒来，心情舒畅地开始新的一天。为了做好老人的健康管理，老人醒来后，家属和护理员应该询问老人睡眠的自我感觉，同时最好测量一下老人的体温，确认老人身体是否有异常情况。

在帮助老人起床时，家属和护理员要与老人的双眼对视，亲切地告诉老人“现在，我们起床吧”，让老人有思想准备，切记不可速度太快、太猛，以避免刚刚醒来的老人心慌难受，同时，还要避免动作太快、太猛引起老人贫血的现象。实际上，早晨起床后，老人出现脑卒中等意外情况的概率还是比较高的，本书著者的老母亲两次脑卒中都是在早晨起床后不久发生的。所以，起床的照料护理也要注意安全。

在起床的照料护理中，家属和护理员要帮助老人进行的是起床动作。起床动作又要分两种情况，一种是帮助身体虚弱但日常生活尚能自理的老人起床的动作，另一种是照料护理失能半失能老人以及长期卧床的老人起床的动作。

帮助身体虚弱的老人起床的一系列动作包括从睡觉的仰卧或侧卧的姿势转变为起身坐起的姿势、再从床端坐姿转换到离开床边站起来的立姿等。照料护理失能半失能老人以及长期卧床的老人起床时，主要是帮助老人在床上坐起，可以根据老人身体的实际情况采取坐卧位的姿势，或采取半坐卧位的姿势。

一、帮助日常生活可以基本自理的老人起床的方法

要尽量鼓励日常生活可以基本自理的老人自己起床。家属和护理员在帮助这样的老人起床时，要以“看护”为主，确保起床过程中的安全，同时，又要视情况伸出援手。当需要帮助时，首先要握住老人的手，与老人沟通，然后让老人用手抓住床垫边缘，并且自己竖起膝盖来翻身。这时，家属和护理员可以帮助老人把双脚从床边放下来。记住，千万不要急于让老人一下子坐起来，要分步骤缓冲一下，然后再让老人用手按着床垫稳定地坐起来。

二、帮助失能半失能老人起床的方法

早晨，家属和护理员要尽可能动员和帮助失能半失能的老人起床。照料护理失能半失能的老人起床的一系列动作主要是让老人从仰卧姿势转换到床端坐姿，主要方法有两种。

方法一：

让老人双手抱胸。让老人竖起膝盖，护理员用手摁住老人的膝盖防止其晃来晃去，同时要看着老人的脸，确认其是否有疼痛和不适。让老人抬起头，护理员一边支撑着老人的膝盖，一边扶住老人的肩膀，帮助老人翻过身。帮助老人翻身后，护理员把老人的脚从床上放下来，再用双手扶住老人的臀部让老人在床端坐得浅一点，避免老人的身体朝后仰倒。如果老人在床端坐得浅，双脚就可以着地，身体也可以取得平衡。

方法二：

第一步，护理员帮助老人把身体移动到床边，让老人把双手放在胸前或腹部，然后把老人的双脚从床上放下来。

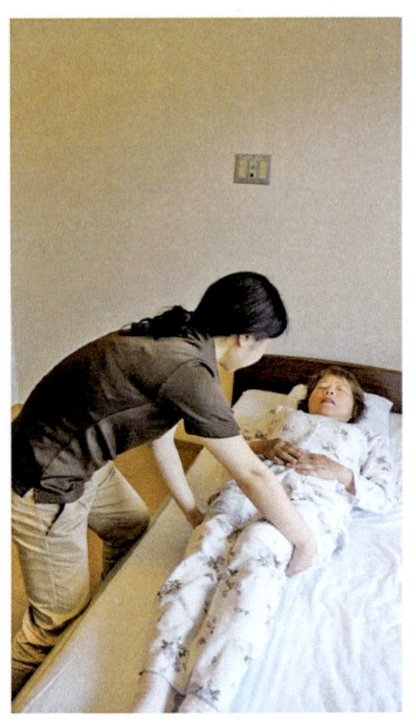

第二步，护理员用双手插入老人的背后，弯腰抱住老人，让老人用双手环抱护理员的背后。

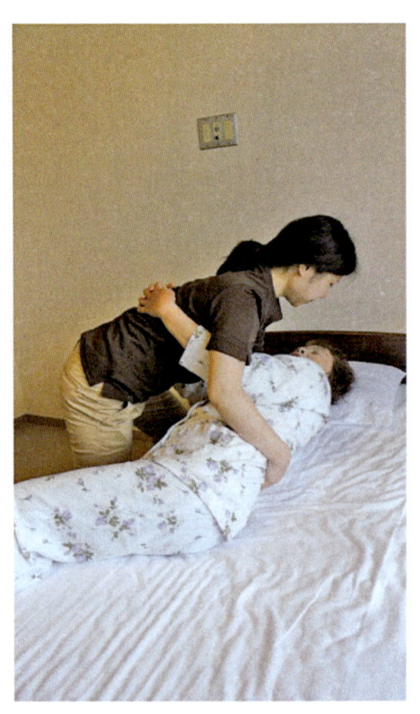

第三步，护理员一边移动自己身体的重心，一边告诉老人起身，扶抱起老人的上半身。

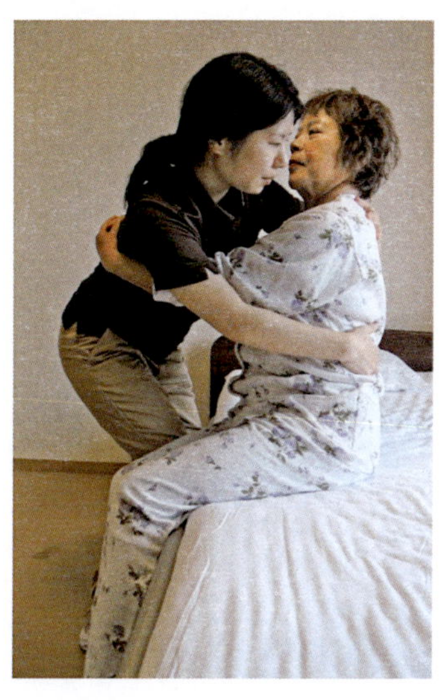

第四步，纠正老人上半身的姿势和臀部的位置，让老人垂直地在床边坐稳。

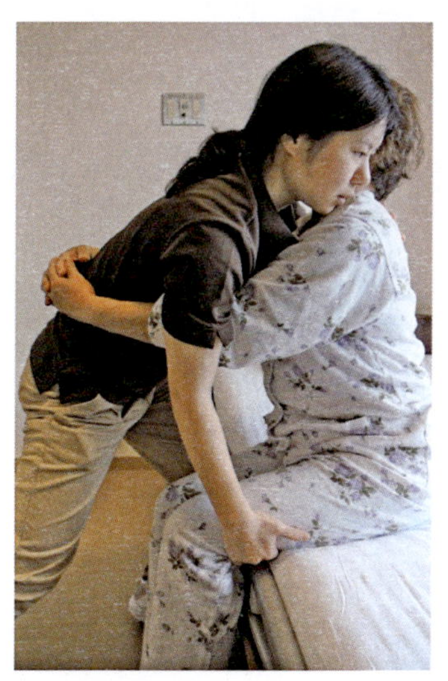

第五步，让老人挺直上半身，双脚着地，平稳坐好。

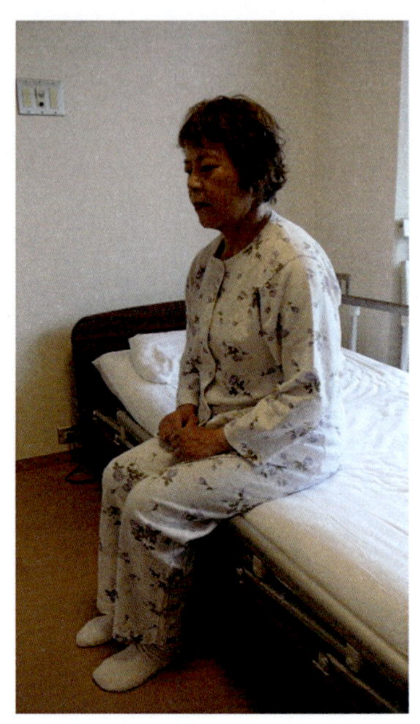

三、帮助卧床老人起床的方法

有的老人长期卧床，也有的老人因半身麻痹或手脚无力早晨不愿意起床，这种情况长此以往会加速老化衰弱的过程，而且会加深失能半失能的程度。

如果老人长期卧床不起，全身的肌肉力量和骨骼都会快速退化，关节还可能僵化从而变得无法活动或变形。在身体处于站立垂直的状态时，人的各种器官才会处于比较好的状态，长期卧床不仅会导致血压调整功能下降，一旦起身就易出现贫血现象，而且会导致消化机能下降、无法顺利排泄等，从而引发功能障碍，容易出现肌肉萎缩、关节拘挛或变形、骨骼萎缩、心脏和肺部功能减退综合征等。长期以相同的姿势卧床时，不仅会造成老人的痛苦及疲劳，也易导致褥疮。因此，家属和护理员应该积极鼓励和动员老人起床，即便是起身坐在床上也比躺在床上好。老人坐起来时，他们的视野就会比躺在床上时开阔得多，周围的人也更加容易和老人打招呼和交谈。而且，坐着的老人比躺着的老人更容易照料护理。因此，即便是无法下床的老人也要尽可能让他们起床坐起来。

第一步，护理员稍微托起老人的双膝，将老人靠近自己身边一侧的手臂（右手臂）稍微远离身体放置；将老人的另一只手（左手）放在胸前或腹部。护理员的左手伸进老人颈部的下侧，用肘关节托起老人的颈部，并且用张开的手掌支撑老人的肩胛骨。

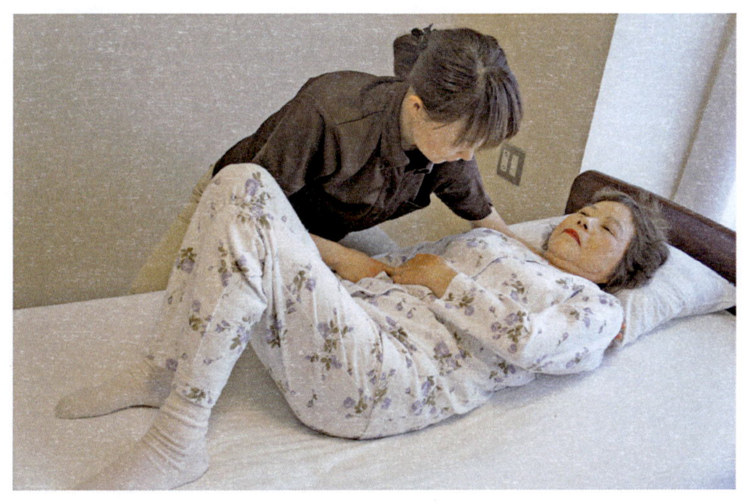

第二步，护理员支撑老人颈部的手保持位置不变，然后朝面前移动老人的上半身。护理者的右手轻轻按住老人的左手前臂（靠近肘关节），以此为支点扶老人在床上坐起来。

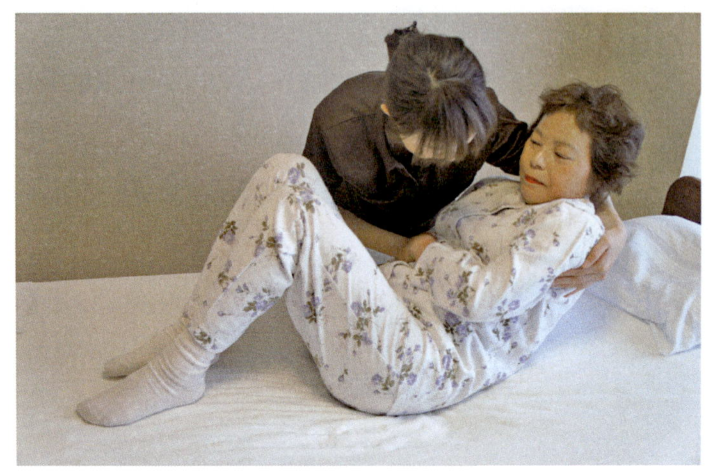

第三步，帮助老人在床上坐起时，可以根据老人的身体情况采取坐卧位或半坐卧位，这时可在老人的膝盖下方放一个支撑物，避免身体下滑；也可以让老人背靠在叠起来的被子上，这样可以保持身体稳定性。

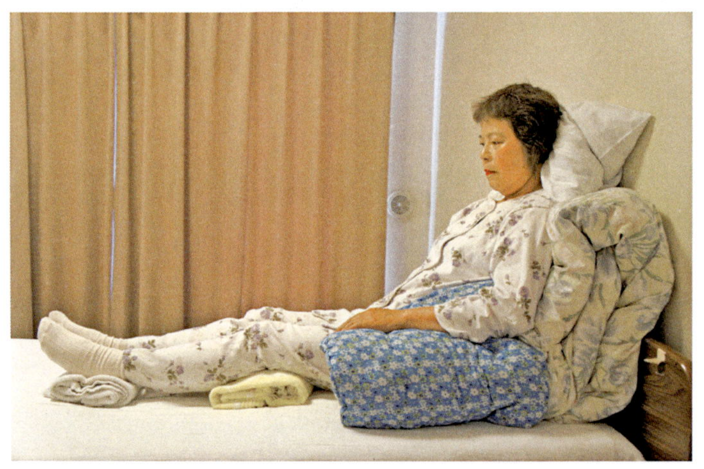

如果老人能够坐起来，最好在他们感到疲惫之前尽量延长坐着的时间。这样不仅可以预防褥疮，也便于家属和护理员照料护理老人。

第四节 认知症老人日间室内移动的护理

认知症老人的日间室内移动主要包括帮助老人翻身、变换体位、站立、移动到轮椅和椅子上等。其中，帮助老人翻身、变换体位是卧床照料护理中一项十分重要的工作。起床的照料护理主要是针对起床后能够离开床活动、日常生活尚能基本自理或半自理的老人，以及虽然失能半失能但是在护理员的帮助下还可以起身采取坐卧或半坐卧姿势的老人。有许多失能的老人长期卧床不起，连坐卧位都无法保持，在这种情况下就只能进行卧床老人的照料护理。

当老人卧床时，身体稳定的姿势主要有两种。一是仰卧的姿势（仰卧位）。老人仰卧时，可以让老人的膝盖微微弯曲，在膝盖下垫上毛毯，以便保持稳定舒服的姿势。二是侧卧的姿势（侧卧位）。当老人有半身麻痹现象而采取侧卧姿势时，应该让麻痹一侧朝上，如果麻痹一侧位于

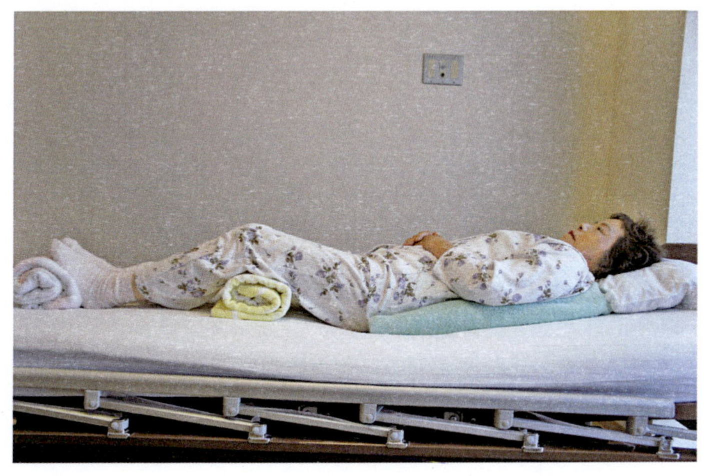

下方，那么老人就会毫无感觉，从而导致血液循环不良。侧卧时，尽可能让老人的手和脚前后错开，可以让其在胸前抱一个枕头，也可以在老人的背后放一个支撑物，这样能稳定老人的身体，并且带来舒适的感觉。

在帮助老人翻身时要事先准备好能够让老人保持舒适姿势的支撑用品，如枕头、缓冲垫、毛毯或毛巾被等。而且，在做准备工作时，护理员应该事先向老人打招呼，说明翻身、变换体位的方向，而且要根据老人的反应，判断是否可以进行翻身的照料护理。如果事先不打招呼，突然移动老人的身体就会惊吓到老人，让他们感到不安。在帮助老人翻身、变换体位时，还要应用人体力学的原理，同时又要掌握支援老人自理的护理原则，尽可能地调动老人残存的活动能力，以便得到老人的配合。

一、帮助老人翻身、变换体位的照料护理

一般而言，帮助老人翻身、变换体位的照料护理主要有以下动作，即在床上水平移动、在床上往上方移动、从仰卧位变换到侧卧位、从侧卧位变换到仰卧位、从仰卧位变换到床端坐位、从床端坐位站起等，这些护理动作都必须应用到人体力学的原理。

1. 在床上水平移动的方法

以帮助卧床老人向床的右边水平方向移动为例。

第一步，护理员站在要让老人水平移动的方向，让老人把双手抱在胸前或腹部。

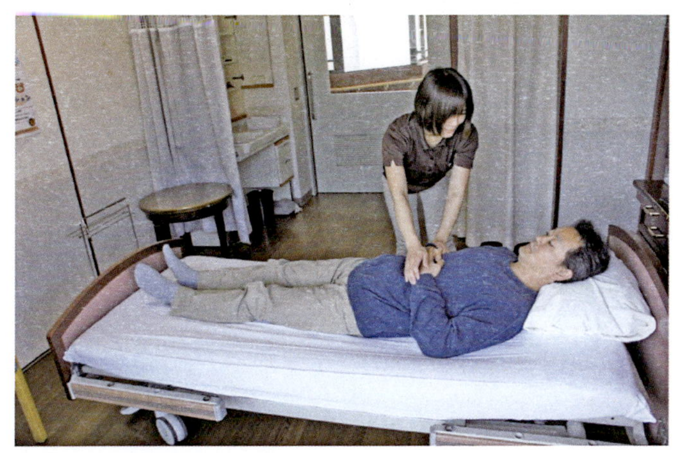

第二步，护理员将左手伸进老人的脖子下方，以手的肘关节支撑老人的脖子，以手掌支撑老人的肩膀。同时，把右手放在老人左侧胳膊处做辅助。然后，往自己的身前（右边）移动老人的上半身。

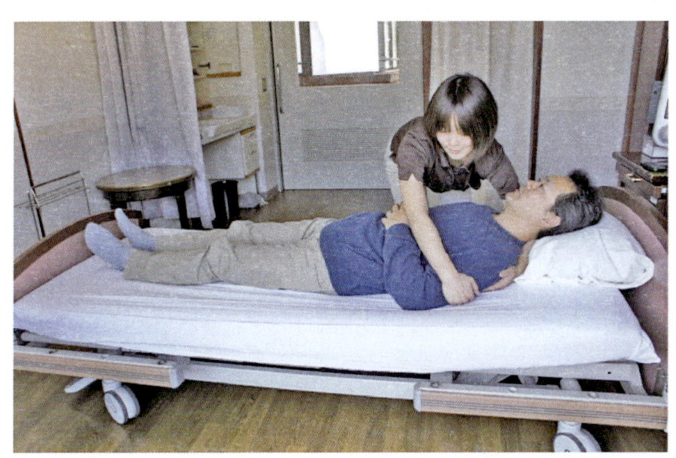

第三步，护理员伸出双手插入老人腰部和大腿的下方，以双手腕为杠杆抬起老人的臀部往自己的身前移动老人的下半身。在做这一动作时，护理员应该弯腰，并且把自己的双膝顶在床边形成支点。

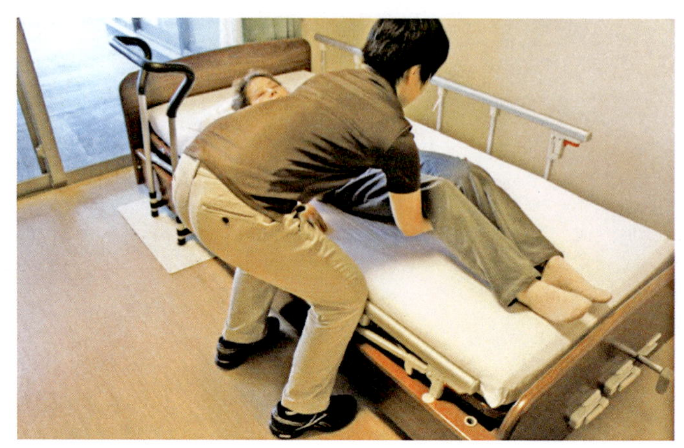

2. 在床上往上方移动

第一步，先让老人双膝弯曲并且将小腿尽量竖直，护理员站在左边将一只手伸进老人的头部下方插入老人右边的腋窝，另一只手插入老人大腿的下方。

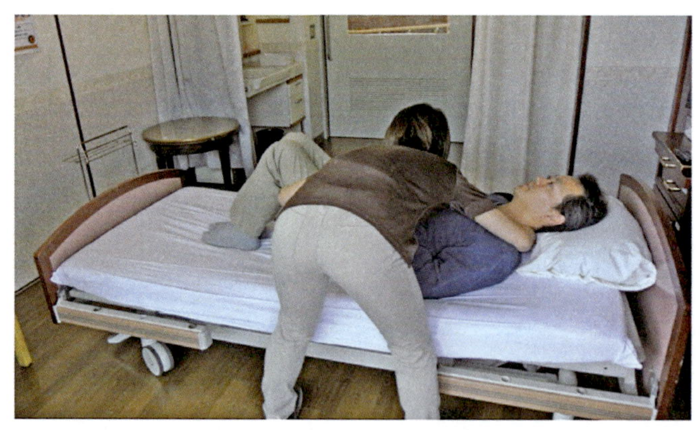

第二步，护理员将自己的重心移到靠近老人头部的脚上，同时，告诉老人用双脚踏床，并且抬起腰部配合护理员的动作。然后，数“1、2、3”，护理员和老人一起调节呼吸往床的上方移动。

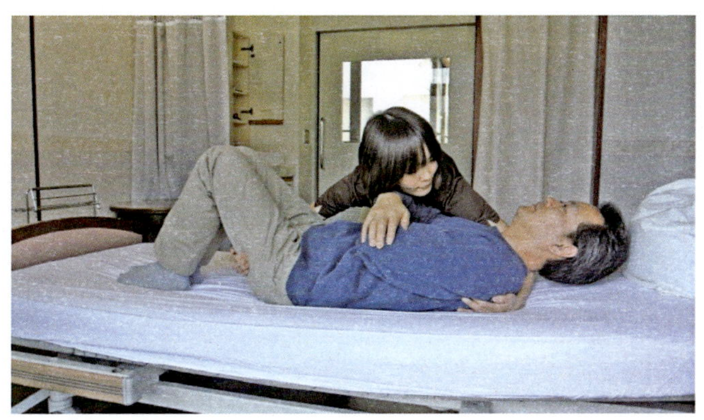

3. 从仰卧位变换到侧卧位

如上所述，老人卧床时，身体稳定的姿势主要有两种，一是仰卧的姿势，二是侧卧的姿势。帮助老人翻身的方法主要是从仰卧的体位变换到侧卧的体位，在对卧床不起老人进行照料护理时，从仰卧位变为侧卧位是饮食、饮水、排泄、身体清洁、更衣以及更换床单等护理过程中采用最频繁的护理动作。

第一步，让老人将面部朝向翻身的一侧，把双手放在胸前或腹部。

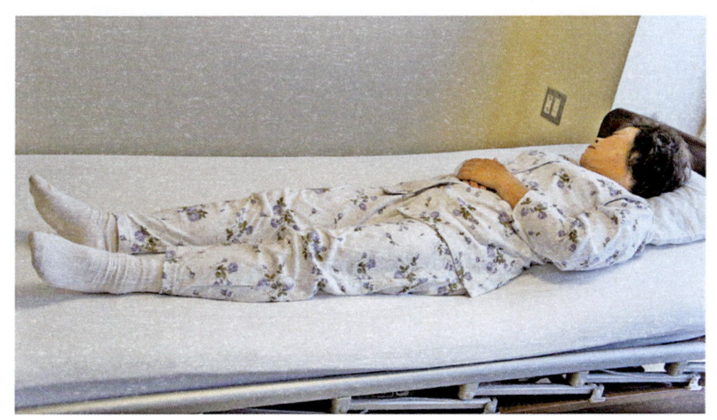

第二步，帮助老人轻轻抬起膝盖。

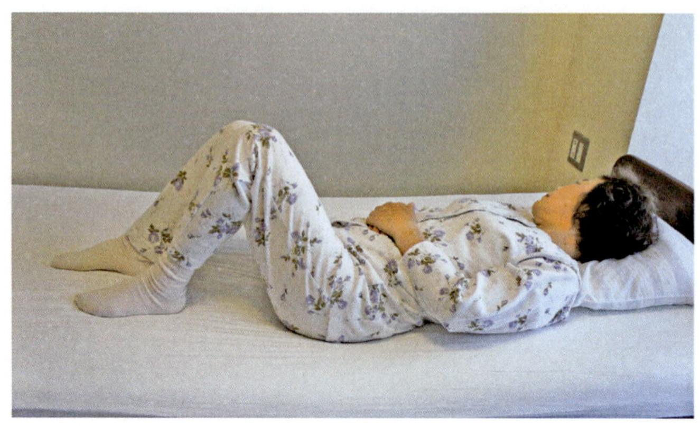

第三步，护理员一只手扶住老人左边的肩膀，另一只手扶住老人左边的大腿，准备帮助老人翻身转换为侧卧位。

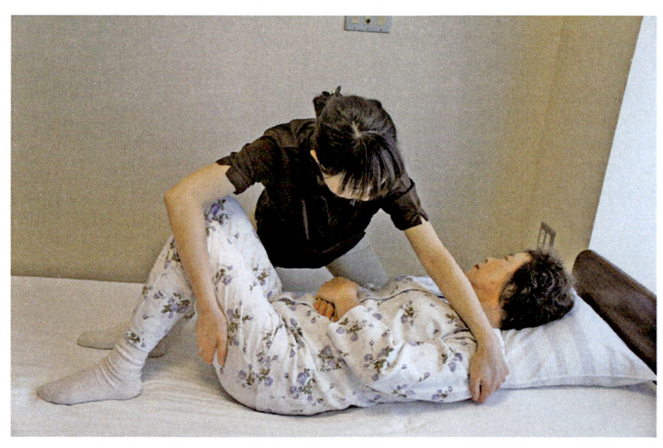

第四步，让老人的肩膀和膝盖往一边倾斜，然后帮助老人翻身，变为侧卧位。

4. 帮助半身麻痹老人从仰卧位变换到侧卧位

以帮助左半身麻痹的老人从仰卧位变换成侧卧位为例。半身麻痹老人采取侧卧位时，必须麻痹一侧在上，健康一侧在下。所以，帮助左半身麻痹的老人从仰卧位变换成侧卧位时，应该是往右边翻身。

第一步，护理员站在老人身体麻痹一侧（左边），先将仰卧躺在床上的老人的身体水平往麻痹一侧（左边）移动。

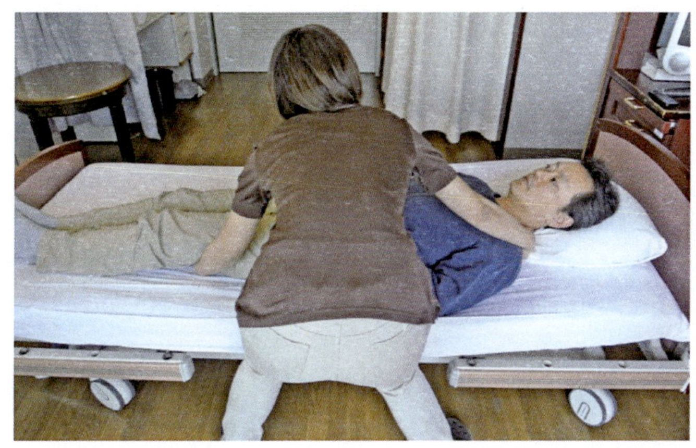

第二步，护理员走到老人身体健康一侧（右边），先让老人的脸部转向右边，然后把老人的右手放在脸部旁边，同时将老人麻痹一侧的腿部交叉放在健康一侧腿部的上面。健康一侧的脚尖要伸直。

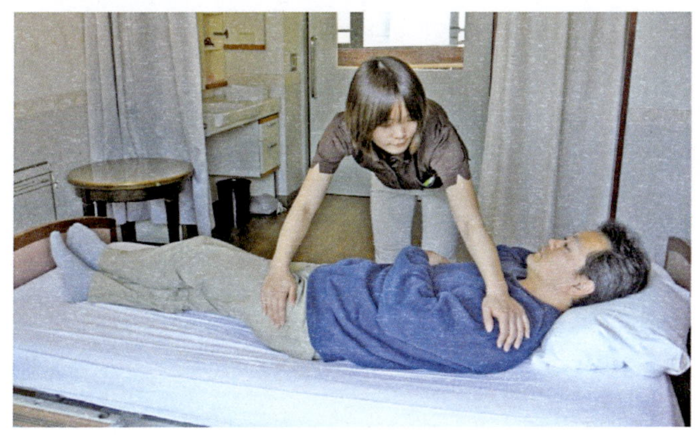

第三步，护理员把双手分别搭在老人的肩膀和膝部，先按倒老人的膝盖，然后一边使老人的骨盆旋转，一边拉起老人的肩膀，让老人的身体往自己的身前半旋转。

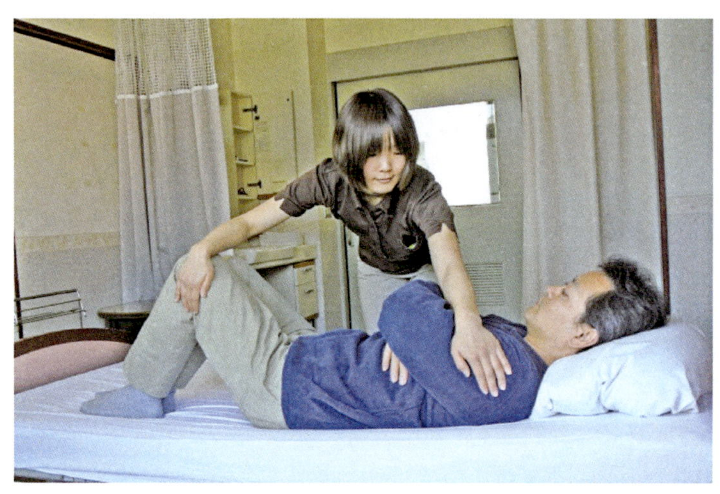

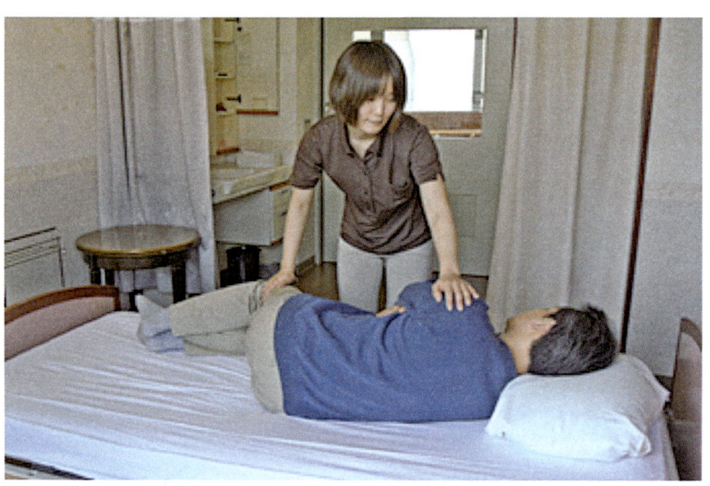

5. 从侧卧位变换为仰卧位

第一步，护理员站在面对侧卧老人的位置，取下垫在老人膝盖下的垫子，让老人伸直膝关节。

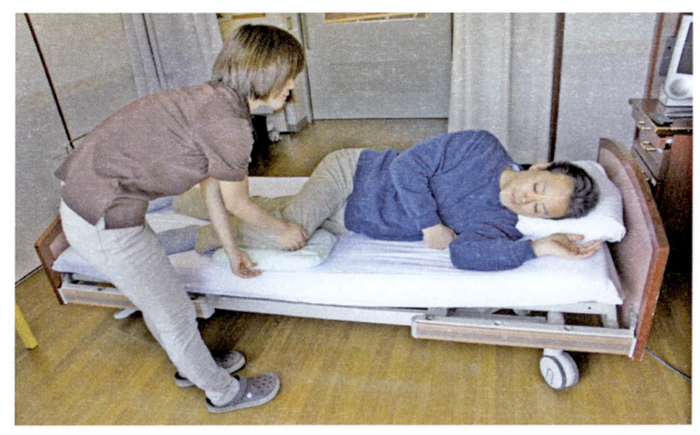

第二步，护理员将双手分别放在老人的肩膀和腰部，然后缓慢地朝老人的背部方向放倒老人的身体。

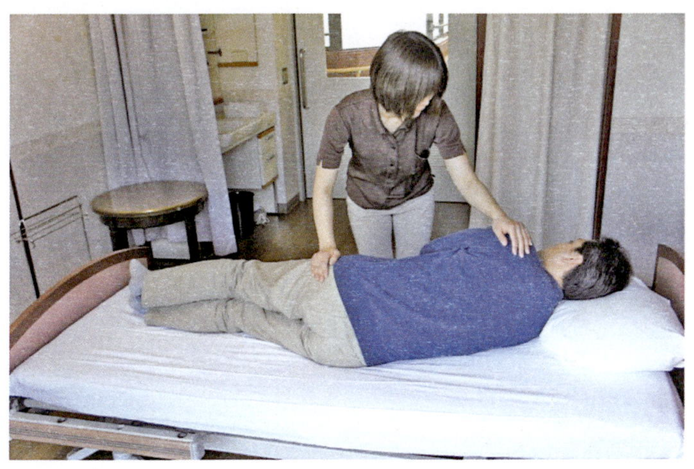

第三步，纠正老人身体的骨盆位置，使头部、脊柱、骨盆和下肢在一条直线上，让老人在床的中央部位呈仰卧位躺稳。

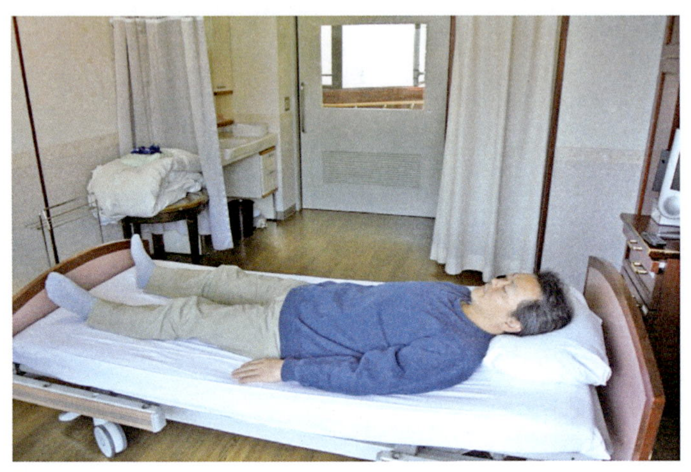

6. 从仰卧位变换到床端坐位

第一步，先让老人双手抱在胸前。护理员按照在床上水平移动的方法朝自己的身边水平移动老人。

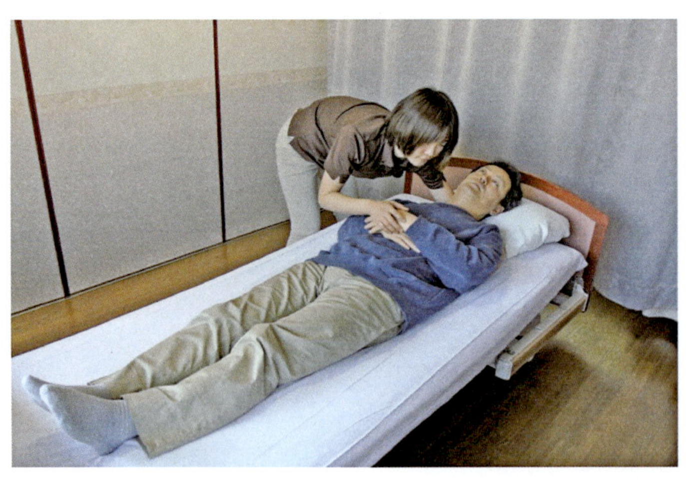

第二步，护理员一边保护老人的脖子一边支撑老人的肩膀，让老人坐起坐稳。

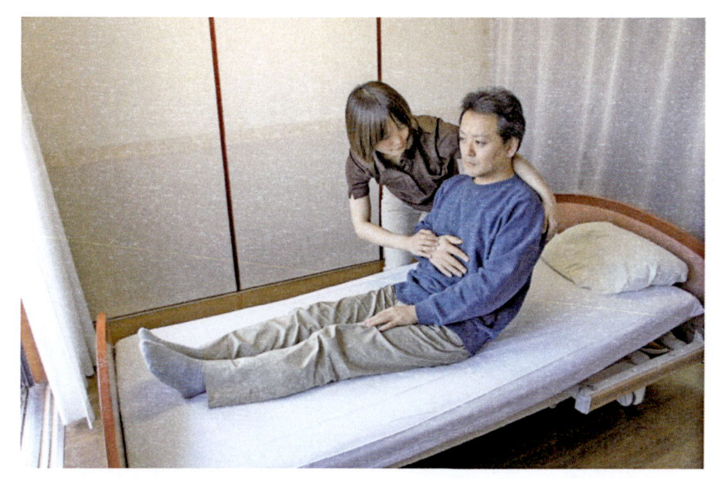

第三步，护理员用右手反向插入老人膝部下方，以老人的臀部为中心旋转老人的身体。

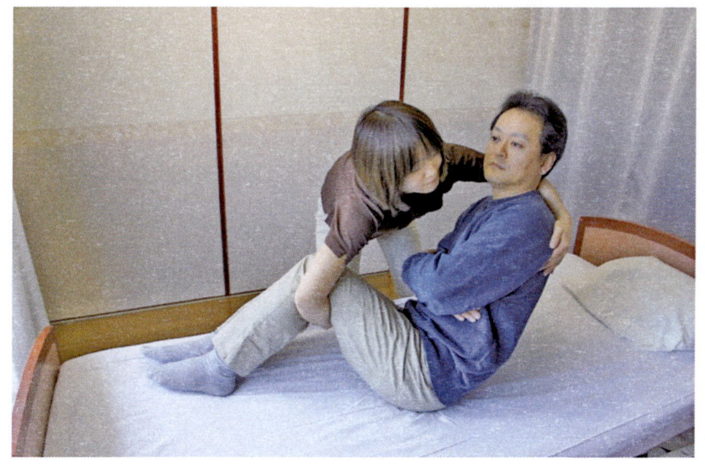

第四步，护理员将老人的双脚平稳放到地面上，让老人在床边坐稳，确认老人是否有昏晕的情况。

7. 帮助左半身麻痹的老人从床端坐位变换到站立位（方法一）

以帮助左半身麻痹老人从床边站起为例。

第一步，让老人在床边坐稳，健康一侧的脚放在后方。护理员站在老人的左侧，并且把右脚放在老人麻痹一侧（左脚）的后面。

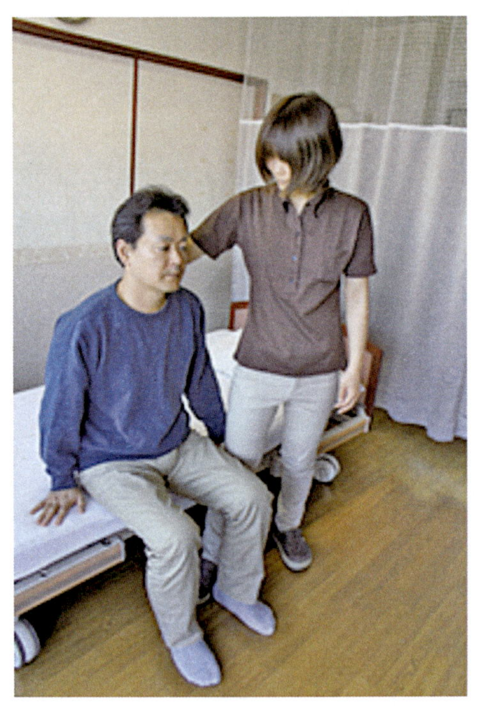

第二步，护理员用右手支撑老人的背部，左手扶住老人麻痹一侧的膝盖，让老人的头部和上半身向前倾斜，使老人身体向前方移动。

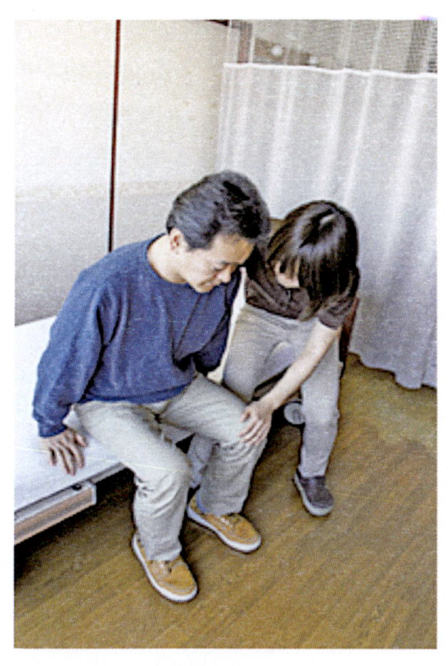

第三步，护理员用右手从后边支撑老人的臀部，用扶住老人膝盖的左手帮助膝盖伸直，然后再用左手放在老人胸前，帮助老人挺胸。

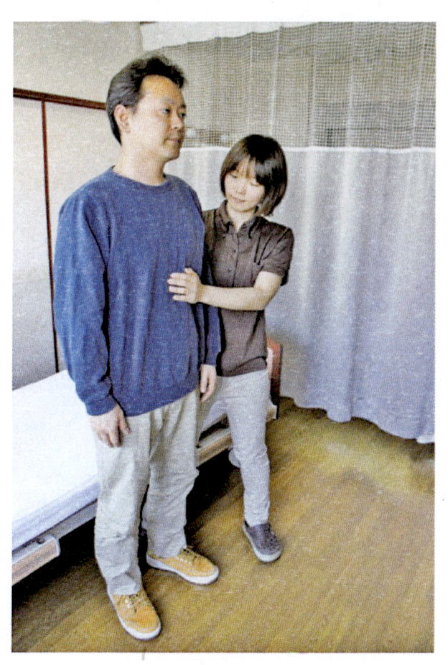

8. 帮助左半身麻痹的老人从床端坐位变换到站立位（方法二）

第一步，让老人在床边坐稳，健康一侧的脚放在后方。护理员用自己的双膝夹住老人麻痹一侧的膝盖并且使之固定。

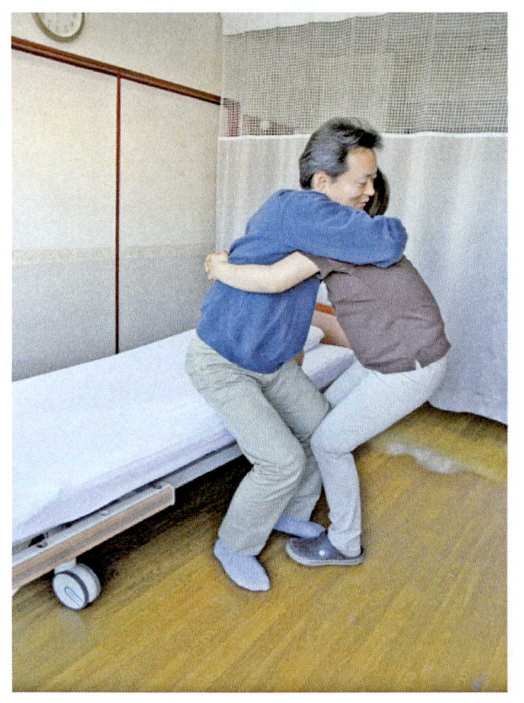

第二步，让老人用健康一侧的手环抱护理员的肩膀，头部朝前倾斜。护理员用双手抱住老人的腰部帮助老人从床边起身，然后一边抱紧老人一边帮助老人站稳。

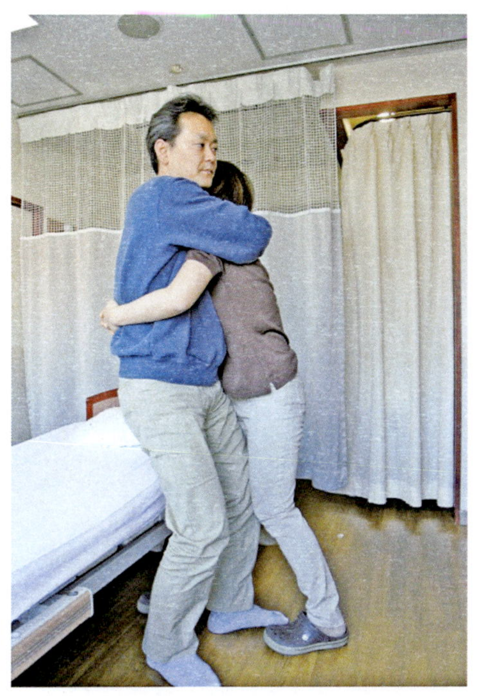

二、帮助老人完成换乘动作

在养老服务领域，所谓换乘动作是指将身体从某种姿势或位置转换到另一种姿势或位置的一系列动作。例如，帮助老人从床端坐位站起转而坐到轮椅上或帮助老人从轮椅上站起转而坐到马桶上等的一系列动作都是换乘动作。

无论是对于护理员还是老人，换乘动作都会伴随有危险性。在换乘动作的护理过程中，护理员要支撑老人，所以会负担相当大的重量。因此，护理员应该运用人体力学的原理，在支撑老人的体重时要尽量使支撑基面大一些，将重心置于支撑基面的中心上，以减轻身体的负担。如果将重心置于支撑基面之外，就会失去平衡，容易摔倒，因此要特别注意。护理员一方面要减轻自己身体的负担，另一方面还要学会调动老人的残存能力。

例如，帮助半身麻痹的老人从床边坐到轮椅上时，要让老人用健康一侧的手抓住床栏杆，用其残存能力配合护理员的动作站起身。

1. 从床边（床端坐位）移动坐到轮椅上（轮椅坐位）

第一步，将轮椅以 20°～30° 的角度斜对着床放置，确认轮椅处于刹车状态，并且收起轮椅的脚踏板。护理员固定好老人的膝盖，让老人的手环抱护理员的肩膀，然后，护理员支撑老人的腰部让老人从床上站起来。

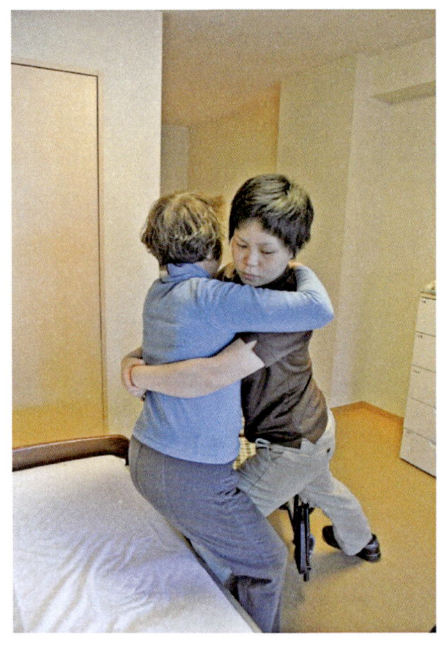

第二步，护理员用双手抱住老人的腰部和背部，移动脚尖，缓慢地转换方向。

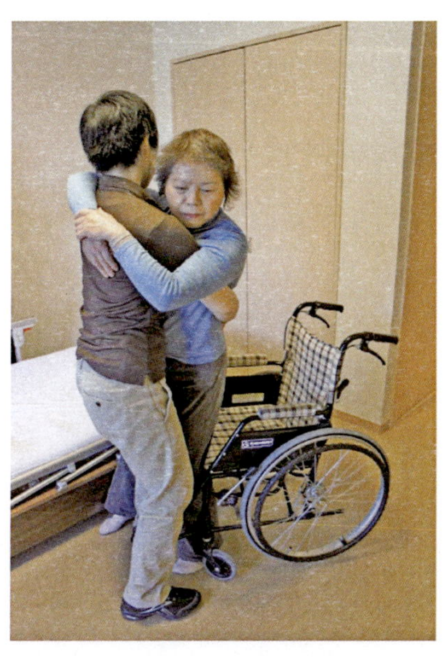

第三步，护理员降低自己的腰部，让老人坐到轮椅上，然后到轮椅的后方帮助老人在轮椅上坐稳，再放下脚踏板，把老人的双脚放到脚踏板上。

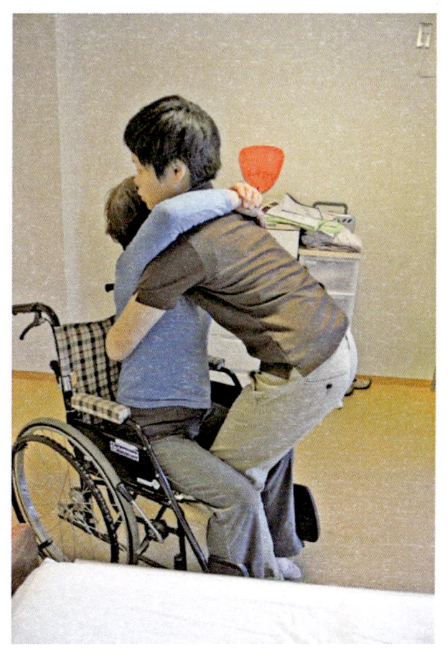

2. 从轮椅（轮椅坐位）移动坐到床上（床端坐位）

以帮助左半身麻痹老人从轮椅坐到床上为例。

第一步，以 20°～30° 的角度将轮椅推到床边，让老人麻痹一侧在外，健康一侧靠近床边。确认轮椅处于刹车状态，并且收起脚踏板。

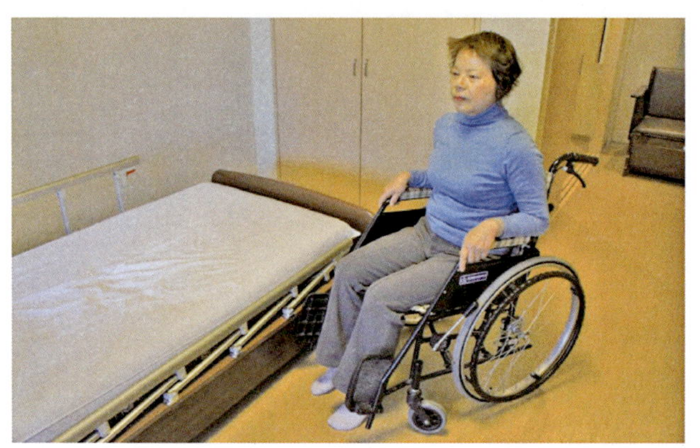

第二步，帮助老人将坐在轮椅上的臀部前移，让老人健康一侧的手放到床沿，护理员用双手抱住老人的腰部，用自己的双膝固定老人麻痹一侧的膝盖，将老人扶起，并且以老人健康一侧的脚为轴心转动老人的身体。

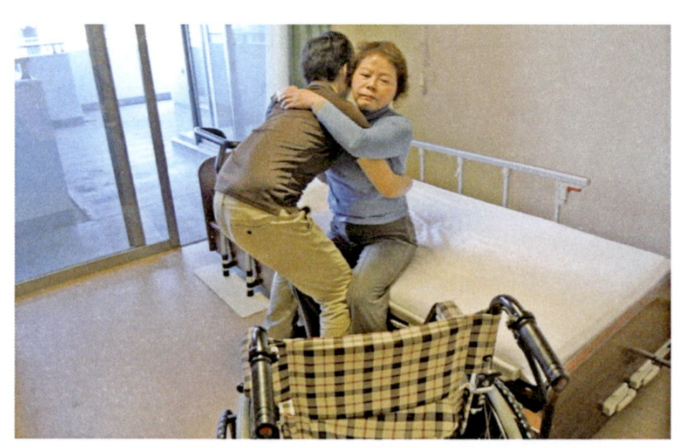

第三步，让老人坐到床上，确认老人是否坐稳。

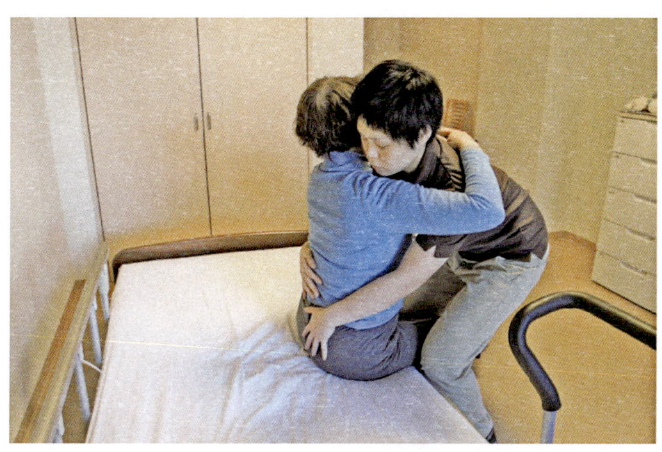

3. 从床边（床端坐位）移动坐到便携式便桶上（坐位）

以帮助左半身麻痹老人从床边移动坐到便携式便桶上为例。

第一步，先把便携式便桶放在床边靠近老人身体麻痹一侧（左边），让老人臀部前移。护理员以自己的双膝固定老人麻痹一侧的膝盖，然后用双手扶住老人的腰部，帮助老人从床上起身站起。

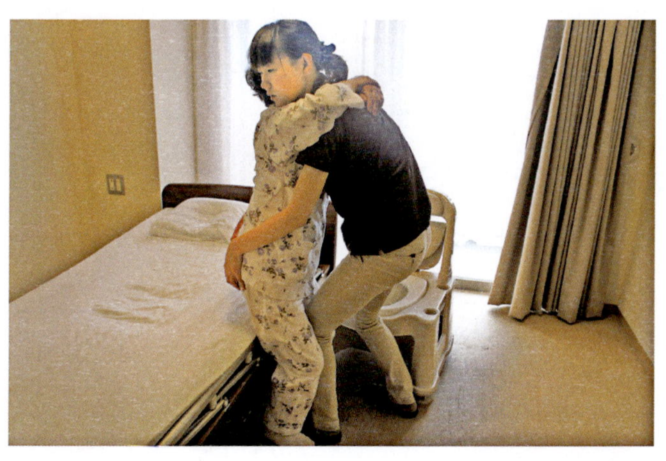

第二步，护理员用双手抱住老人的腰部，以老人健康一侧的脚为轴心旋转 90°，臀部对着便携式便桶。

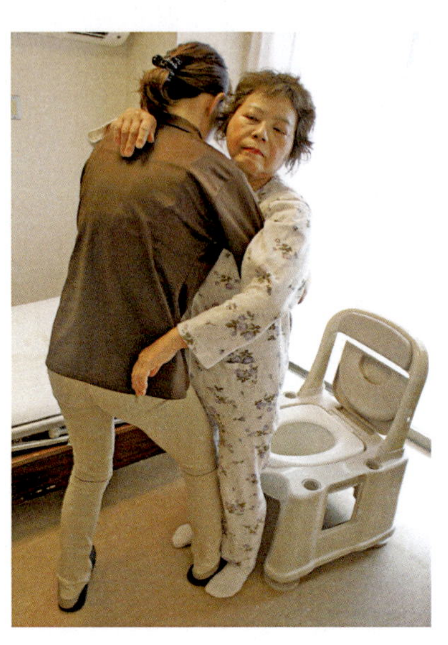

第三步，护理员帮助老人把裤子和内裤脱到膝盖以下的部位，然后支撑着老人的身体，让老人缓慢地坐到便携式便桶的中央部位，并且在老人的下半身盖上毛毯。

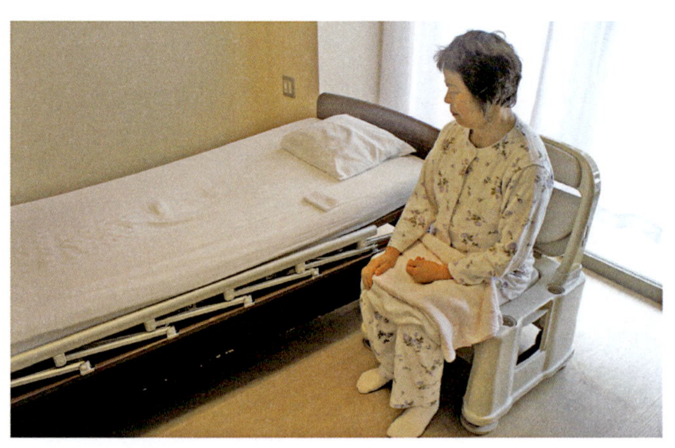

4. 从便携式便桶上（坐位）移动坐到床上（床端坐位）

以帮助左半身麻痹老人从便携式便桶上移动坐到床上为例。

第一步，护理员先确认老人在排便结束后是否已经做好清洁，然后让老人用健康一侧的手环抱护理员的肩膀。护理员用双手抱住老人的腰部，扶老人从便携式便桶上起身站起。

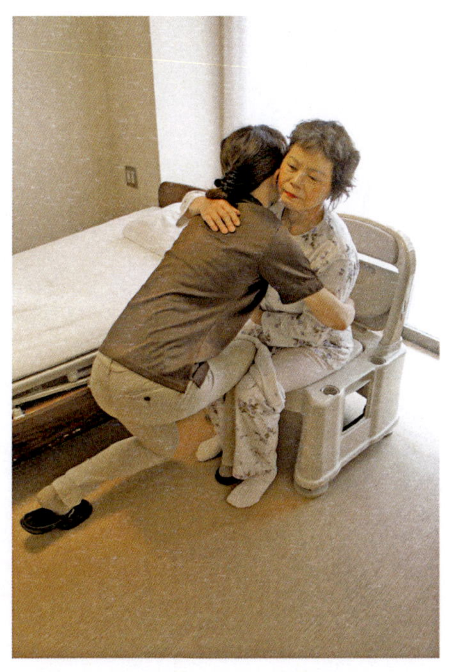

第二步，帮助老人穿好内裤和裤子。然后，以老人健康一侧的脚为轴心旋转老人的身体，让老人健康一侧的手放在床沿，或抓住床边的栏杆，最后安稳地坐到床上。

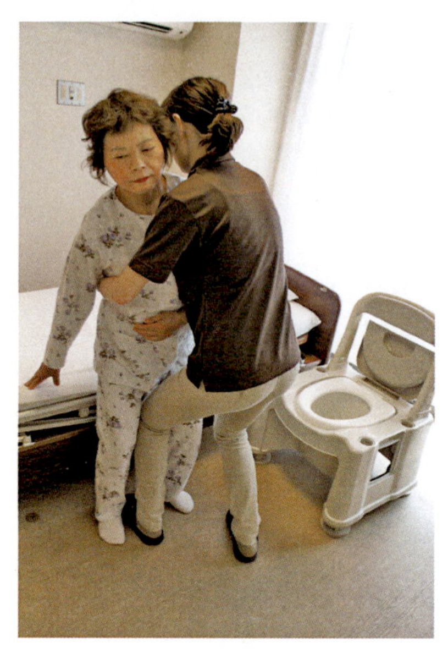

第三步，视情况需要，护理员可帮助老人从床端坐位变换成仰卧位。

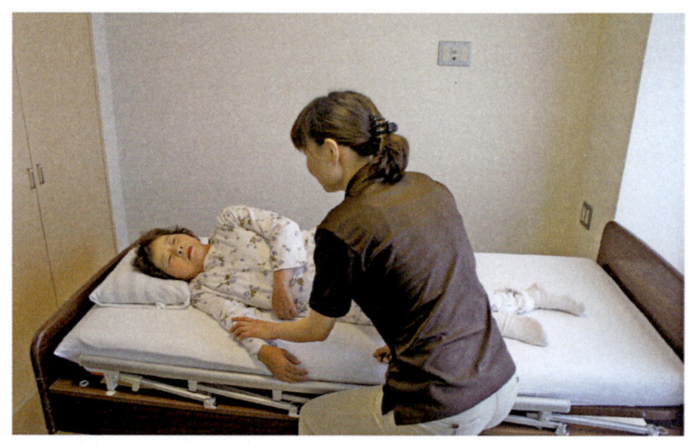

5. 从床边（床端坐位）移动坐到椅子上（椅坐位）

第一步，先将椅子按 20°～30° 的角度对着床放好。护理员以自己的双膝固定老人的膝盖。

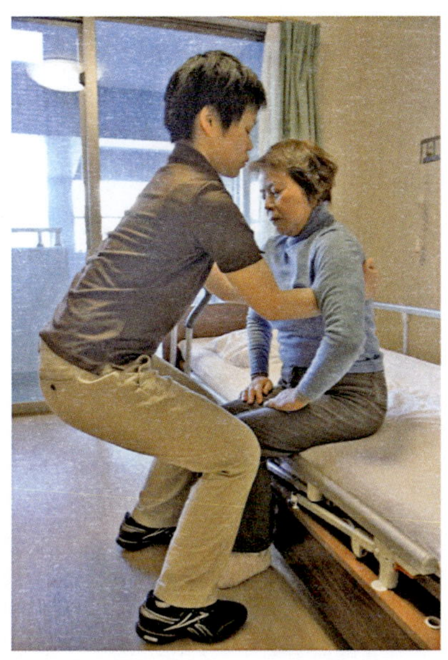

护理员用双手抱住老人的腰部或背部帮助老人从床边起身，让老人用手环抱护理员的肩膀。

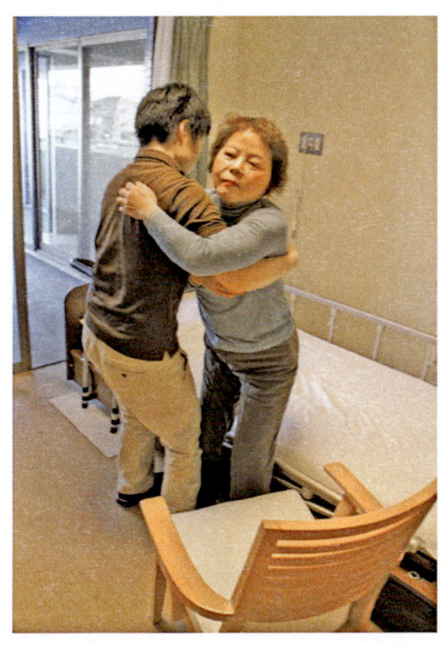

第二步，护理员用双手抱住老人的腰部或背部，缓慢地转换方向。

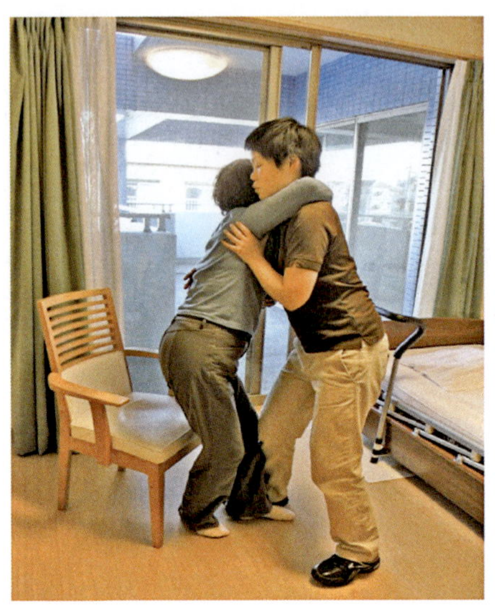

第三步，让老人缓慢地坐到椅子上，这时护理员应该弯腰降低自己腰部的位置，确认老人在椅子上坐稳后再松开。

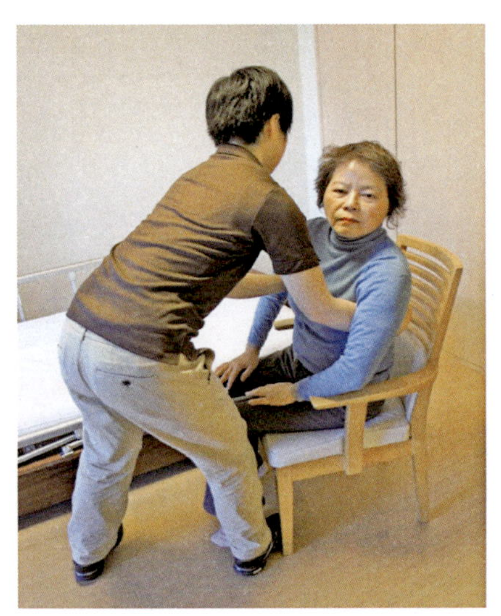

6. 从椅子上（椅坐位）站起

以帮助左半身麻痹老人从椅子上站起为例。

第一步，护理员站到老人半身麻痹的左侧，先帮助老人的臀部前移，让老人健康一侧的右脚往后靠。护理员用自己的腿支撑老人麻痹一侧的左腿。

第二步，让老人健康一侧的右手环抱护理员的肩膀。护理员用双手抱住老人的腰部或背部，让老人的上半身向前倾斜。

第三步，护理员用双手抱住老人的腰部和背部，帮助老人缓慢地从椅子上站起身。护理员扶住老人的上半身，帮助老人站稳。

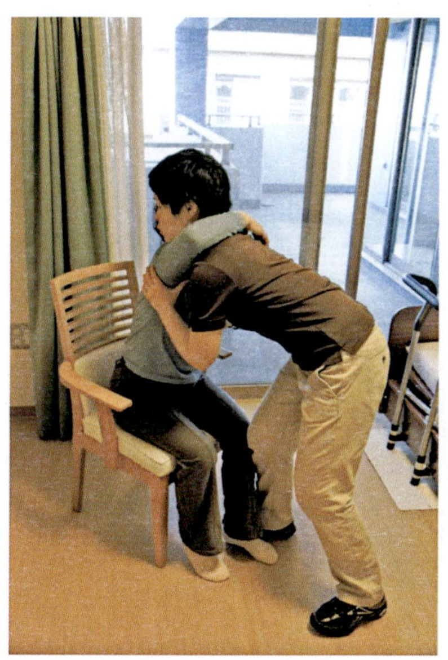

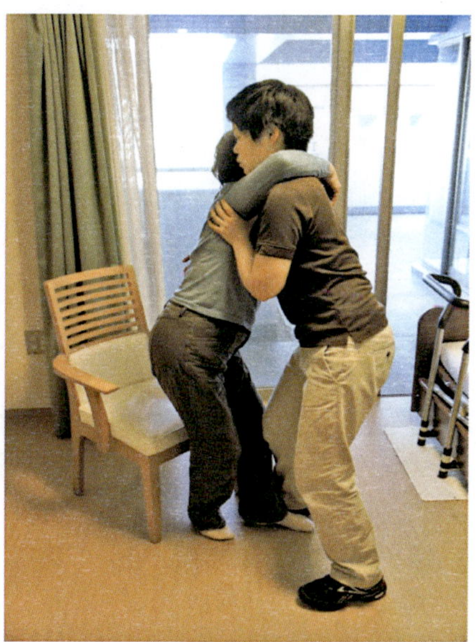

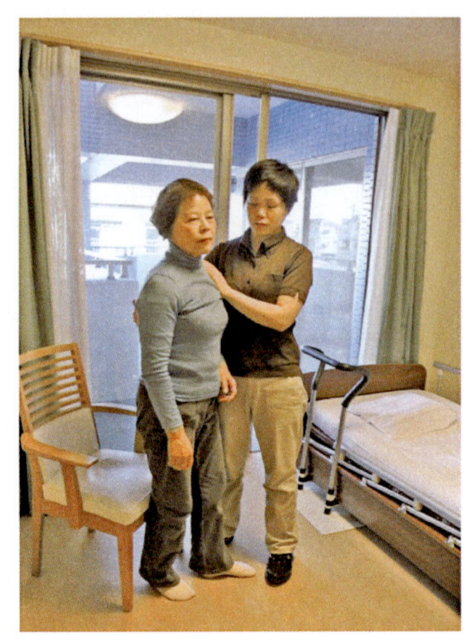

7. 从椅子上（椅坐位）移动坐到轮椅上

以帮助右半身麻痹的老人从椅子上移动坐到轮椅上为例。

第一步，把轮椅推到老人健康一侧（左边），以 20° ~ 30° 的角度对着椅子放好，确认轮椅处于刹车状态，并且收起脚踏板。

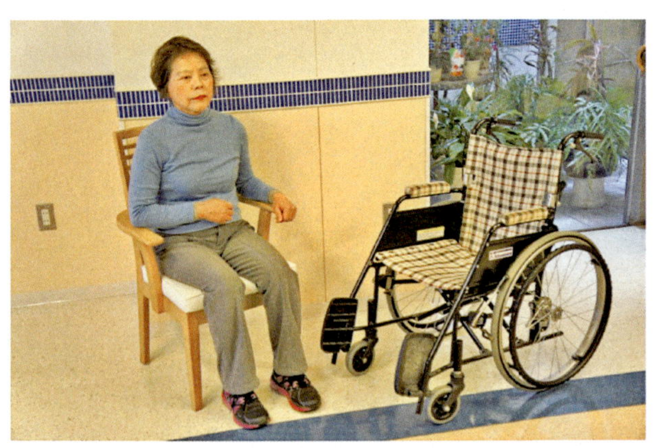

第二步，让老人双手环抱护理员的肩膀，护理员用双手抱住老人的腰

部或背部，帮助老人从椅子上站起身。

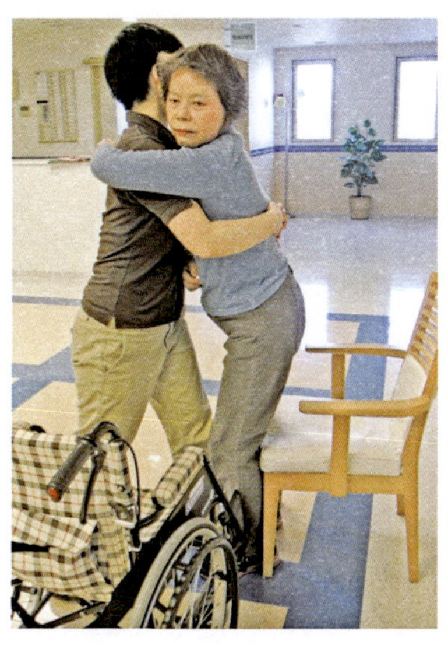

第三步，让老人健康一侧的左手握住轮椅右侧的扶手。护理员抱住老人的腰部，以老人健康一侧的左脚为轴心向轮椅的方向缓慢旋转身体。

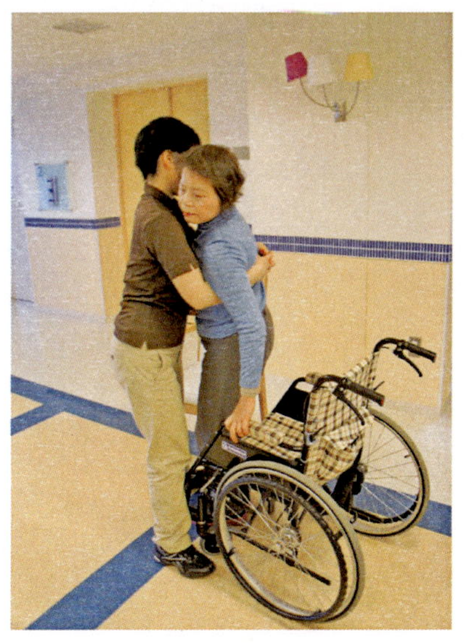

第四步，让老人的身体对准轮椅，并弯曲膝盖在轮椅上坐下，然后护理员帮助老人在轮椅上坐稳，放下脚踏板，把老人的双脚放到脚踏板上。

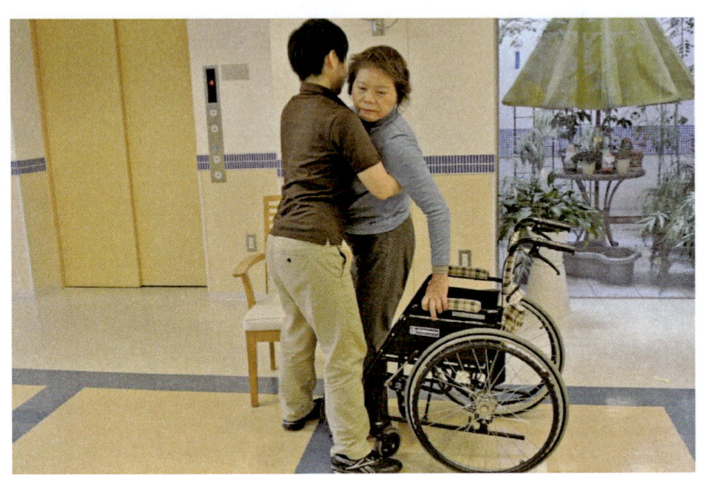

第五节　认知症老人的睡眠护理与起居环境

一、认知症老人睡眠评估

认知症老人的睡眠护理是为了调节好生活节奏，保证老人有比较充足的睡眠。一般而言，老年人的睡眠都比较浅，夜里醒来的次数比较多，而且患有认知症的老人会因为日夜颠倒等症状出现睡眠障碍。为了更好地照料护理认知症老人的睡眠，可以定期（如每月两次）进行“认知症老人睡眠评估”。

认知症老人睡眠评估主要的内容详见下表。

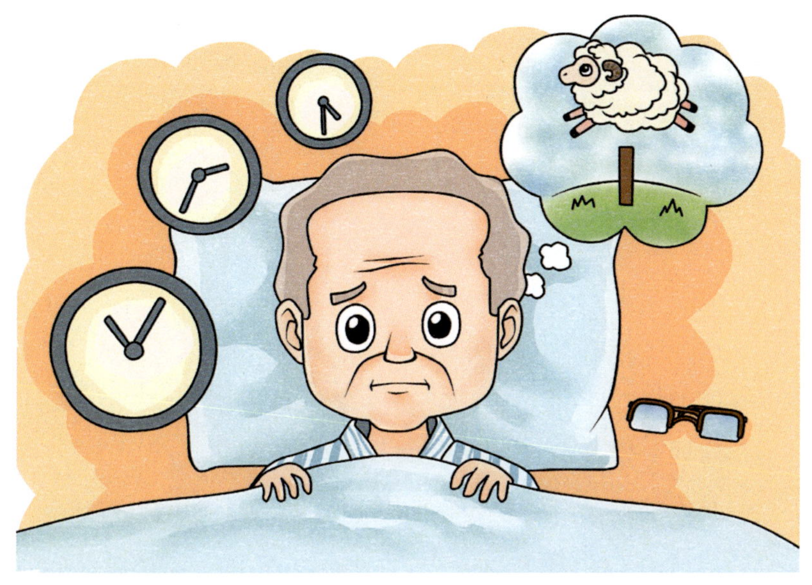

▲ 认知症老人容易出现睡眠障碍

▲ 认知症老人睡眠评估

	评估内容		评估内容
1	睡眠呈现怎样的规律或类型？	5	是否有幻觉和幻视？
2	白天的活动情况如何？	6	是否有不安、烦恼和担心的事？
3	精神状态如何？	7	睡眠的环境是否有利于安眠？
4	是否有妨碍睡眠的身体状况？	8	是否有药物的影响？

认知症老人的睡眠护理应该尽可能做到配合老人的睡眠规律，在白天要设法提高老人的活动频率，多晒日光浴，而且要调节好睡眠的环境，在睡眠前安排老人大小便等。同时要注意不要轻易给老人吃安眠药，不可在睡眠前限制老人饮水，更不可以为了防止老人夜间徘徊而对老人采取“拘束”措施。

二、营造良好的起居环境

对于居家养老的老人，特别是因失能半失能而长期卧床不起的老人，卧室和床是他的主要生活空间，因此，起居环境和卫生至关重要。这里所说的起居环境包括卧室、护理床以及床上用品的清洁等。

对于长期卧床的老人，床变成了老人日常生活的主要场所。如果能够根据老人身体的实际情况选用具备照料护理功能的护理床，不但可以改善老人卧床生活的品质，而且还可以减轻护理员的工作强度。目前，适宜于失能半失能老人的护理床大多具备调节高低的功能，这种功能便于老人起床和离开床活动；有的还同时具备调高背部和调节膝盖部位的功能，调高背部有利于老人采取坐卧位接受饮食饮水和清洁卫生等照料护理，调节膝盖部位有利于老人采取坐卧位时可以坐得更加稳定舒适。

1. 卧室的环境

卧室不仅是老人睡眠和休息的地方，也是长期卧床老人日常生活的场所。人的年龄越大，睡眠越容易受到噪声的干扰，因此，卧室应该防止噪声，尽量保证老人在安静的环境下睡眠。

在帮助老人做好入睡前的照料护理时，最好先测量一下老人入睡前的体温，照顾老人排泄、洗脸同时做好口腔护理。临睡前帮助老人做足浴，不仅能起到清洁作用，还可以温暖脚部以促进睡眠。

一般而言，为了创造良好的睡眠与休息的条件，卧室应该经常通风换气，并且保持适当的温度和湿度。

2. 卧室的温度

对卧室温度的要求因人而异，但是，一般而言，对于居家养老的老人，卧室的温度在夏季以 22～25℃为宜，在冬季以 18～20℃为佳。通过衣服可以调节的环境温度在 10～26℃之间，如果超过这一范围就需要用空调来调节。夏天使用空调开冷气时，要注意不可以太冷，使用空调时应该把卧室与室外的温度差保持在 5℃以内。而且，千万不可让冷气或电扇的风直接吹到老人的身体。

在为老人做身体清洁（如擦身或更换内衣等）的照料护理时，卧室的室温应该保持在 22℃以上，以避免老人受凉感冒。另外，客厅、走廊和厕所等老人经常活动的场所也应该保持与卧室大致相同的温度。

3. 卧室的湿度

我国地域广阔，各地居家养老的老人对卧室湿度的要求也不一样。一般而言，卧室的湿度最好保持在 50%～65%。在南方的梅雨季节或比较潮湿的地方，最好使用除湿器，而在比较干燥的北方，特别是在冬季，最好使用加湿器。

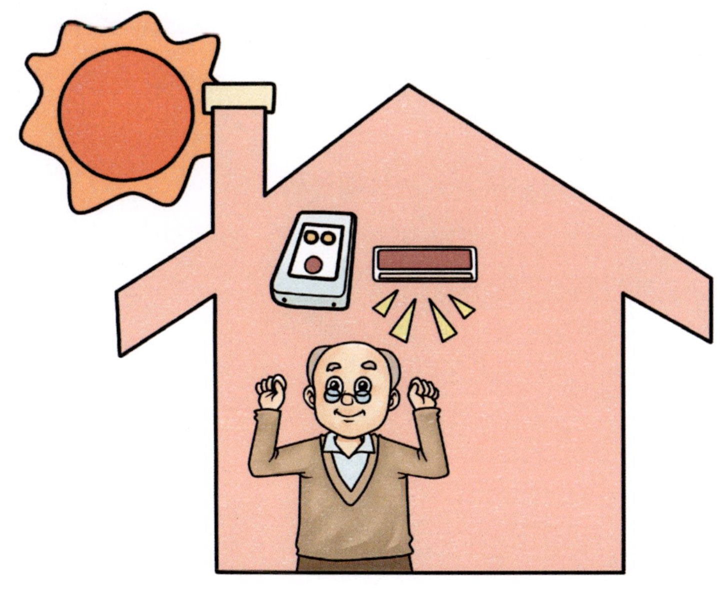

一般而言，人在睡觉时会散发出 180 ~ 200 毫升的汗液，因此，应该尽量使用干燥的被褥。

4. 床上用品的选用

为老人选择床上用品时，应注意床上用品材质、颜色、花纹等。同时，还应该根据老人身体状态以及老人的喜好挑选。一般而言，床上用品的材质应该是具有吸潮性、保暖性能好的、触感柔和又耐洗涤的产品（最好是纯棉制品）。床上用品的颜色最好是选择不耐脏的白色和淡色，最好选择有花纹的床上用品。

床单的材料最好是肌肤触感良好、吸湿性强、便于清洗的棉质材料。如果床单出现皱褶可能会导致褥疮的发生，因此，每天还必须摊平床单的皱褶部位，并整理毛毯及被子。床单应该能覆盖整个被褥及床垫，而且应该能够完全折到床垫里面而无露出部分。老人长期卧床时，为保持清洁，最好能每天更换床单，如果无法实现，可在床单容易弄脏的部分上方铺上小床单或毛巾。

对于长期卧床的老人，应选用便于翻身的、宽度为肩膀宽度 1.5 倍左右的较大枕头，既能保暖肩部，翻身时头也不会从枕头上落下。枕头的高度随着体位改变而不同。

被子最好选择质地轻薄、保暖性能好的产品。被子的大小也要确保能够完全盖住垫被。对于体力较差的老人，最好选用轻质且保暖的毯子。尽量准备两床毯子，晒干后交替使用。

三、床上用品的清洁卫生

人的精气是通过睡眠补给的。一夜睡眠下来，人会排出汗液，这些不知不觉间失去的水分大多数都被睡衣和床上用品所吸收。因此，床上用品很容易沾染湿气，时间长了，它的保温性和吸湿性就会下降。此外，床上用品可能被毛发、细小的垃圾污染，这样既不卫生，又会沾染潮湿的灰尘形成霉菌或出现跳蚤，不仅会让老人感到不适，还会刺激皮肤引发疥疮等传染病或褥疮。所以，做好床上用品的清洁卫生工作直接关系到老人的身体健康与养老生活的品质。

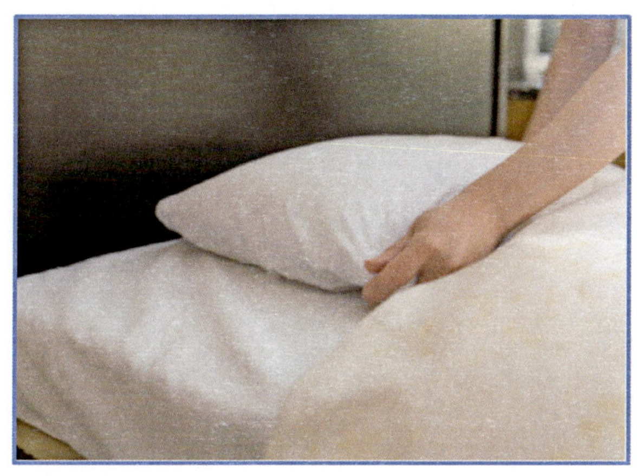

为了保持床上用品的清洁卫生，最好做到每 3～5 天至少更换一次床单。床单一旦弄脏了，就应该立即更换。被褥和枕头应该每周晒一次。晒被褥和枕头的时间最好选择在上午 10 点至下午 2 点，被褥及枕头的正反两面应该各晒两个小时。如果空气条件或日照条件不好，可以使用被褥干燥器。紫外线也有杀菌消毒作用。被子接触脖子的部分很容易弄脏，可以根据需要经常替换脖子部分的专用布单或浴巾，以便保持清洁。

第八章
认知症老人饮食的护理

第一节　认知症老人饮食能力的评估

认知症老人饮食护理的主要目的是尽量保证老人每天摄取适当的营养和水分，并且鼓励老人自己吃饭，为老人放心摄取食物创造好的环境和条件。为了更好地做好认知症老人饮食护理，我们应该定期（如每两周一次）

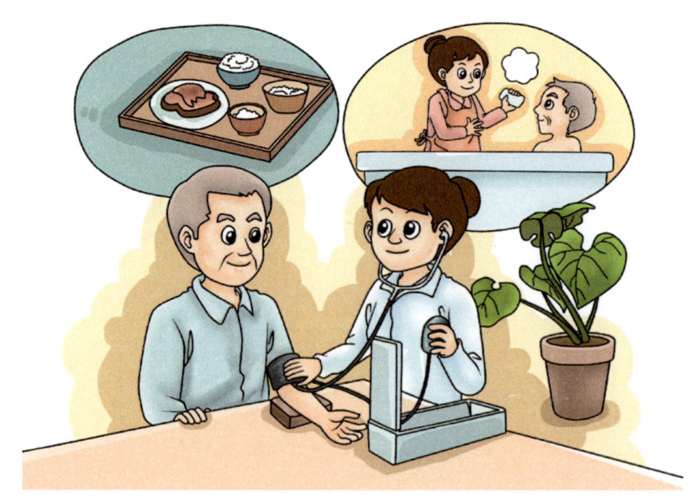

对认知症老人的饮食能力进行评估，掌握认知症老人的饮食能力状况。

认知症老人饮食能力的评估主要包括 14 个方面，具体见下表。

▲ 认知症老人饮食能力的评估

	评估内容		评估内容
1	是否能够自己吃饭，还是需要护理？	8	喝水时是否经常出现被呛了的状况？
2	是否能够识别食物（饭菜）？	9	是否有假牙不适的情况？
3	是否能够区分可以吃的东西和不可以吃的东西？	10	吃饭时的姿势是否正确？
4	是否有玩弄食物的现象？	11	吃饭时的动作是否正确？
5	是否有忘记已经吃过饭的状况？	12	吃饭用的餐具是否合适？
6	是否有拒食（不吃饭）的状况？	13	是否有过食和异食的状况？
7	吃饭时是否经常有饭菜洒落的现象？	14	最近三个月体重的变化如何？

第二节 饮食护理的意义

众所周知，“吃、喝”是人们维持生命所不可缺少的最基本的日常活动之一。人们每天都要通过“吃、喝”摄取蛋白质、脂肪、维生素、矿物质等营养。人过中年，如果这些营养的摄取不足，体力就会较快衰退，人体老化的过程也会随之加快。另外，随着年龄的增长，特别是上了年纪、居家养老的老人，日常活动中能量的消耗会越来越少，新陈代谢的功能也会变差。在这种情况下，如果饮食中摄取的营养过多，不仅会使身体变得肥胖，而且容易患上糖尿病和动脉硬化等疾患。反过来说，如果饮食中摄取的营养过少，就容易出现贫血、褥疮等与营养不良有关的疾患。因此，照料护理居家养老的老人的饮食，需要掌握和理解老人饮食的基本知识，特别是失能半失能老人饮食的特点，在饮食照料护理的各个方面多下功夫，以保证老人能够“吃好、喝好”。

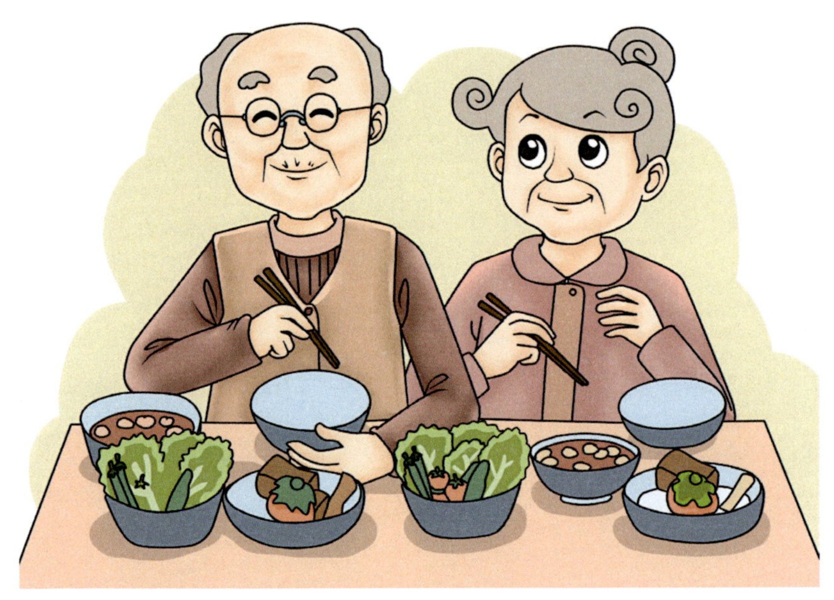

随着年龄的增长，人的生理功能和口味会发生明显的变化，高龄老人在饮食方面大多会出现一些情况，如由于牙齿脱落而难以嚼东西、容易偏食、容易噎住、消化能力下降、容易发生便秘或腹泻等。为老人准备食物时应该充分考虑这些因素，同时要掌握“质重于量”的原则。俗话说，“八分饱，不求医，适可而止保平安”。这里所说的“适可”二字，具体而言，就是根据每位老人日常生活的活动量等实际情况制定一个大致的饮食标准。一般而言，对于男性老人，60 岁以上者每天通过饮食应该摄取的热量最好为 2 000 卡，70 岁以上者每天通过饮食应该摄取的热量最好为 1 800 卡；而对于女性老人，60 岁以上者每天通过饮食应该摄取的热量最好为 1 700 卡，70 岁以上者每天通过饮食应该摄取的热量最好为 1 500 卡。

第三节 预防营养不良和脱水症

居家养老的老人每天应该吃些什么？应该吃多少合适呢？一般而言，超过 70 岁的老人，每天应该保证的饮食摄取量如下：主食 250 克，如米饭、粥、面条、馒头或面包；副食，如鱼类 120 克、蛋类 50 克（鸡蛋 1 个）、豆制品 70 克（豆腐 1/4 块）、牛奶和乳制品 200 克、黄绿色蔬菜（如胡萝卜和其他蔬菜）100 克、薯类 50 克、油脂类 15 克；水果 200 克。每天必须保证 1 瓶牛奶、1 个鸡蛋，也就是说每天要摄入牛奶、奶酪等富含蛋白质和维生素的食品。有的老人喜欢在菜里多放盐，口味比较重，吃得比较咸。这种情况下，如果老人患心脏病或肾炎等老年期疾病而需要控制用盐时，就会觉得吃不下饭菜。有的老人喜欢喝粥，一般认为喝粥可以暖胃，但是从营养的角度考虑，可以设法让老人换一下口味，尝试用热牛奶泡面包吃，这样更有营养。另外，要注意摄取足量的黄绿色蔬菜（青菜类、青椒、西红柿、胡萝卜、南瓜等）和水果，预防或延缓贫血和白内障等疾患。此外，牛、猪等的肝脏含有铁、维生素 A_1、维生素 B_2 等可以促进血红蛋白合成的营养成分，最好每周吃一次。如果能适当吃一些小鱼、海藻类等含有钙类营养成分的食品则更佳。

补充营养是饮食的目的之一。许多失能半失能的老人因为摄食障碍或吞咽障碍难以摄取足够的营养，从而导致营养不良。一般而言，所谓营养不良是指人体所需的营养不充分的状态，人们常常把血清蛋白值与标准体重的比较值作为检查营养状态的重要指标。如果营养不良的状态持续无法改善，老人的身体脂肪和肌肉量就会减少，全身就会出现各种各样的疾患，还特别容易患褥疮。一旦出现营养不良的状况，不要轻信广告随便到药店或商场去买所谓的“营养品”，而是应该在医生和营养师的指导下有针对性地为老人补充营养。

另一方面，老人的吞咽障碍可能会导致人体水分摄取不足，从而引发脱水的现象。一旦出现脱水状况，就会出现头痛和意识障碍、黏膜干燥以及血压下降等症状。患糖尿病的老人甚至可能会发展成为糖尿病性昏睡。家属和护理员要特别关注高龄老人，这类老人一旦脱水，往往在后期才会被发现，因此平时要定时为老人补充水分。如果老人难以直接饮水喝茶，可以将食物做成果冻状或加入黏稠剂，帮助老人摄取水分。使用黏稠剂时，如果加入些许甜味会更容易摄取。

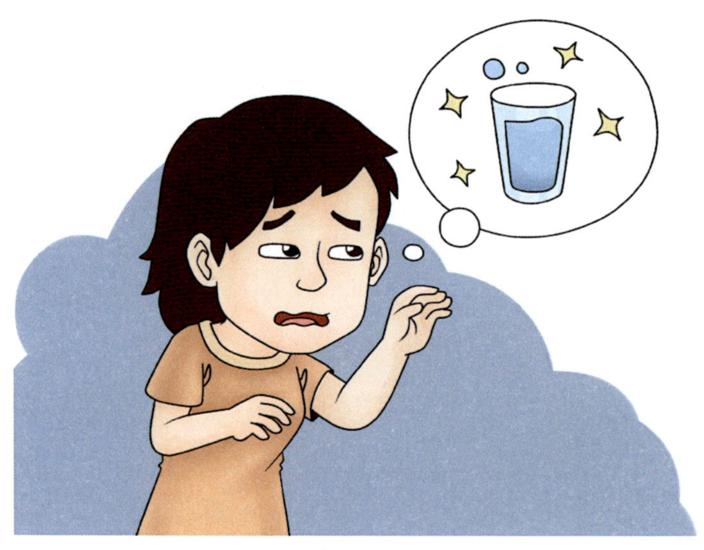

第四节　饮食的原理与认知症老人的吞咽障碍

在讲解饮食的照料护理技术之前，首先要了解饮食的基本原理。

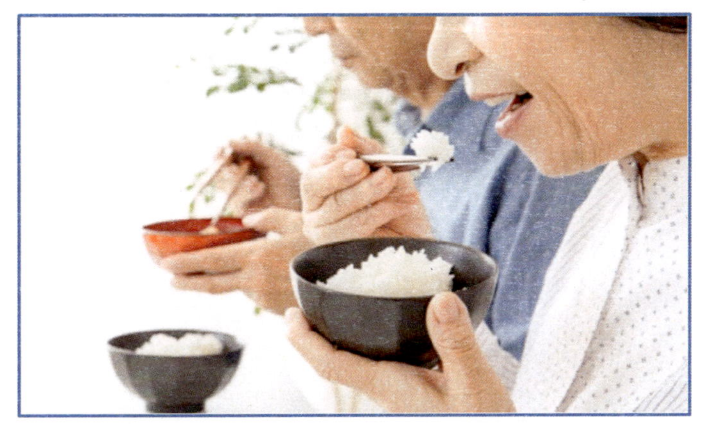

一、饮食的原理

一般而言，人们用嘴“吃、喝”是使用视觉、嗅觉、触觉、味觉等人体器官功能的综合性的行为。

1. 意识到进食，烹饪的声音、气味、“吃饭了”的招呼声等可以唤起人的食欲。

2. 识别食物，饭菜和筷子、调羹、饭碗等餐具准备好了，人会观察或接触食物。

3. 了解食物，调整嘴部和呼吸，了解食物的形状、大小和食物的内容，如软硬程度、冷热以及气味等，然后根据食物的状况来调整嘴的形状、摄取速度以及角度和呼吸。

4. 放入口中，根据食物的形态和内容用筷子或调羹等餐具将食物送入口中的适当位置。

5. 咀嚼并形成食团，促进唾液的分泌，并通过口腔功能，如颌、齿、颊、舌、嘴唇等协调运动进行咀嚼，将食物形成可以吞咽的食块。

6. 进入咽喉，吞下（咽下）。

食物在口中时，空气按照“鼻→鼻腔→咽喉→呼吸道→肺”的顺序进出，以维持呼吸。根据吞下的时机，会厌软骨会关闭呼吸道（吞咽呼吸暂停）。此时，需要关闭嘴唇，保证食物进入食管。

为了顺利咽下口中咬碎的食物，需要满足三个条件：一是食物的大小，也就是说，通过咀嚼而形成的食块要正好适合口中一次可以咽下的量和可以咽下的大小；二是食物的湿润度，食物太干，老人就难以吞咽，换句话说，要保持适当的湿润度，以便能咽下食物；三是要保持正确的饮食姿势。

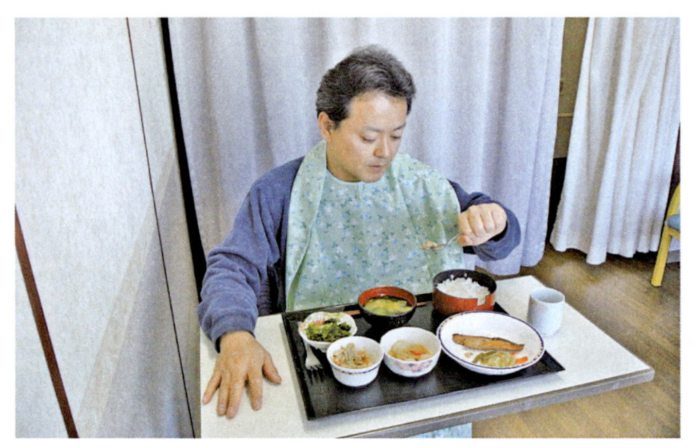

二、饮食的过程

吞咽是指吞下食物或饮料。在上述的饮食过程中，某个环节一旦出现障碍，那么食物的摄取就会变得很困难。对于居家养老的高龄老人，特别是失能半失能的老人，无法顺利吞咽食物、食物或水进入气管（误吞咽），从而出现噎住的现象时有发生。这种无法顺利吞下食物和水分的状态称为吞咽障碍。吞咽障碍也是一种会随着年龄的增长而出现的老年性症状，而且脑血管障碍和帕金森病通常都会伴随吞咽障碍。如果经常性地出现误吞咽并且导致严重噎住的现象，老人就很难享受食物。一旦食物等进入气管和肺部还有可能引发肺炎（误吞咽性肺炎）。在日本，65 岁以上高龄老人的死亡原因中肺炎为第 4 位，而且几乎都与误吞咽有关。一旦老人被噎住，不仅会很痛苦，甚至还可能导致生命危险。因此，在饮食的照料护理中要特别注意防止误吞咽。

三、饮食的照料护理与进食自理程度的判断

从饮食照料护理的角度分析，我们可以将“吃、喝”这一最基本的日常生活行为大致分解为三个动作，即一入口、二咀嚼、三吞咽。如果失能半失能的老人无法自己完成这三个基本动作，就需要家属和护理员为他们提供饮食的照料护理服务。另外，有些老人虽然自己能够完成上述这三个基本动作，但是如果存在误吞咽的危险，也需要家属和护理员在一旁用眼睛“看护”，用嘴巴加以提醒，以确保老人“吃、喝”的安全性。可以说，饮食的照料护理分为两种，一是通过“喂食”等动作直接为老人的饮食进行照料护理，二是通过眼睛的“看护”和口头的“提醒”协助老人进食。

那么，什么情况下要喂食，什么情况下只要进行“看护”和“提醒”就可以了呢？这个问题要视老人在进食方面的自理程度而定。我们可以根据老人在进食上的一系列动作判断他们能够独立完成进食的程度，从而评估进食自理度的水平。一般而言，老人的进食自理度可以大致分为三个水平：一是无须照料护理，可以独立完成进食；二是使用老人专用的自助餐具，得到一定的照料护理就可以完成进食；三是完全需要照料护理才能进食。

另外，我们还可以根据老人进食的具体动作判断进食的自理程度。例如，是否能够从床上坐起来，并且保持坐姿 20 ~ 30 分钟；是否能够看清食物，能否分辨食物；是否能够使用餐具，能否端起饭碗或杯子，能否使用筷子或汤勺往嘴里送食物；能否张口，能否用牙齿或假牙咀嚼（咬食物）；能否顺畅地下咽（吞下食物）（要观察闭口的方式、是否有食物洒落、是否有呛着或黏附感等）。

第五节　饮食的照料护理原则与注意事项

一般而言，为居家养老的老人提供饮食照料护理服务，要尽可能掌握老人的饮食习惯，如在饮食方面的嗜好、进餐次数、进餐时间、饮食的量以及饮食所需的时间；要掌握老人饮食的限制，如在饮食方面是否有少盐或低能量等医嘱；要掌握老人身体功能的状况，如失能半失能的程度、牙齿的缺损、吞咽反射与消化吸收能力是否下降等；如果老人装有假牙，则要确认假牙是否合适，是否存在假牙不适而造成口腔内出现伤口的情况等。

一、坚持支援老人自理饮食的基本原则

支援老人自理是照料护理的基本原则，在饮食的照料护理中也要坚持这一原则。对于有吞咽障碍的老人，在照料护理时应该设法发挥他们残存的能力，尽量让他们自己进食。为此，要多花时间观察老人咀嚼及吞咽的情况，提供必要的援助。

有的家属和护理员看到偏瘫的老人用笨拙的动作吃饭，而且吃得很慢，总会忍不住要给老人喂食，如果这样做并且养成习惯，那么老人就永远不会自己吃饭了。显然，这违背了支援老人自理的原则。我们要做的只是准备容易夹取的食物，或者当饭菜洒出时帮一下忙，而不要过多出手，尽早让老人学会享受自己吃饭的愉悦感。即便吃东西的过程中洒出来很多，也要尽可能让老人自己吃饭。但针对那些经过各种努力仍然无法自己摄取食物的老人，就需要进行饮食的照料护理。即便如此，也不能轻易地全都护理，而应当想办法结合老人能够自行完成的部分再加以辅助。

二、善于选择老人专用的自助餐具

俗话说，“工欲善其事，必先利其器”。要支援老人自理饮食，并且让老人享受自己吃饭的乐趣，除了上述的辅助性方法以外，还应该结合老人失能半失能的实际情况为老人准备好自助餐具，以便于老人依靠自己的力量进餐。这样既是功能恢复的训练，也能提高老人自理能力。

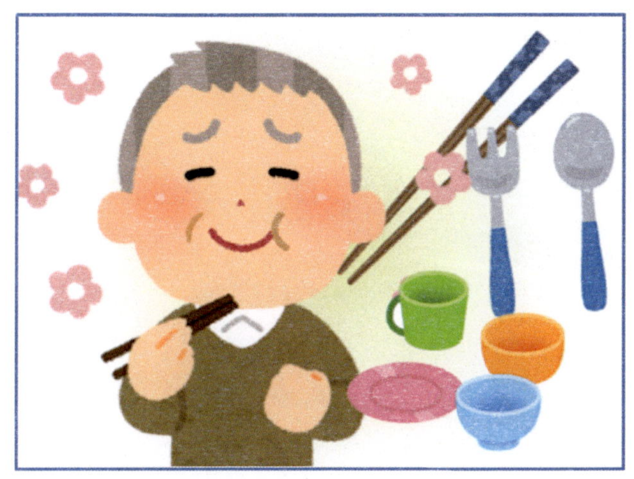

在饮食护理中，最好是用前端较浅、略小的调羹，使用这样的调羹更方便进食。

为了使进入口中的食物顺利进入咽喉，需要将食物置于舌头上，并闭上嘴。调羹的宽度应小于嘴唇，而且每一次的食物占据调羹 2/3 的空间。护理员应该把盛有食物的调羹笔直地放入老人的口中，并置于舌头的中央便于形成食团的位置。然后让老人闭上嘴。老人的嘴闭上后，使调羹的凹陷部分接触上嘴唇的中央，然后向斜上方取出调羹。如果老人没有闭上嘴，护理员可以通过用调羹把手刺激上嘴唇的方法使老人闭上嘴。确认老人咽下食物后，方可进行下一口的护理。饮食护理中，护理员必须严格配合老年人的进食节奏和注意每一口的进食量。

喂食时要注意，如果调羹伸得太深，老人很容易被食物噎住；如果调羹伸得太浅，食物过于靠近嘴唇会导致食物洒出。调羹上的食物量因个人情况有所不同，但如果在调羹上堆满饭菜会因为量太大而难以下咽，反之如果量太少又会因刺激不足而难以下咽，因此需要根据老人的具体情况掌握适合他们的饭菜量。

三、改善老人的饮食环境

要为老人营造良好的饮食环境，使老人吃得香、喝得好，往往会与饮食的物理环境有关。因此，要考虑室内的气温、采光、照明、装饰、声音以及餐桌和餐具的洁净度等。有时，改变一下餐桌布就能起到改变环境氛围的效果。在进食护理之前，最好提前确认老人是否想要排便或排尿，如果有便意，应该及时帮助老人排便或排尿，洗手后才能安下心准备就餐。

四、掌握饮食护理的正确姿势

在照料老人进食的过程中，护理员应当处于与老人的视线相同的高度，或在略低于老人视线的位置进行照料。换句话说，护理员应该从下方或侧面将食物慢慢地送到老人的口中。如果从老人的视线上方将食物送入口中，很容易引起误吞。护理员千万不可站着照料老人进食。如果护理员站着照料老人进食，那么老人就会向上抬头，从而无法维持颈部前屈的姿势，而且会让老人感到不安。另外，从正面帮助老人进食容易让老人感到紧张，因此可以与老人并排斜坐在旁边进行护理。

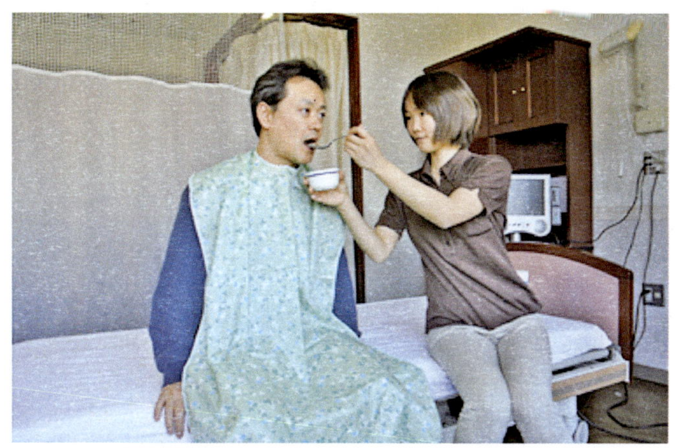

▲ 护理员并排斜坐在老人旁边进行护理

五、坐在健康一侧帮助半身麻痹的老人进食

在照料护理半身麻痹的老人进食时，家属和护理员应该坐在老人健康一侧，从健康一侧的口的下方或者侧面将食物送入老人的口中，这样可以减少误吞的危险。老人有麻痹时，感觉会变得迟钝，动作会不顺畅，食物残渣容易留在偏瘫一侧，也不容易从口中清出，应该注意从老人健康一侧观察偏瘫的一侧是否有食物残渣留在口中。

六、护理的顺序与速度

在开始饮食时，先要让老人饮用汤类或水，水分可以促进唾液的分泌。当唾液增加时，食物可以在口中润滑地移动，便于吞咽。应该根据老人的咀嚼节奏，一口一口、少量地往老人的嘴里送食物，而且要确认每一口食物都顺利地吞咽下去了，确认前一口食物已经咽下去后，再送入下一口食物。一顿饭的量不能一次吃完时，可以分 4 ~ 5 次进食。另外，最好不要让老人持续地吃同一种食物，在合适的时候吃想吃的东西和按照顺序用餐能够增加用餐的愉悦感。因此，为了尽量让老人依靠自身力量摄取食物，在烹饪形态上下功夫或灵活利用自助餐具加以辅助非常重要。同时还要避免进食变成机械性的动作，因此，家属和护理员最好一边帮助老人进食一边和老人聊一些家常事，营造一种愉快的气氛。

进食前，最好先让老人看一下今天要吃的所有食物。要根据老人的情况决定每一口食物的分量，同时每次喂食之前都要让老人看到他即将要吃的东西。建议一边问老人想吃什么一边按照顺序喂老人吃。

吃鱼时应除去鱼刺。另外，如果老人嘴里还有食物则不要喂食，如果此时继续喂食，就会破坏老人的食欲，令老人感到不快。因此，家属和护理员应配合老人的咀嚼速度，掌握好喂食的时机。

七、确保老人与家人一起就餐的时间

最好确保一个时间，如周日的中午或晚上，让老人和家人一起在餐桌上进餐。对于居家养老的老人，日常生活可能会变得比较单调，在这种情况下，与家人一起进餐就成为老人最开心、愉快的时间。即便是长期卧床的老人，也应该设法在吃饭时间让他们离开床铺移动到大家一起吃饭的地方，让老人和家人一起用餐享受天伦之乐，这也是子女平时尽孝的好机会。

第六节　饮食护理的方法

一、饮食护理的姿势

本章第二节介绍了饮食的基本原理，根据这些原理可知，自然的饮食

姿势是身体略微向前倾斜。一方面，身体向前倾斜后，呼吸道变窄，而食管变宽。如果坐轮椅身体向上或躺卧在床上，就会形成食管变窄的状态，无法顺利咽下食物。另一方面，保持正确的饮食姿势可以避免误咽。一般而言，饭桌和椅子的高度应该有助于老人的身体向前略微倾斜，可以释放肩部的力量，手可以放在桌子上；在弯曲胳膊时，上臂可以形成垂直的状态；坐在椅子上时，膝盖可以弯曲 90° 以上，由臀部承受体重。

综上所述，饮食的基本姿势应该是全身略微前倾，颈部前屈，餐桌的高度适当，脚后跟切实接触地面。为满足饮食基本姿势的要求，老人最好能够坐在吃饭专用的椅子上，采取坐姿。采取坐姿便于食物顺利地从口腔经过食道进入胃部，还可以让老人的视野变得宽阔。对于因失能半失能而卧床的老人，只要能够坐起来就应该尽可能地采取坐卧位或半坐卧位进食。坐在床上采取半坐卧位进食时，可以用枕头或倾斜的靠背垫放在老人的腰部，让老人在床上也能够直起上半身，保持正确的姿势用餐。

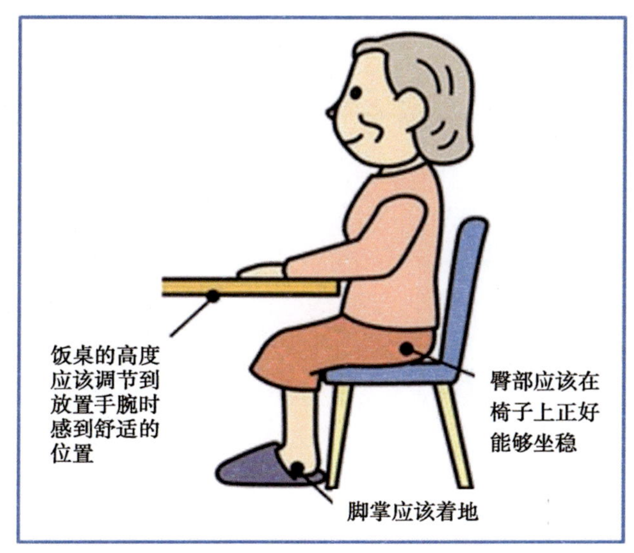

▲ 老人吃饭时的正确姿势

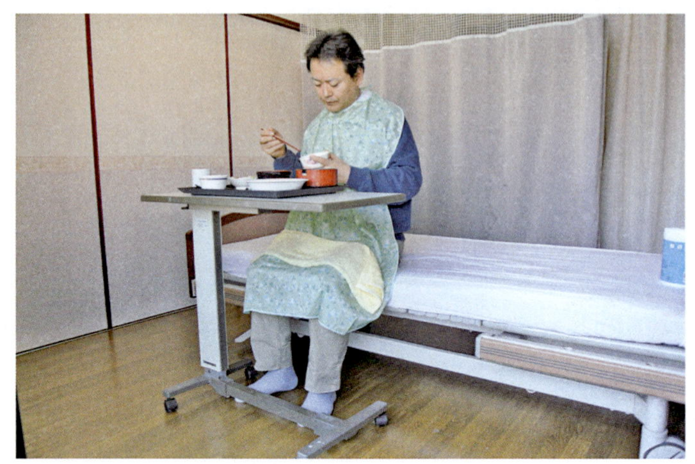

▲ 采取床端坐位吃饭时的正确姿势

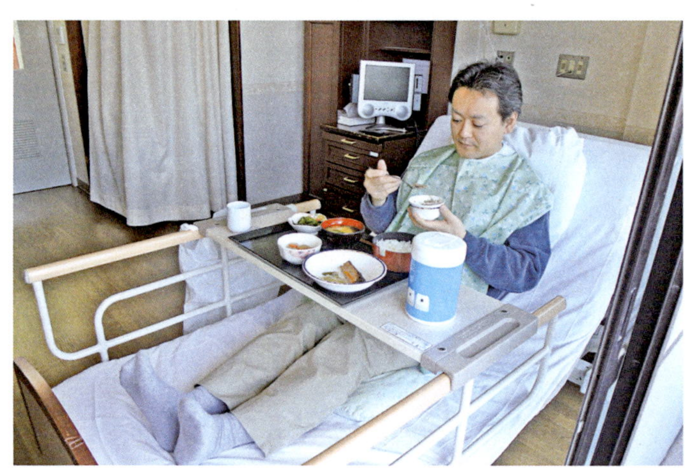

▲ 采取坐卧位吃饭时的正确姿势

一般而言，不鼓励老人坐在轮椅上就餐。为了保持使用轮椅的人的身体稳定性，轮椅座椅的座面会前高后低，并且与轮椅的靠背形成了一定角度，这样就使身体向后方倾斜了。这样的姿势不利于进食，因为在轮椅上难以保持身体向前弯曲的姿势，不利于食物顺利地从口腔经过食道进入胃部。

二、卧床不起老人的进食护理

对于卧床不起的老人，如果实在无法坐起来，那就要采取卧姿进食。卧姿又分为仰卧和侧卧两种姿势。

1. 帮助仰卧的老人进食的方法

一般而言，仰卧时，老人的身体是斜倚、靠后的，这种姿势看起来似乎很舒服，但其实并不适合进食。为了防止误吞，可将护理床调高 30°，或使用枕头、毛巾等帮助老人头部前倾，使老人的头部抬高 30° 左右。头部抬高 30° 后，可以借助重力使食物从口腔到达咽喉，这样从口中洒落的食物量也会减少。如果可以顺利地咽下食物，还可以缓慢地提升头部的高度。护理偏瘫老人时，要让偏瘫一侧朝上，身体朝侧向倾斜，在背部垫上靠垫等，让身体稳定，食物应该从健康一侧送入口中。

第一步，准备好汤和饭菜等食物，以及餐具和围裙。以手动方式将护理床上半部分升起到接近于垂直的状态，确保老人的坐卧位取得稳定，在老人的背后垫上枕头，以便让老人的上半身和头部略微向前倾斜，同时，让老人的双膝弯曲 15° 左右，并且在膝盖下方塞入小枕头便于稳定。

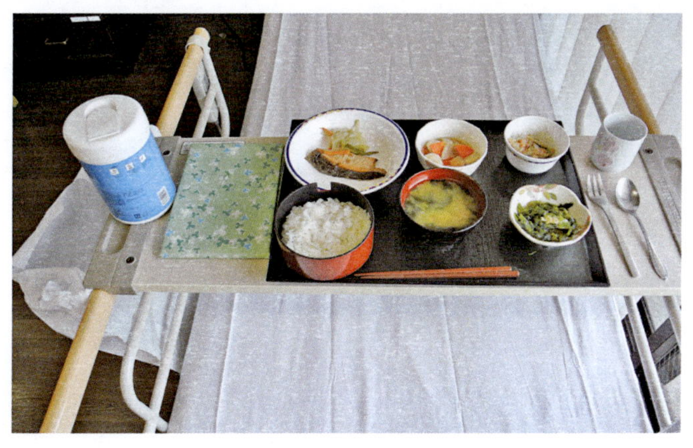

第二步，在床上架好简易餐桌，为老人戴上围裙。

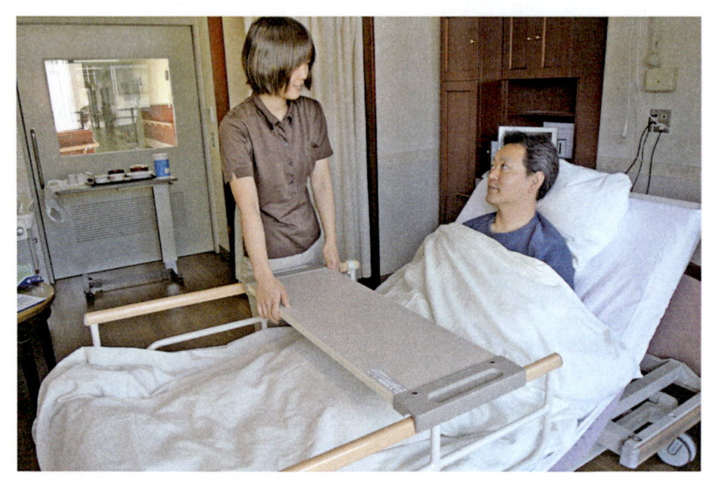

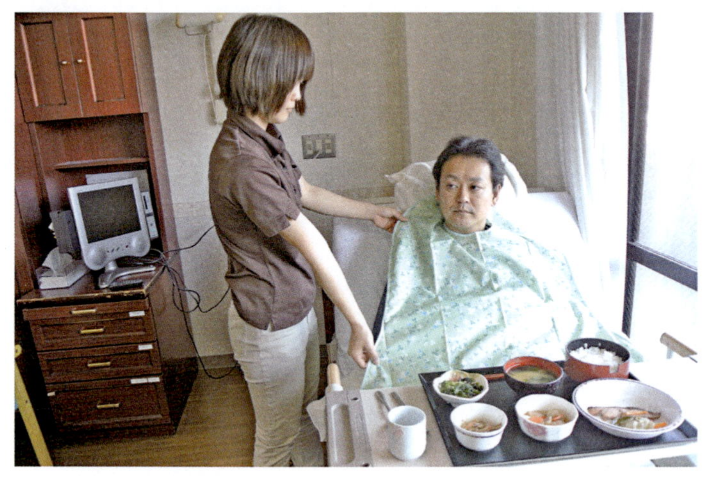

第三步，护理员坐在床边，眼睛的视线应该正好可以对着老人的视线，这样便于护理和沟通。护理员向老人介绍饭菜的内容，先让老人喝一口汤或一口水，然后再喂老人吃饭菜。

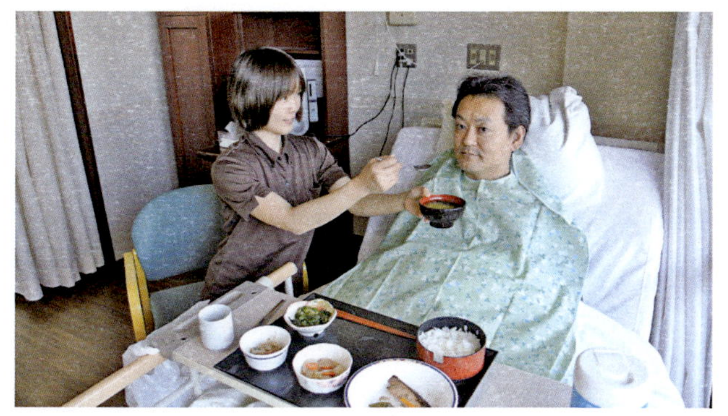

第四步，老人的进餐结束后，护理员应该为老人漱口和刷牙，做好口腔的清洁护理，如果老人使用的是假牙，应该及时清洗假牙。然后撤去餐具和简易餐桌，将护理床放回到原来的位置，安排老人躺好。

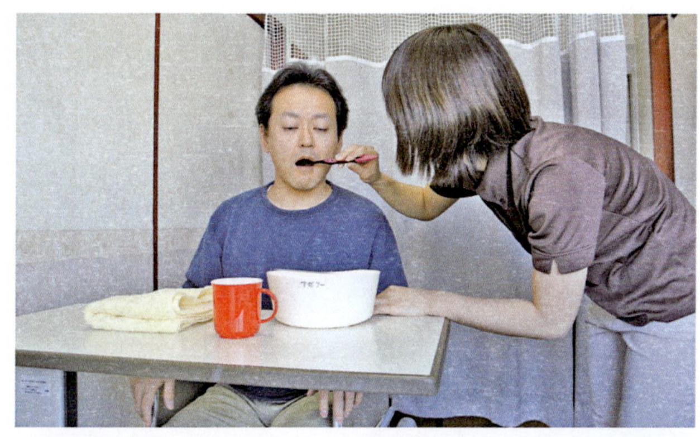

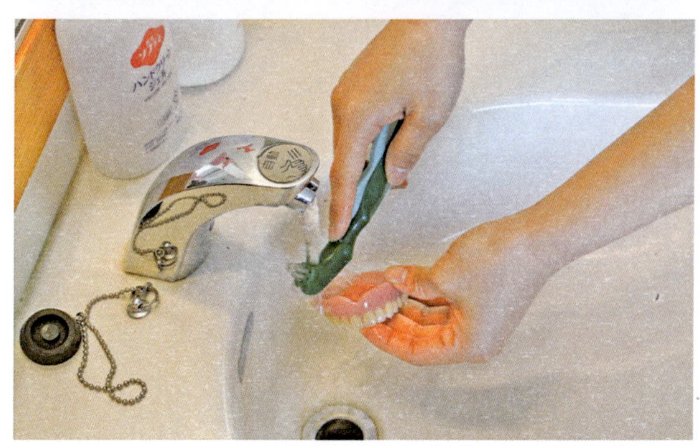

2. 帮助侧卧的老人进食的方法

对于半身麻痹、长期卧床的老人可以采取侧卧的姿势进行进食的护理。这时，要让老人向健康的一侧（未麻痹的一侧）侧卧，家属和护理员坐在老人健康一侧帮助老人进食。如果麻痹（瘫痪）的一侧在下，容易漏、洒食物，应该让麻痹（瘫痪）的一侧朝上，护理员可以使用枕头或垫子垫在老人的背后固定侧卧的姿势，免得时间长了老人太累和不舒服。采取侧卧姿势帮助老人进食时，应该准备毛巾，为老人戴好围裙，以避免弄脏衣服和床单。

第一步，为了让卧床不起的老人容易进食，应该设法抬起老人的上半身，可在老人的头部和背后垫入枕头，或将护理床的上半部分升起15°～30°。

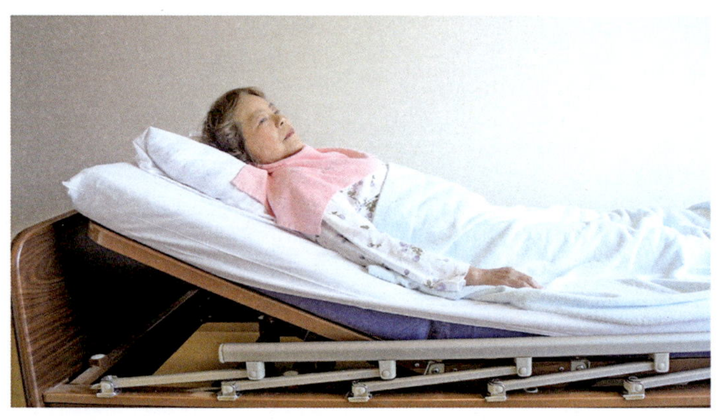

第二步，让老人的身体采取仰卧位，健康一侧朝外，麻痹一侧朝内，脸部朝向健康一侧。护理员为老人戴好围裙，并且将饭菜和餐具等放到老人健康一侧的床边。

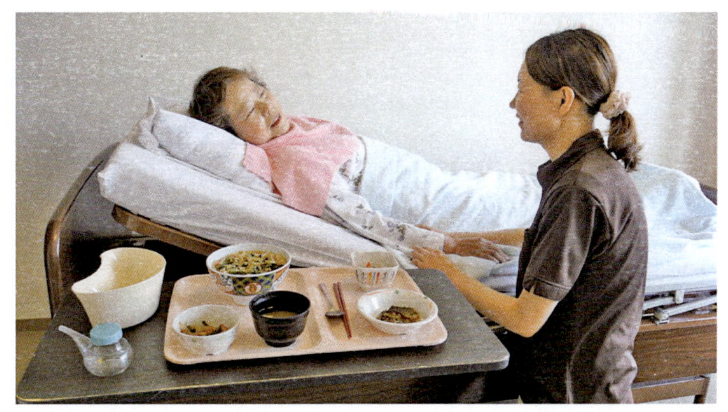

第三步，先从老人健康一侧的嘴边，使用吸管或调羹让老人吸入汤汁或水（也可用专用工具），然后用调羹将饭菜送入老人健康一侧的口中。在确认老人吞咽下口中的食物之后，再接着往老人的口中送入食物。

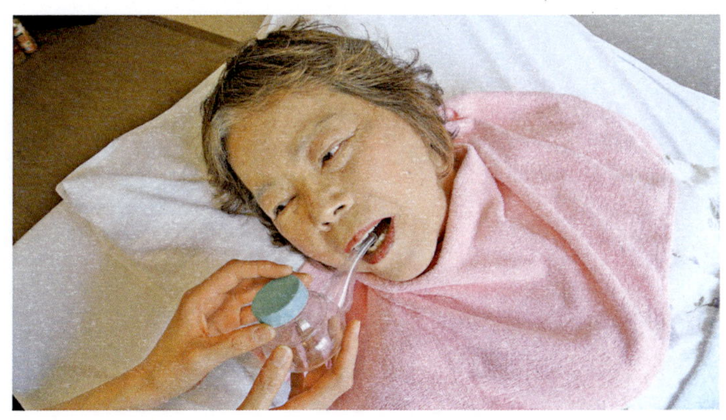

第四步，照料老人吃完饭以后，要做好漱口和刷牙等口腔的清洁护理工作，如果老人使用的是假牙，应该及时清洗假牙。然后将护理床放回到原来的位置，或拿出垫在老人头部和背后的枕头，安排老人采取仰卧的姿势躺好。

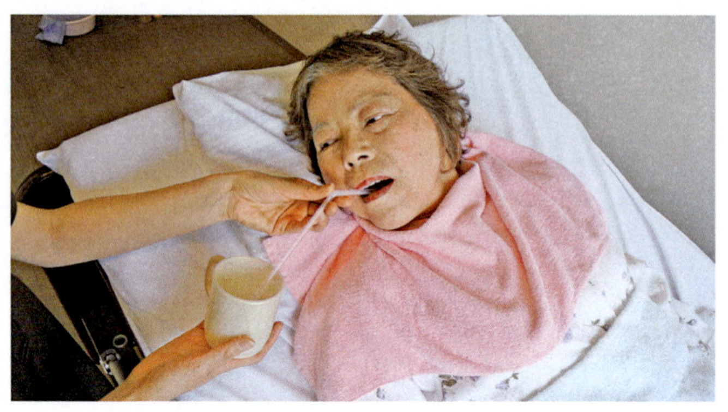

第七节 为老人补充水分

人体中水的含量平均占70%左右。为了维持健康，水分的作用极为重要。人类为了生存，每日所需的水分约为2.4升。其中，1升来自食物，1.1升来自饮水，0.3升来自体内的代谢。血液、脑脊液和淋巴液受水分的影响也很大。实际上，进入人体内的食物是以水为媒介发生化学反应，然后被吸收为营养的。人体内的水分如果不足（脱水状态），就无法正确地进行化学反应，人体也就无法保持良好的营养状态。脱水状态会对身体产生较大的负面影响。另外，一旦形成脱水状态，即使摄取水分也难以迅速恢复正常状态，患脱水症会给人体带来各种危害。因此，家属和护理员应该充分认识到为老人补充水分的重要性。水分可以通过水、茶、牛奶、运动饮料等补充，难以咽下时，也可以食用果冻状的饮料。饮食和体内合成的水分只有800～1 000毫升，人体因排尿、排汗、呼吸等活动每天排出2 000～2 500毫升的水分，失去的水分可通过饮水、饮食和体内自动合成来补充。为预防脱水症，老人每天饮水量（食物中含有的水分除外）必须超过1 500毫升。此外，在炎热的夏天、感冒、发热、腹泻等情况下（排水量比平时多），必须摄取更多的水分。

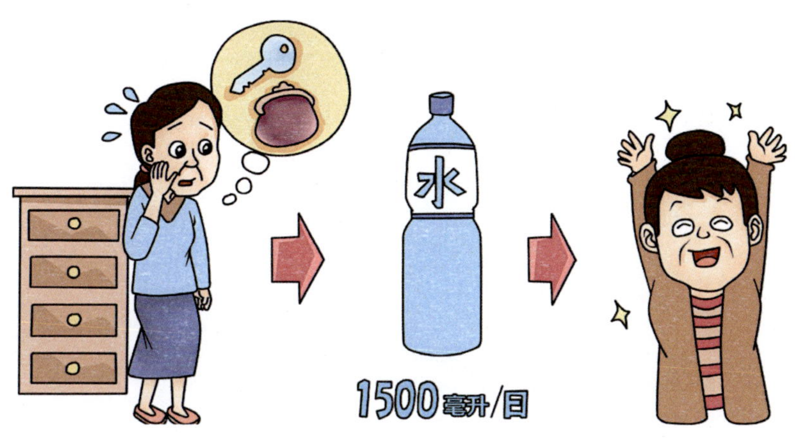

老人的新陈代谢比较缓慢，体温偏低，很多老人体温为35℃左右。因此，当老人的体温达到36.5℃时，可能是在发低烧。家属和护理员要了解老年人平时的体温。有些行动不便的老人自己无法上厕所，但又不想使用尿布，有排便感时强憋着，直至家属和护理员到来，这种做法会大大增加患脱水症的概率，非常危险。

脱水症的初期症状大多是没精神（活动性下降）、低烧、皮肤干燥、唾液分泌量减少、感到口渴等。怀疑老人患脱水症时，应触摸老人腋下，观察皮肤是否干燥。一般而言，腋下是最不容易干燥的部位，如果腋下光滑干燥，则很可能是患了脱水症。脱水症的初期症状与感冒症状相似，它的一个明显特征是意识水平下降，从一开始的似睡非睡迷糊状态，可能发展成说梦话、谵妄及幻觉等精神症状。因此，有时会被误认为是认知症症状。如不及时发现，患者可能昏睡不醒并最终死亡，因此需十分谨慎。

即便我们告知老人“请喝水”，老人有时也会以“不想喝”“喉咙不干”等各种理由拒绝。为此，家属和护理员可以选择老人比较爱喝的茶水和饮料，如绿茶、麦茶、红茶、咖啡、橙汁、运动饮料等，确保老人经常喝水。

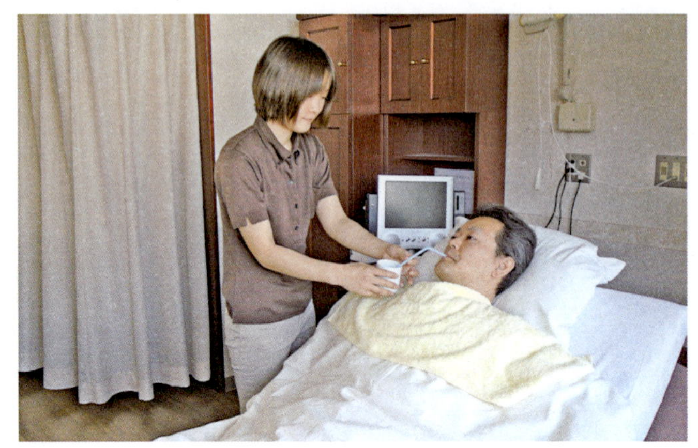

▲ 老人要常补水

有时运动饮料反而颇受老年人青睐，但是运动饮料会带走过量的矿物质，不利于身体健康，因此每天饮用量不得超过 500 毫升。只喝“饮料”可能让人厌烦，食用果冻、水分多的食物和甜点等，同样可有效摄取水分。

第八节　认知症老人饮食“四大症状”的护理

索食、过食、拒食和异食是认知症老人饮食护理中常见的“四大症状”，针对这四大症状有不同的护理方法。

一、索食和过食的护理方法

索食是指认知症老人在已经吃过饭的情况下，还不断地问家属和护理员“什么时候给我吃饭？”的症状；过食是指认知症老人“食欲异常”的症状。产生索食症状的原因是记忆障碍，特别是短期记忆障碍，认知症老人无法保持“刚才的记忆”。产生过食的原因是大脑中的“食欲中枢”出现障碍，使认知症老人失去“吃饱了”的感觉；也有可能是由于定向障碍而无法判断时间、地点，分不清早饭、午饭和晚饭。

从有记忆障碍的认知症老人的角度来想，他（她）的诉求没有什么过错，“我真的还没有吃过饭！你们为什么还不给我吃饭？”因此，在这种场合下，家属和护理员尽量不要去否定老人“我还没吃饭”的说法，要尽量尊重和迎合认知症老人的情感。在有的场合，家属和护理员在护理认知症老人吃饭后，不必马上就收拾饭桌、打扫得干干净净，可以把吃饭用过的饭碗和菜盘等餐具留在饭桌上一段时间，如果老人问“什么时候给我吃饭？”可以指着饭桌上留下的餐具提醒老人刚刚已经吃过饭了。还有一种应对方式是，在不否定认知症老人诉求的前提下，给老人端上茶水或小点心，告诉老人先喝点茶水，我们现在就去准备饭菜。总之，要设法满足认知症老人的诉求。对于有过食症状的认知症老人，家属和护理员可以尝试“小批量、多次”提供饮食的方式，做好认知症老人的饮食管理。

午饭还没准备好啊？快点给我吃饭！
午饭不是刚刚吃过了吗？怎么肚子又饿了啊？你忘记刚吃过饭了？

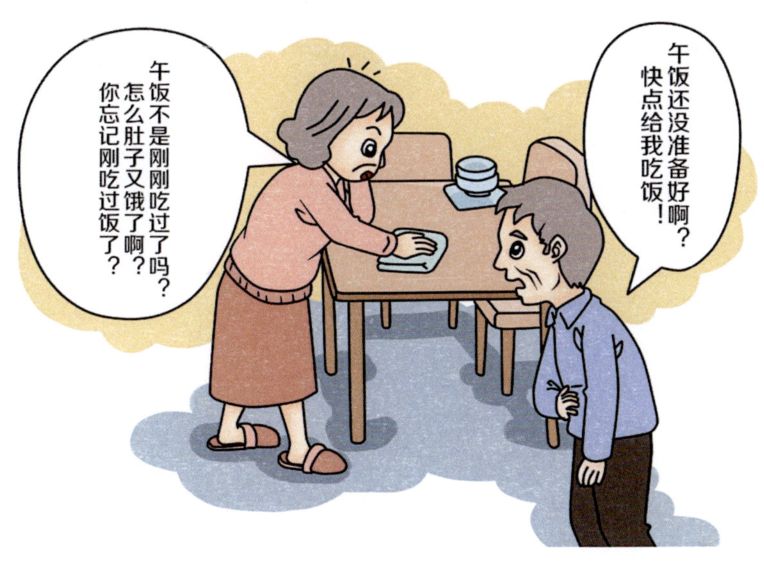

▲ 索食

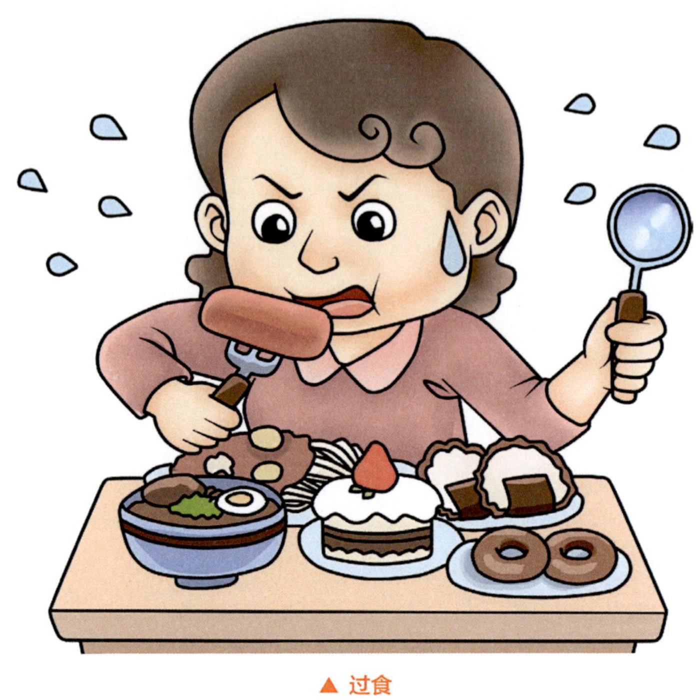

▲ 过食

二、拒食的护理方法

认知症老人拒食是指家属和护理员把做好的饭菜放到老人面前的饭桌上，但是老人“无动于衷”，怎么劝说也“不吃不喝”的症状。

认知症老人拒食的原因主要有三种：一是因为认知功能下降导致“失认”，认知症老人无法辨识眼前的食物；二是因为认知功能下降导致“失用”，认知症老人不知道怎样使用筷子和调羹等餐具来吃饭；三是因为高龄使吞咽功能下降而不想吃东西，或身体状况不好没有食欲。在认知症老人拒食时，家属和护理员首先要分析老人不吃东西的原因。如果是因为认知功能下降导致“失认”，无法辨识眼前的食物，家属和护理员可以尝试招呼老人“我们一起吃饭吧”，和老人一起吃饭，而且要津津有味地“吃”给老人看，用自己的行动做示范帮助老人认识食物；如果是因为认知功能下降

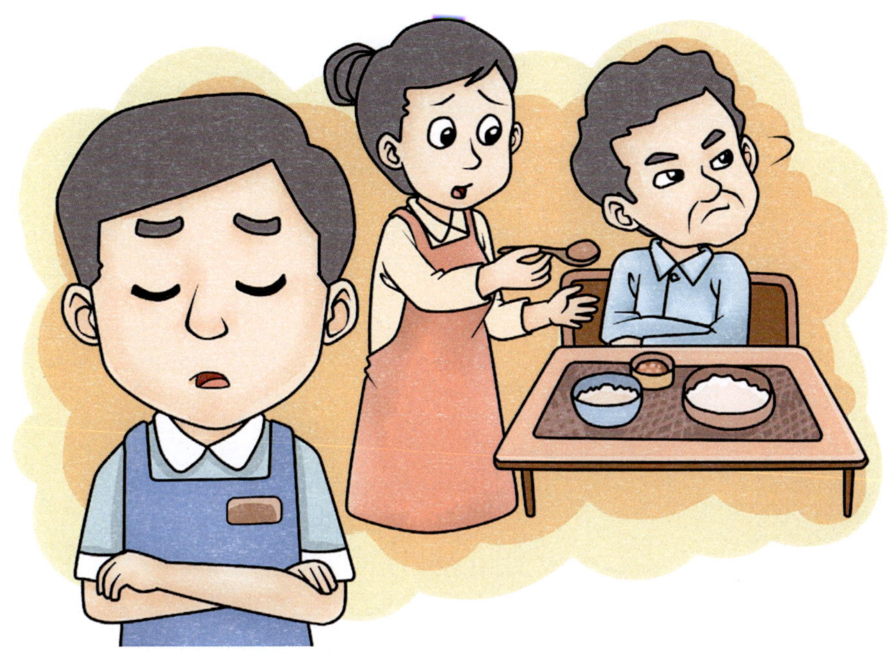

▲“拒食”

导致“失用”，认知症老人不知道怎样使用筷子和调羹等餐具来吃饭，家属和护理员可以在餐具的选择使用上多做文章，选用一些适合老人身体特点的餐具帮助老人认识和使用餐具；如果是因为吞咽功能下降而不想吃东西，可以设法在食物的制作上下功夫，准备一些形状、大小、软硬程度适合老人身体状况的食物。在饮食的环境、饮食的时间，以及配合老人的饮食习惯等方面多做改善也是应对认知症老人拒食的有效方法。

三、异食的护理方法

异食是指认知症老人由于记忆障碍和判断力、理解力的下降，吃食物以外的东西如餐巾纸、花、肥皂、碎布、纸尿裤、漂白粉和垃圾等，甚至有的认知症老人还会喝洗涤液、杀虫剂等对生命有危险的东西。

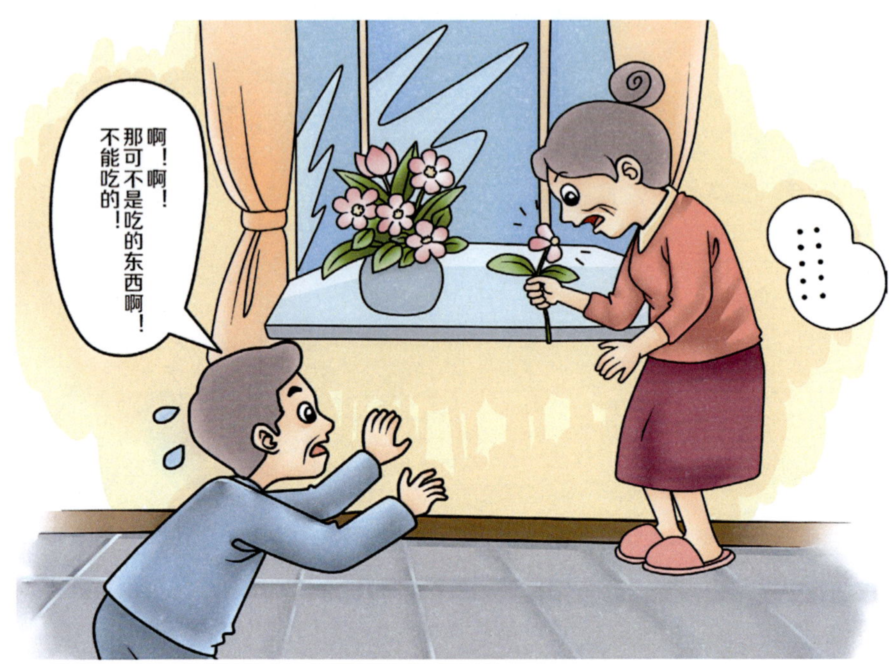

▲ 异食：吃花

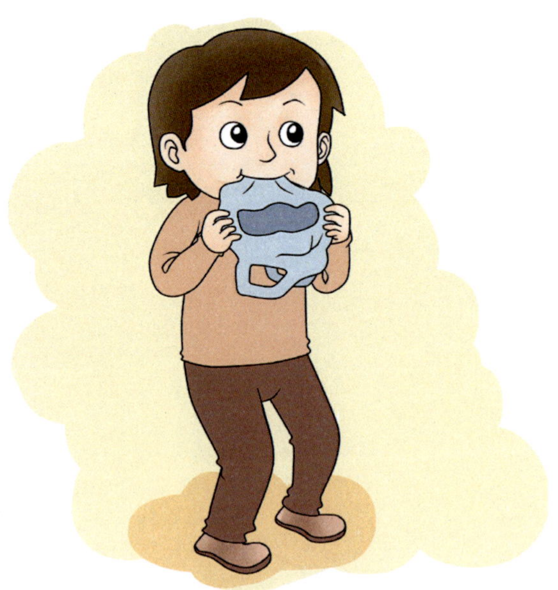

▲ 异食：吃纸尿裤

如果 1 ~ 2 岁的幼儿抓到东西就往嘴里塞，家长即便是说“这个东西不能吃啊，吃了有危险啊”，也会无济于事，因为幼儿还不懂事，无法理解。同样，如果认知症老人异食，怎样劝阻都会无济于事，训斥的话反而会起到相反的作用。在认知症老人出现异食现象时，家属和护理员不要惊慌失措地大喊大叫吓到老人，可以拿小饼干之类的食物去换取认知症老人往嘴里塞的餐巾纸、肥皂等异物，平时应该留心注意，尽量保管好洗涤液、杀虫剂、肥皂、碎布、纸尿裤、漂白粉等物品，让有异食症状的老人远离异物。

第九章
认知症老人排泄的护理

第一节　排泄原理与排泄障碍

本章所讲解的“排泄护理”，也可以称为“大小便护理”。一般而言，日常起居护理、饮食护理与排泄护理是居家养老照料护理中的最主要的三大内容。所谓排泄是指人们通过用餐和饮水从食物和水分中摄取必要的能量及养分，同时通过代谢活动把这一过程中产生的陈旧废物以尿或大便的形式排出体外的生理行为。如果陈旧废物无法排出体外，那么体内就会蓄积毒素。在健康检查和看病问诊时，医生经常会询问患者排尿、排便是否正常，并且根据患者尿和大便是否正常来判断健康状况。可以说，排泄是人们维持生命、保证健康生活不可或缺的行为，同时也是一种隐私。在养老服务领域，排泄不仅事关老人居家养老的生活品质，而且还涉及老人的自尊心。在讲解认知症老人排泄护理之前，首先简单介绍一下排泄的基本原理。

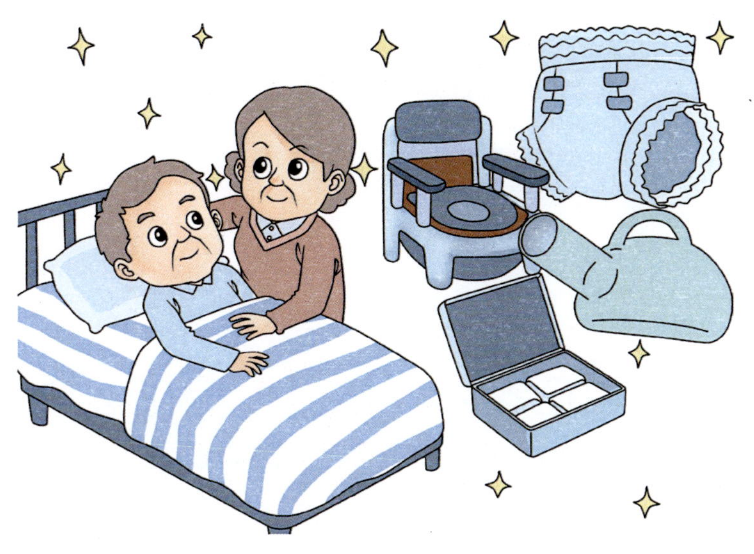

一、排泄原理

排便和排尿都是一种反射运动，下面先看排便反射的情况。人们在摄取食物后，食物经胃消化由小肠吸收后变成粥状被运送至大肠，最终未能被消化的食物残渣、黏液、细菌、水分等物质形成大便。大肠由盲肠、上行结肠、横行结肠、下行结肠以及直肠构成，它的下面就是肛门。肛门有两重可以收缩的肌肉用于防止大便漏出，一重是内肛门括约肌，另一重是外肛门括约肌。人们可以有意识地开启的只有外肛门括约肌，而内肛门括约肌是由自律神经来控制开启或关闭的，平时这两重肌肉都处于关闭状态。下行到结肠中储存的大便通过整体蠕动运动被输送至直肠。直肠被称为“排除大便的器官”。直肠的肌肉受到压力后就会通过分布在直肠壁上的骨盆神经将信号传输至脊髓和大脑，并让人感觉到便意。收到信号后，处于中枢神经下端的、具有判断能力的脊椎就会发出指令，接收到指令的直肠就会收缩，同时，会向内肛门括约肌发出“开启”的指令。直肠收缩，肛门开启后开始排便，这就是排便反射，因此才说，排便是一种反射性的生理活动。

下面看一下排尿反射的情况。尿液的生成是由肾脏进行的。水分先由大肠吸收并进入血管，被运送至肾脏。肾脏将血液所产生的老旧废物和多余的电解质废弃至尿液中，并按照规定量再次将所需的物质吸收进血液中，从而将用于维持生命状态的体液保持在一定程度。尿液储存在肾盂中，并且通过尿道管送入膀胱。膀胱内储存尿液超过 250 毫升后，膀胱内的压力就会上升并且引发排尿反射，让人感觉到尿意。感觉到尿意并做好排尿准备后，大脑发出促进排尿的指令，指令传递至脊髓排尿中枢，引起膀胱收缩。同时，尿道括约肌松弛，尿液经由尿道排出。一般而言，成人一天的尿量平均为 1 000 ~ 1 500 毫升，排尿次数为 4 ~ 6 次。

二、认知症老人与排泄障碍

随着年龄的增加，人的身心功能会逐渐衰退，那么，人体的排泄功能如在排泄中起到重要作用的尿意和便意也会因为老化而衰退或丧失吗？日本养老服务领域的照料护理专家、医学博士竹内孝仁教授在有关老人排泄护理的专著中指出，人即便是到了 100 岁，仍然会有尿意和便意。

人体老化虽然会使神经传递的速度变缓慢，但是尿意和便意就像人的皮肤感觉那样，不会因为老化而消失。人在刚出生的婴儿时期，其他的感觉尚未发达起来时，皮肤感觉起到了很大的作用，然后味觉、嗅觉、听觉和视觉依次开始发达。当人上了年纪时，首先是视觉开始退化变得视物不清，然后是耳朵逐渐听不清楚，接着是鼻子变得不灵敏，也就是说随着老化，人的感觉退化的过程正好与人的感觉发达的过程相反。但是，无论老化到什么程度，人的味觉和皮肤感觉会一直存在。尿意和便意是来自身体内部的感觉，并不会因为老化而消失。上了年纪容易大小便失禁，并不是人体的感觉障碍造成的，而是尿道括约肌松缓所致。

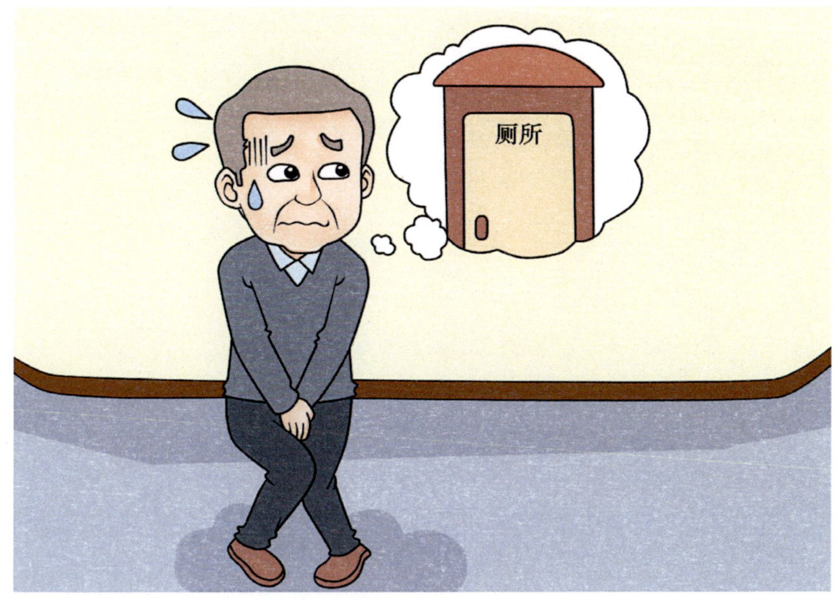

▲ 尿意和便意会一直存在

脑卒中所引起的半身麻痹主要是指左右某一侧手脚的运动功能和感觉发生麻痹的现象。感觉麻痹又分为“表在感觉（压觉、触觉、痛觉等）麻痹”与“深部感觉（位置感觉和运动感觉）麻痹”。当深部感觉发生障碍时，身体就难以保持平衡。即便如此，膀胱感觉（尿意感觉）和直肠感觉（便意感觉）也不会陷入麻痹的状态。而且，会阴部也不会出现麻痹的现象。因此，为由脑卒中引起半身麻痹的老人穿戴尿裤或尿布也是错误的。

认知症老人在排尿前会坐立不安，失禁后常常会把弄湿、弄脏了的裤子藏起来。其实，这些现象正好说明认知症老人有尿意和便意，而且有皮肤感觉。尿意是膀胱的感觉，便意是直肠的感觉。粪便被送到直肠后，直肠会向脊椎发出信号，该信号会通过脊椎被传送到大脑中的感觉领域，这就是便意。感觉到便意后，大脑会对情况做出判断并且向脊椎发出可以排便的许可，脊椎发出排便的指令，排便开始进行。这就是正常的排便反射。对于认知症老人，来自直肠的信号被传送到大脑以后，在感觉便意的过程中出现了障碍，也就是说对传送过来的感觉无法识别或虽然能够识别感觉但是无法判断应该如何应对为好，以至于出现大小便失禁的情况。在这种情况下，认知症老人会坐立不安，出现徘徊的倾向，如果能够掌握这些特点，就可以及时诱导老人去厕所排便或排尿。

第二节　认知症老人排泄能力的评估

一般而言，正常人的排泄需要比较顺畅地进行以下一连串的动作，感觉到尿意或便意、向厕所移动、识别厕所和便器、脱裤、坐到便器上、排尿或排便、清洁、穿裤、洗手等。认知症老人因为认知障碍导致记忆能力、认知能力、判断能力下降，无法像正常人那样顺畅地进行以上这些动作，以至于出现排泄障碍。

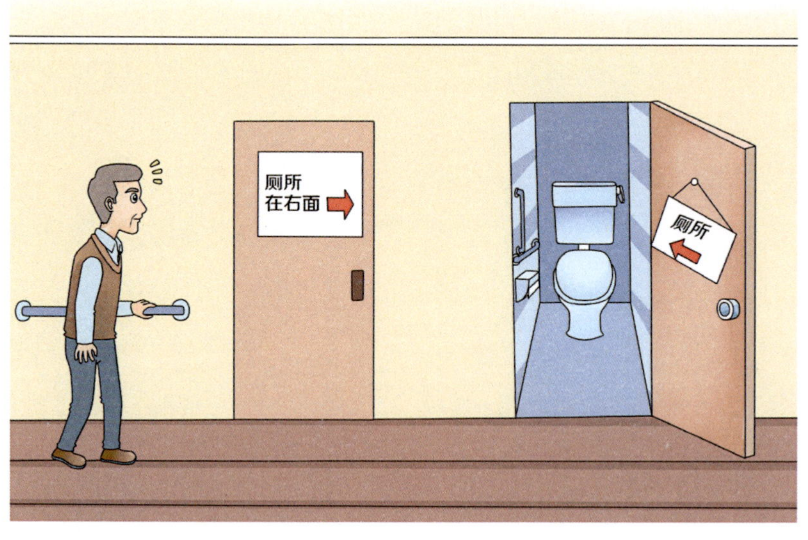

因此，在为认知症老人提供排泄护理服务时，应该每隔一段时间（如每两周）对老人的排泄能力做一次评估，掌握老人在排泄的一系列动作中能力上存在哪些问题，以便“对症下药”做好排泄护理。

认知症老人排泄能力的评估主要包括 12 项内容，具体见下表。我们可以通过这样的评估大致掌握认知症老人排泄的规律，根据老人的实际情况制作“排泄日记”，及时确认认知症老人的尿意或便意，有规律地安排和诱导老人大小便，在必要的情况下帮助老人“完成”排泄的一连串动作。

▲ 认知症老人排泄能力的评估

	评估内容		评估内容
1	是否能够感知便意或尿意，并且告知家属和护理员？	7	排泄后是否能够自己做好清洁？
2	是否能够自己一个人去厕所大小便？	8	是否有在厕所里不会锁门或反锁门的现象？
3	大小便的规律如何（次数、量、间隔、大便的形状和颜色、小便的颜色）？	9	是否会告知家属和护理员说要去厕所？
4	是否能够识别厕所？	10	是否有便秘的现象？
5	是否知道便器的使用方法？	11	不能去厕所的场合采取怎样大小便的方式？
6	是否能够自己穿脱裤子？	12	是否在服用利尿剂或安眠药等药物？

第三节　认知症老人排泄护理的注意事项

排泄、起居、饮食是居家养老照料护理中最为重要也是负担最重的三项工作，同时也是直接影响养老生活品质的工作。换句话说，做好排泄的照料护理是提高居家养老生活品质极为重要的一环。无论从时间、精力还是心情上来看，家属和护理员护理卧床不起的老人排泄可算是最辛苦的差事，而且负担也很大。另外，对于卧床老人，让人照顾自己排泄也不会感到轻松愉快。上了年纪以后，难免会有遗尿、弄脏内裤的经历，对此老人自己也会觉得羞愧，或感到颓丧。家属和护理员如果就因为老人遗漏过一两次尿，就要让老人穿上尿布，会给老人带来很大的打击。

现将排泄照料护理应该注意的事项介绍如下。

一、排泄最优先原则

人通过排便反射产生排便感觉时，如果强憋着，就会失去排便的感觉，容易发生慢性便秘的症状。因此，在照料老人饮食或更衣时，一旦老人说“想大小便了”，或“要上厕所”，就应该马上停下手上的工作及时帮助老人去排泄。这就是排泄最优先原则。坚持排泄最优先原则，有助于预防便秘。

二、自然排便是最好的护理

自然排便才是消除便秘的最佳方法，应当尽量让老人到厕所自然排便。自然排便不仅维护了老人的尊严，同时还符合人的生理特点，是身体负担最小的排便方式。自然排便需要用到三种力，即直肠的收缩力（通过排便反射发力，是与自然排便联系最紧密的一种力，但随着年龄增长力量会有所衰退）、腹压（用劲、蓄力帮助直肠收缩的力，随着年龄的增长力量会有所衰退）、重力（粪便本身的重力，不会因年龄增长而衰退，高龄老人同样能够利用这种力）。照料老人排泄时要帮助老人最大限度地利用直肠的收缩力。

一般而言，饭后容易出现胃部和大肠反射。而消化、吸收、排泄的最佳时机是副交感神经系统优先于交感神经系统进行工作之时。刚刚睡醒的早晨是副交感神经系统最先开始工作的时候，吃过早饭后立刻去厕所排便最为合适。在这段时间，如果老人说感觉有便意，家属和护理员应当立刻停下手头正在做的事，安排老人到厕所排便，这是最利于顺畅自然排泄的方法。

三、尽可能让老人坐着排便

现在有许多家属和护理员为卧床不起的老人穿上尿裤或尿布，以这种方式让老人排便。这种照料护理虽然“省事”，但是忽视了人排泄的原理，而且也忽视了卧床老人的生活品质。从排便机制来看，躺着排便的行为其实非常不自然，存在很多缺点。一是无法增加腹部压力，躺着排便时，粪便从直肠横向移向肛门，承受不到重力；而且，躺着无法增加腹部的压力，很难排出粪便，从而造成粪便通道堵塞的情况。二是容易失去排便感觉，由于垫上尿布后可随时排便，老人容易失去排尿、排便感觉。

坐着排便是自然排便的主要方式，有许多好处。第一个好处是能够增加腹部压力。粪便本身有重量，可借助重力排出。坐下之前的弯腰姿势，最能增加腹部压力。而且，前倾的坐姿是最容易排便的姿势。坐立时所产生的腹压相当于睡觉时的两倍，同时也是最容易利用重力的姿势。第二个好处是粪便通道能够敞开。坐下之前弯腰时，直肠肛门角呈钝角（130° ± 15°），粪便通道敞开（幅度比仰卧状态时更大）。粪便不仅能够横向移动，还能上下移动，容易排出。第三个好处是有可能恢复排便感觉。老人长时间卧床会失去排便感觉，因而不得不持续使用尿布等帮助排便。但是，卧床不起的人不断尝试坐着排便，就有可能恢复之前的排便感觉。第四个好处是有助于改善便秘和大小便失禁状况。第五个好处是有助于提高居家养老的生活品质。

从排便机制来看，使用尿布躺着排便的方式极不自然。卧床的姿势无法利用重力，而且腹压也仅仅只有一半。力量衰退的老人无法完全排出直肠内的粪便和尿液，形成长期便秘，甚至还可能导致膀胱炎和尿路感染。因此，家属和护理员应该让长期卧床的老人排便时尽可能地起床、坐着排便，并为此创造条件。

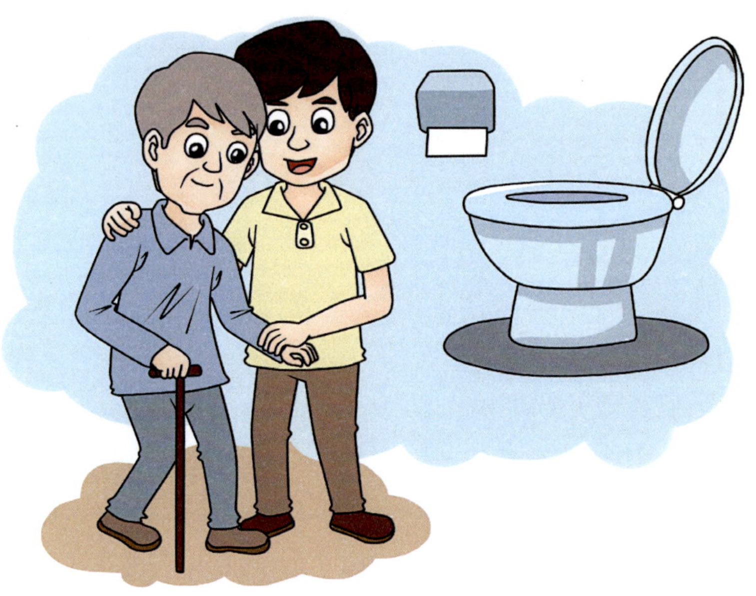

日本的照料护理专家、医学博士竹内孝仁教授为提高卧床老人的生活品质，针对卧床老人发起了“脱掉尿布”的运动，为此做了大量的实验。例如，竹内孝仁教授针对一位长期使用尿布的卧床老人，指导护理员每天在早饭后的 30 分钟左右，帮助卧床老人起床、坐到床边的便携式便桶上排便，连续实验了三天获得了成功，老人能够自然排便了，而且在第四天，大小便失禁症状也消失了。老人说：“利用便携式便桶排便，找到了久违的舒畅感觉，坚持使用，我就能自己上厕所了。”不久，这位老人就能坐着轮椅在护理员的帮助下上厕所排便了。

四、掌握老人排泄动作的自理程度

老人在起居、饮食、排泄等日常生活的活动中做具体的生活行为时应该采取相应的姿势。一般而言，人的自然排泄姿势是坐位（坐着）的排泄姿势。在帮助卧床老人采取坐位的排泄姿势进行排泄时的主要动作顺序是传达尿意或便意、揭开被子、翻身准备起床、起床并且坐在床边、起身向厕所或床边的便携式便桶的方向移动、脱裤子、坐在便桶上开始排泄、排泄后清洁。家属和护理员应该针对这些具体的动作项目确认哪些动作老人自己能够完成、哪些动作老人自己无法完成，以此来判断要帮助老人完成这些具体的动作应该提供怎样的照料护理。

将排泄行为分解，有以下的几个程序：感觉到尿意或便意；起床后坐下（起居动作），准备上厕所；向厕所移动（从床上移动至轮椅或从床上移动至便携式便桶）；脱裤子，做好排尿或排便的准备；坐在坐便器上（10分钟左右）；排尿或排便；排泄后的清洁动作可以自理（阴部、肛门周围的清洁，冲走排泄物）；从马桶上站立，起身；穿好裤子；从厕所返回室内（或从便携式便桶移动到床边）。为了很好地进行排泄护理，必须掌握在这些程序的哪个阶段会发生怎样的问题。一般而言，老人的排泄自理度可以分为四个等级：一是无须照料护理，全部可以自理；二是需要部分照料护理，如果使用辅助用具并获得部分帮助就可以自理；三是基本上无法自理，大部分需要照料护理；四是完全无法自理，全部需要照料护理。

在进行排泄护理的过程中，要求家属和护理员注意以下几点：尊重老人的意思，仅对无法完成的动作提供帮助；确保个人隐私，考虑老人的羞耻心；观察尿意、便意，询问老人，让老人容易接受；为了让老人放心，要安全地进行护理；做好排泄后的清洁，让老人感觉舒适；提供舒适、干净的排泄环境。

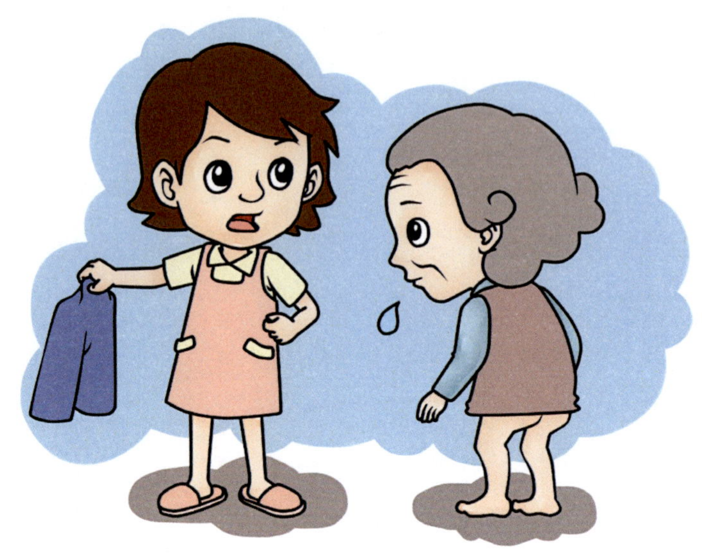

▲ 尊重老人隐私

五、观察排泄物

排泄护理需要观察一日的排尿（便）量、次数（夜晚的次数）、排泄时间（量）、性状（颜色或有无杂质）等。另外，排泄与饮食量、水分补充量和运动量密切相关，因此这方面的观察也非常重要。一次排泄的观察项目包括排泄前的观察，有无尿意（便意）、小腹部胀满、与上次排尿（排便）的间隔、对排泄的不安；排泄中的观察，有无排尿（时）疼痛、有无不愉快或不协调感、有无排尿（便）困难、有无尿线异常；排泄后的观察，一次量、颜色和浑浊（有无杂质等）、所需时间、有无尿（便）意消失、有无尿（便）不尽、有无排尿（便）后疼痛。

六、了解排泄障碍的背景

居家养老的老人出现排泄障碍时，大多与身体的健康状况有关。一般而言，随着年龄的增加，老人的慢性疾患会增多，有的还会出现各种脏器功能不全的现象。随着日常生活活动能力的下降，特别是处于失能半失能或卧床不起的状态，常常会有大小便失禁的情况。再者，有的老人为了治疗疾患，还在服用各种药物，因此造成老人大小便失禁的原因是比较复杂的。在对老人进行排泄的照料护理前，首先要在医生的帮助下，掌握老人身体健康的状况，判断老人的大小便失禁是否能够通过治疗得到治愈或改善，如果无法治愈或通过治疗也无法改善，就只能依靠排泄的照料护理。

七、了解排泄障碍与大小便失禁的类型

在对老人进行排泄的照料护理时，要了解老人失禁的类型。老人大小便失禁的类型可以根据症状、所患的疾患来进行分类。一般而言，居家养老的老人容易发生的是“功能性尿失禁”。针对这类失禁，要从排泄的物理环境、人际关系，以及家属和护理员与老人的关系上下功夫，寻找解决方法。

八、为老人创造良好的排泄环境

对于有便意和尿意，并且能够明确排泄的具体动作、在搀扶下能够去厕所，或可以从床边移动到便携式便桶的老人，家属和护理员应该按照“排泄最优先原则”，为老人的排泄营造良好的物理环境。对于长期卧床的老人，排泄的环境还包括起床的环境、站立的环境、便携式便桶的环境、乘坐轮椅从床边移动到厕所的过道的环境以及厕所里面的环境。

根据老人的排泄自理程度，排泄的照料护理又可分为四种形式：一是厕所内的照料护理，二是便携式便桶的护理，三是使用小便器的照料护理，四是使用尿布的照料护理。

第四节　认知症老人上厕所排泄的护理

家属和护理员应该尽可能地动员卧床的老人起床到厕所去排泄，为此首先要让老人起床。有的老人因为脑卒中引发的半身麻痹长期卧床，即便是这样的老人当中有的还是可以靠自己的力量起床的。要判断半身麻痹的老人是否能够靠自己的力量起床，有一个方法就是和老人握手。如果老人是右半身麻痹就用左手握老人的左手，如果是左半身麻痹就用右手握老人的右手。家属和护理员在握手时告诉老人用劲握自己的手，如果老人握手时有劲而且家属和护理员的手感到有点疼，那么就可以判断这位老人可以靠自己的力量起床；如果老人握手时没有劲，就无法靠自己的力量起床。这并不是说没有麻痹一侧的手也变得麻痹了，而是因为长期不活动、不使用未麻痹一侧的手引发了废用性萎缩，如果有意识地多使用这一侧的手是可以恢复的。为了确保老人能够起床，一是要确保床的宽度和床垫的硬度，二是要在床边安装好扶手。

如果能够起床，接下来就要确保老人能够站起来。为此要调节从地板到床垫的高度，这个高度应该根据老人下肢的长度和脚的力度来决定。

如果能够站起来，可以让老人乘坐轮椅从卧室移动到厕所去排泄。如果无法移动到厕所，就可以在卧室内靠近老人床铺的位置安放便携式便桶，让老人使用便携式便桶排泄。

环境完善就是要在保护老人个人隐私的前提下，尽可能地设法让老人自己完成排泄的一系列动作，同时也要根据老人失能半失能的情况灵活选用排泄用的辅助设备和器具。排泄的环境主要是指厕所或便携式便桶的清洁、从床边移动到厕所或便携式便桶的工具如拐杖、轮椅、过道上的扶手以及厕所内的扶手等。

一、完善厕所的环境

为了让失能半失能的老人能够自然排泄，完善厕所的环境极为关键。首先要确保从卧室到厕所的通道（走廊）的安全，过道要便于通行，不要放置容易磕碰到的物品。同时应该使用坡板来消除过道与厕所入口的高低差。如果老人是坐在轮椅上移动，厕所的出入口需要保持 80 厘米以上的宽度，以便轮椅自由出入。厕所内应确保护理员实施护理的空间和轮椅的使用空间。不能只从老人的角度出发改变环境，还应考虑护理的便利性。厕所应该能够保护老人的个人隐私，能够让老人独立进行排泄动作。

厕所的门最好采用能够轻松开关且不会阻碍行动的推拉门，而且为了应付紧急情况，可以直接卸掉厕所的门锁。著者的老父亲上厕所时习惯关门上锁，结果有一次，老人上厕所时出现紧急情况，因为门上了锁，外面的人一时又进不去，十分危险。后来著者吸取教训，直接把厕所的门锁拆卸掉了。

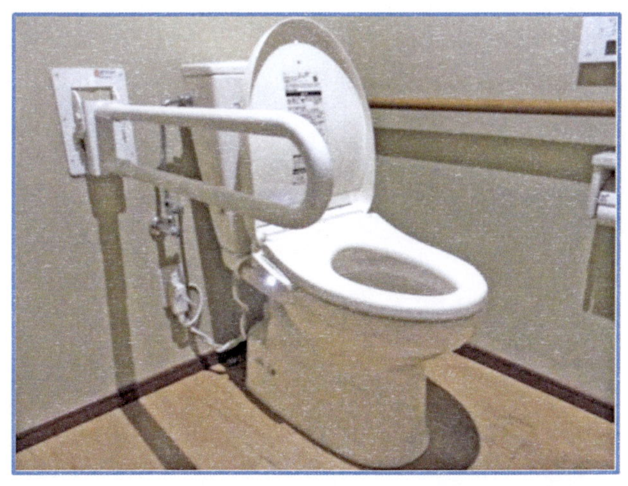

厕所里应安装两根扶手。一根安装在旁边的墙上，与老人的肩膀同样高度，以供老人排泄时扶握；另一根竖向安装在身体未麻痹一侧或正面墙上，以供老人站立起来时扶握。

坐便器和轮椅应保持相同高度，同时考虑站立和坐姿稳定性两方面。如果双脚不能切实接触地面，应当准备踏脚台。呼叫按铃（响铃）和卫生纸应放在便于触到和拿取的位置。

厕所的地板应使用防滑、防水的材质，应随时保持清洁（地板潮湿则容易跌倒）。

高龄老人由于各项机能均有所下降，因此上厕所时总是很难完全排泄干净，因此在护理时要谨记，给老人足够的时间。

二、在厕所排泄的照料护理

当老人感觉到有尿意或便意，而且可以采取坐姿时，护理员应该尽量诱导老人到厕所去排泄。护理员可以根据需要，分别对老人从卧室移动到厕所以及在厕所穿脱裤子、坐到马桶上的行为进行照料护理。在老人排泄时，可以离开现场，排泄后的清洁处理也尽量由老人自己进行，必要时，护理员可戴上一次性手套帮助老人清洁下身。排便后，为了防止细菌侵入女性性器官及尿道，要从前面朝后面擦拭，将肛门部位擦拭干净。擦拭后，将手套放在塑料袋中作为垃圾处理掉。

1. 帮助老人坐轮椅自己上厕所排便的方法

第一步，让轮椅和马桶成直角。当厕所空间较大时，可以让轮椅和马桶成直角，这样便于老人站起后旋转身体坐到马桶上。

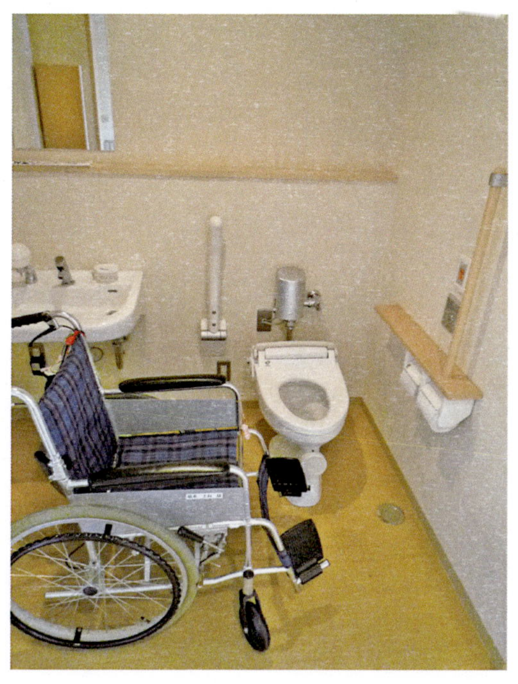

第二步，当老人做好站立的准备姿势后，护理员要确认轮椅处于刹车状态，让老人的膝盖对着马桶盖的位置。

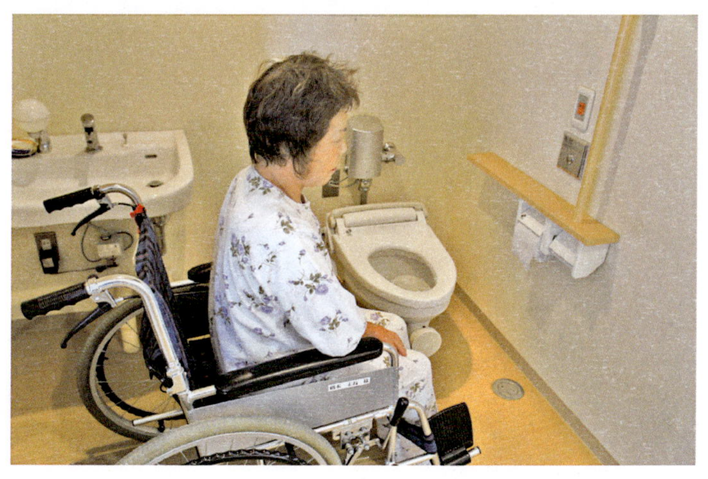

第三步，让老人用左手抓住扶手。

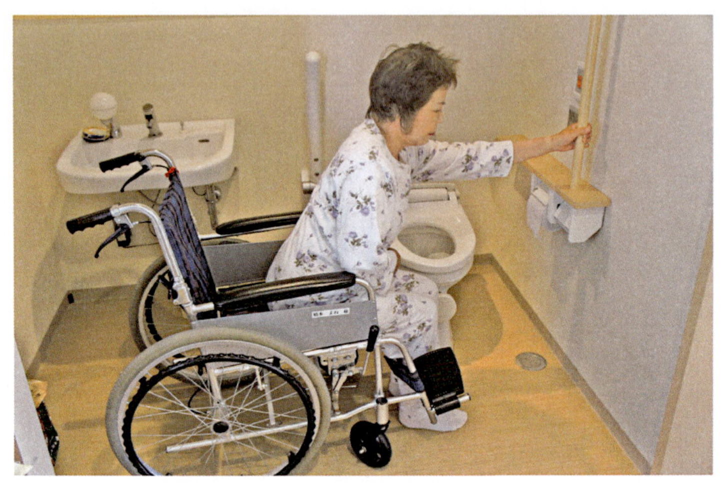

第四步，让老人从轮椅上慢慢起身站起来。

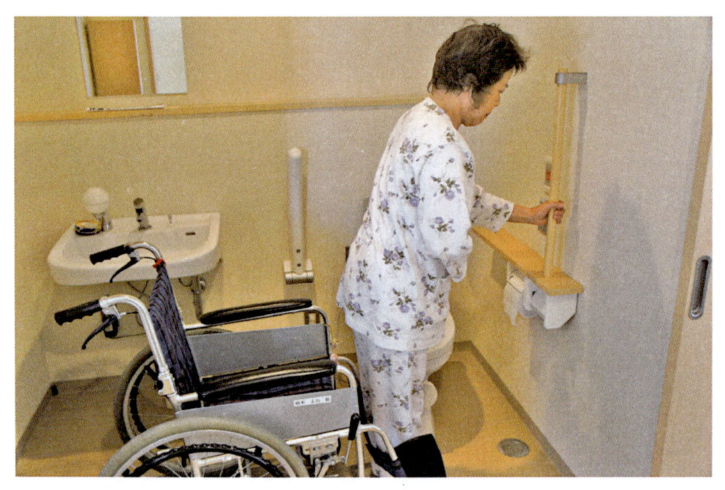

第五步，让老人以左脚为轴心，转动腰部，让臀部对准马桶。

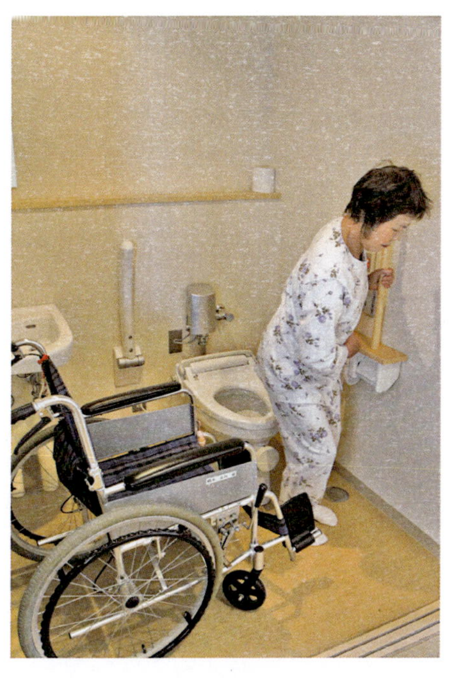

第六步，让老人站稳，然后脱下裤子。

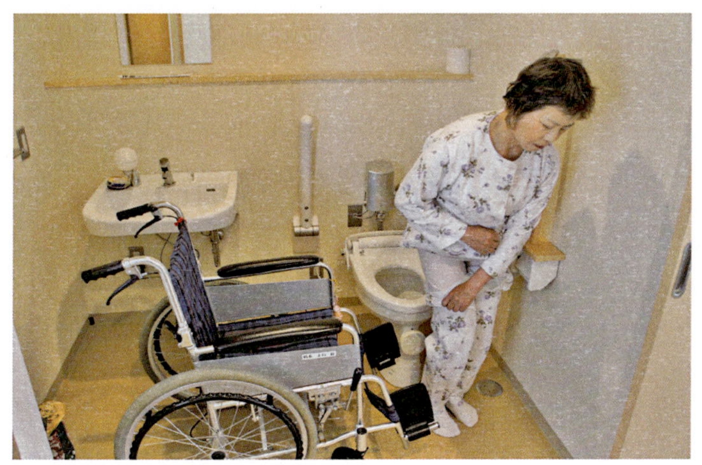

第七步，让老人坐到马桶上排便。

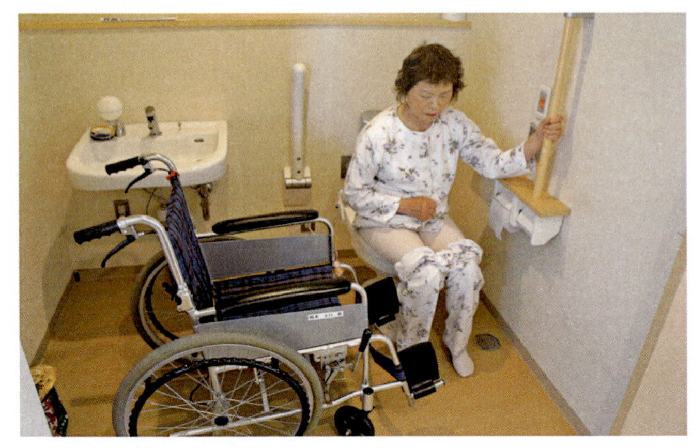

2. 护理半身麻痹老人上厕所的方法

当老人半身麻痹导致自己去厕所排泄有困难时，需要护理员在旁边照料护理。

第一步，将轮椅停靠在与马桶成直角的位置，护理员用右手支撑老人的左侧腋下，同时用左手支撑老人的腰部，帮助老人从轮椅上起身站起来。

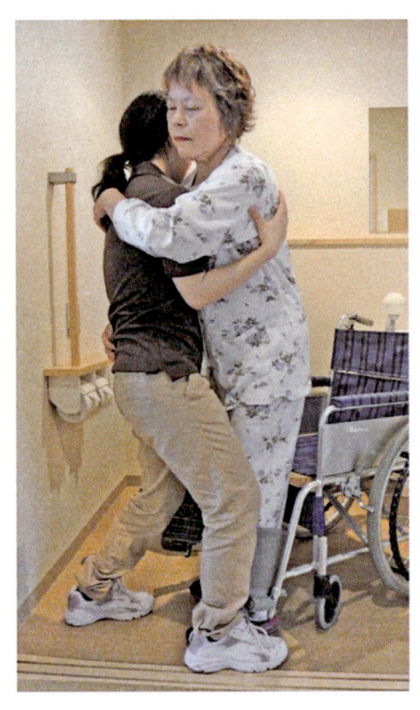

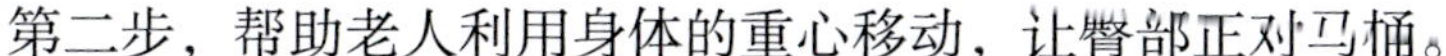
第二步，帮助老人利用身体的重心移动，让臀部正对马桶。

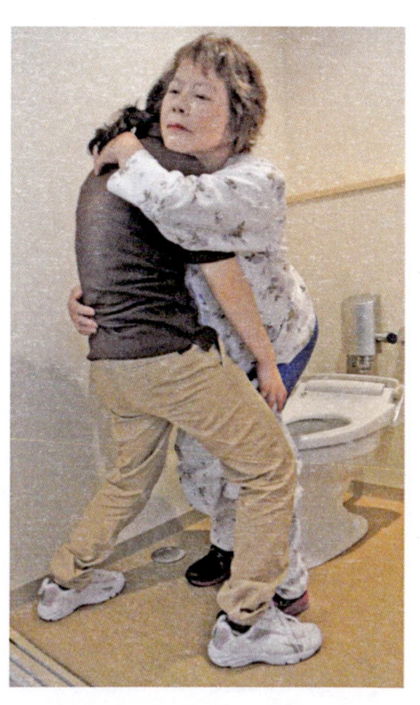

第三步，老人的臀部对着马桶后，护理员帮助老人脱下裤子。

第四步，护理员用手支撑老人的腋下，帮助老人弯腰坐到马桶上。这时，护理员的手应当扶住老人，避免老人的臀部突然快速坐到马桶上。

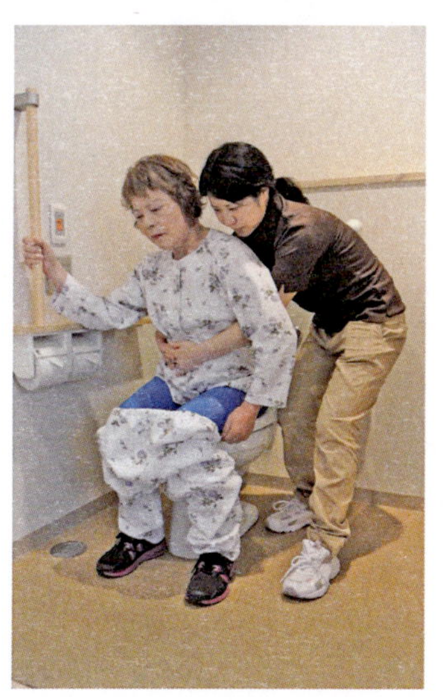

3. 搀扶老人到厕所排便的方法

第一步，搀扶老人步行从卧室移动到厕所，让老人用双手抓住厕所墙上的扶手。护理员帮助老人脱下裤子。

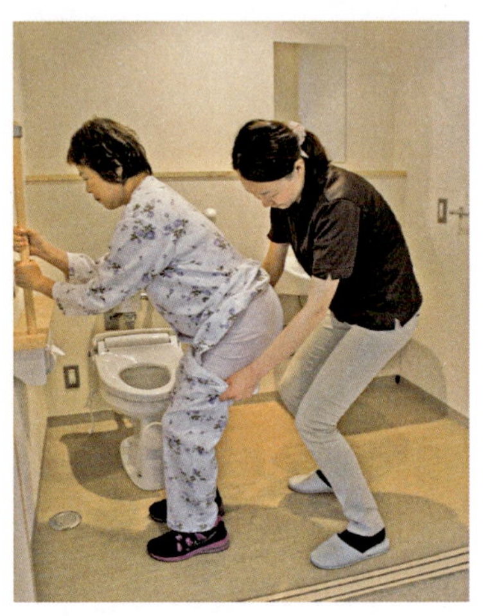

第二步，帮助老人转身臀部对着马桶，然后让老人双手环抱护理员的肩膀，护理员双手抱住老人的腰部，帮助老人坐到马桶上，开始排便。

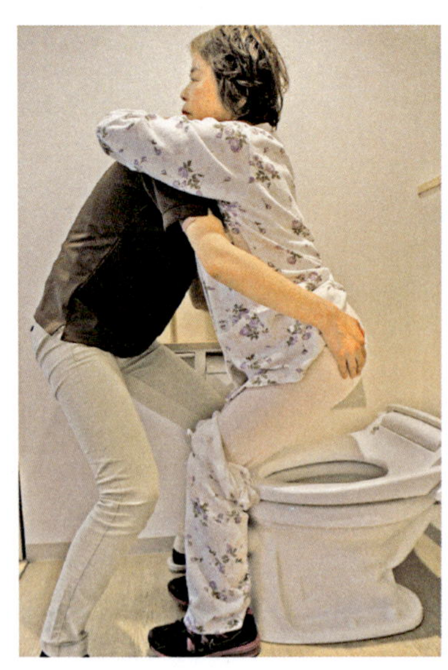

第三步，老人排便结束后，让老人的身体略微向前倾斜，护理员戴上一次性手套，或把卫生纸卷在手上，然后从老人臀部后方把带着一次性手套的手伸进去，从阴部的前方往后方擦拭，做好清洁工作。

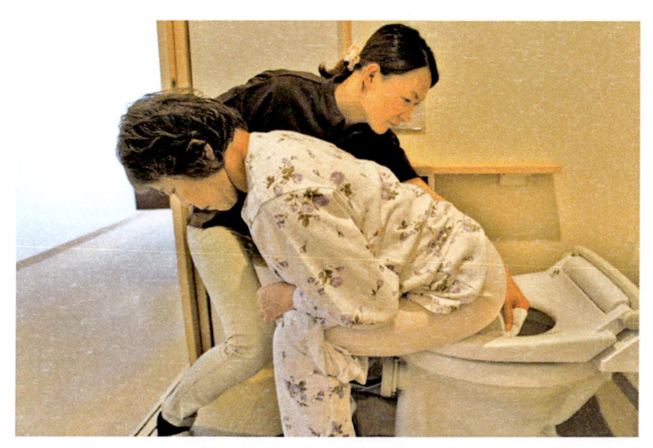

第五节 认知症老人在室内排泄的护理

有的失能半失能老人在护理员的帮助下，虽然勉强可以起床，但是无论是搀扶步行，还是坐轮椅都实在难以从卧室移动到厕所去排泄。有的老人的卧室离厕所比较远，晚上去厕所很不方便。在这种情况下，为了鼓励老人坐着排便，可以在卧室内安放便携式便桶。如果老人从床上起身站起并且能够弯腰，那么只需要移动很短的一段距离就能够坐到便携式便桶上。

便携式便桶主要是以能够起床但难以移动到厕所的老人为对象设计的。在选择便携式便桶时要注意的具体标准为：稳定性良好，坐下后双脚掌可以接触地面，便盆的大小应该适合老人臀部，装有扶手或靠背，有放脚的空间便于站起，维护简单。为了保护老人的个人隐私，应该在便携式便桶的周围进行遮挡，与外界隔开，避免被人看见。每次排泄完毕后，应该立刻收拾，并且房间也要及时换气。在卧室内使用便携式便桶时，最大的问题是臭味。因此，每天要至少消毒一次，同时可利用除臭剂。

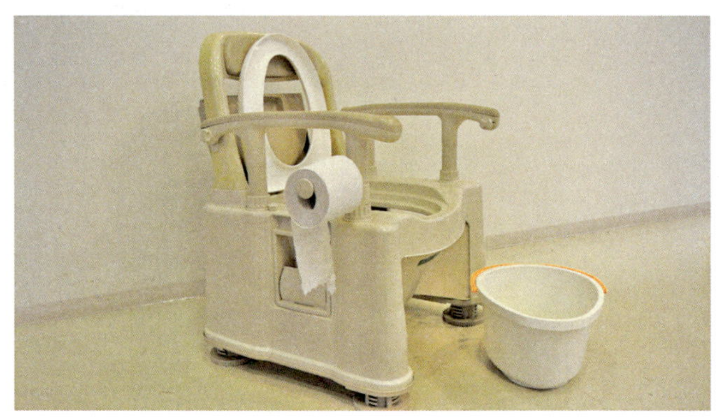

便携式便桶可以安放在床和墙壁之间，以便让老人能依靠床沿或把手支撑身体，从床边换乘到便携式便桶上。为了固定便携式便桶，可以在地面铺上防滑用的橡胶垫，或在便携式便桶的下面铺上毯子，以防止便桶打滑。

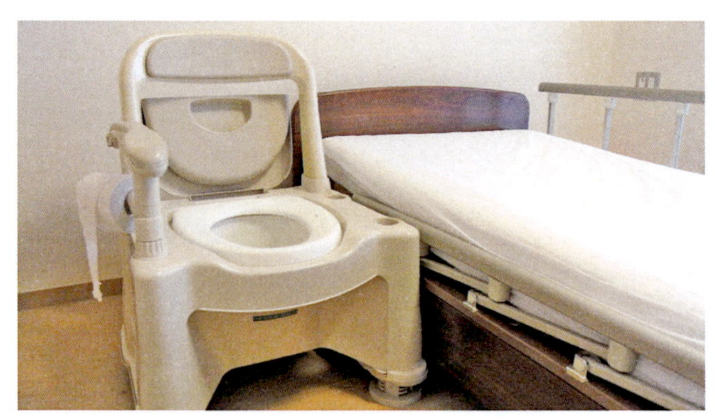

一、帮助半身麻痹的老人使用室内便携式便桶的方法

以帮助左半身麻痹的老人使用便携式便桶为例。

第一步，让老人坐起来，然后从床边换乘到便携式便桶上。让老人一边用右手抓住便桶辅助扶手，一边转换身体的方向，使臀部对着便携式便桶。

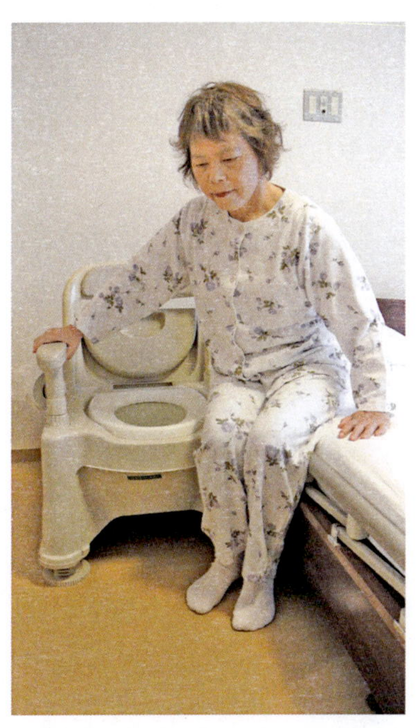

第二步，如果老人因为失能半失能而行动困难，护理员可以从老人的身后伸手环抱老人，帮助老人移动身体。

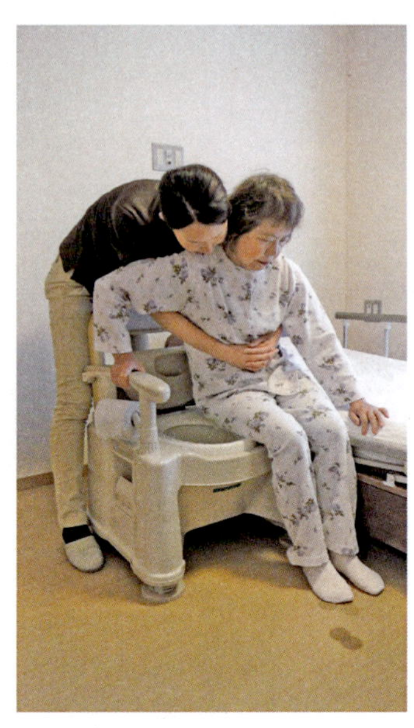

第三步，护理员转到老人的前方，帮助老人脱下外裤和内裤，让老人将麻痹一侧的手搭放在护理员的肩膀上。

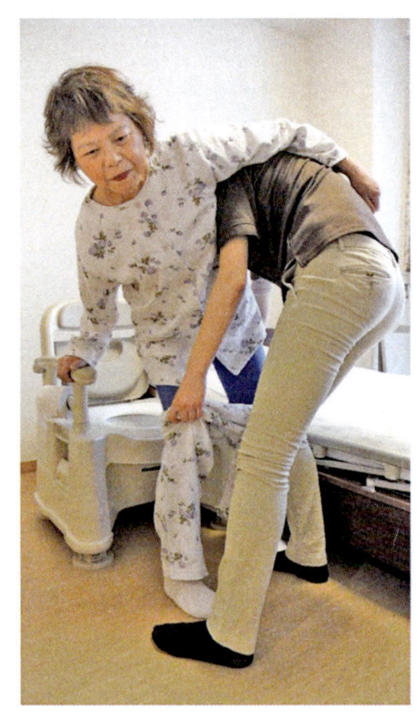

第四步，帮助老人坐到便携式便桶上。

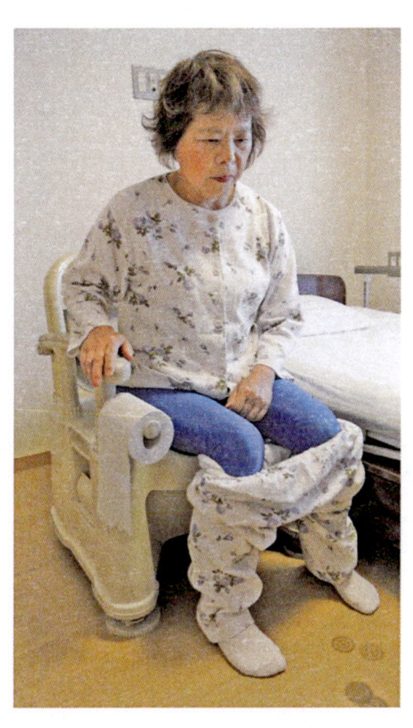

二、使用小便器进行排泄护理的方法

虽说坐着排泄最自然，也是最理想的排泄方式，但是许多失能半失能的老人长期卧床不起，无法保持坐姿，活动也不稳定，实在无法采取坐姿排泄。因此不得不在老人躺在床上的情况下，使用小便器或插入式便器帮助老人进行排泄。使用小便器或插入式便器进行卧位排泄，容易引起尿路感染及性器官感染，因此必须注意保持清洁。

小便器有三种类型：一种是男用型，另一种是女用型，还有一种是男女都可以用的尿液收集器。尿液收集器的原理是利用床和地板的高低差，接尿口和尿液收集器使用软管连接后就可以收集尿液。

在使用小便器帮助卧床老人排尿时，应该事先准备好小便器、小便器护罩、洗手用的温水或湿毛巾、毛巾（浴巾）以及一次性手套等。在冬天，

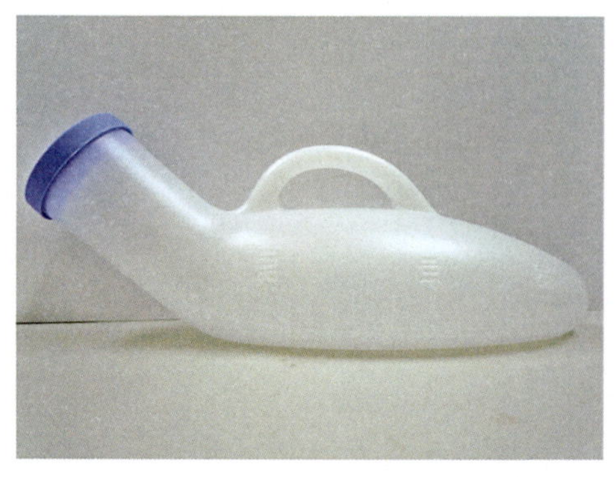

▲ 男性用小便器

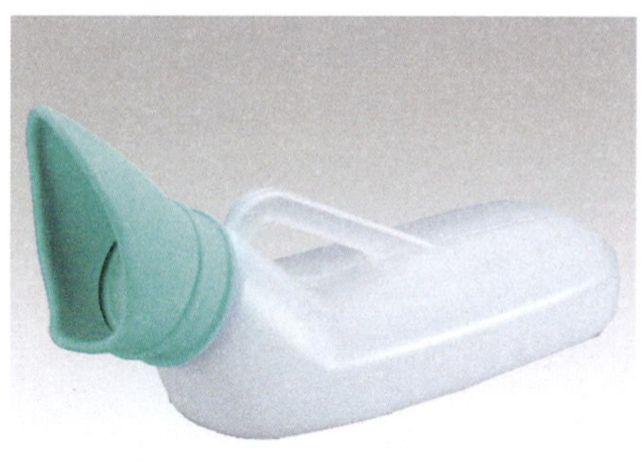

▲ 女性用小便器

小便器会有冰凉的感觉，因此平时可以将小便器护罩盖在小便器上，放在床的旁边。护理前最好铺上防水布。先帮助老人脱下内衣，然后插入小便器。排尿结束后，取下小便器并放在椅子上，盖上护罩。帮老人整理好睡衣和被褥。然后让老人洗手，或用湿毛巾擦手。护理员要考虑老人的害羞心理，要用浴巾等将其下半身遮盖起来。男性排尿时采取侧卧位；女性排尿或者排便时采取仰卧位，可将床抬起呈上半身抬起的姿势进行排尿。

1. 帮助男性老人使用小便器的方法

第一步，在老人的腰部下方垫上塑料薄膜或防水布，以免弄脏被单。

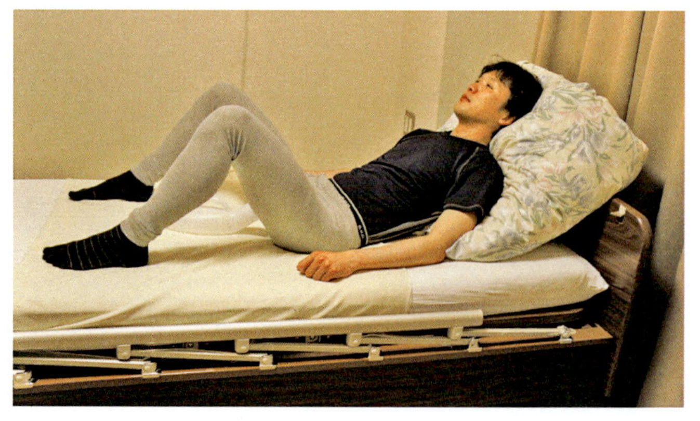

第二步，把老人的阴茎完全放入小便器的接尿口内，并把小便器固定在双腿之间。有时也可以用沙袋等固定小便器。

如果老人可以横向侧卧，可以让老人自己拿着小便器排尿。

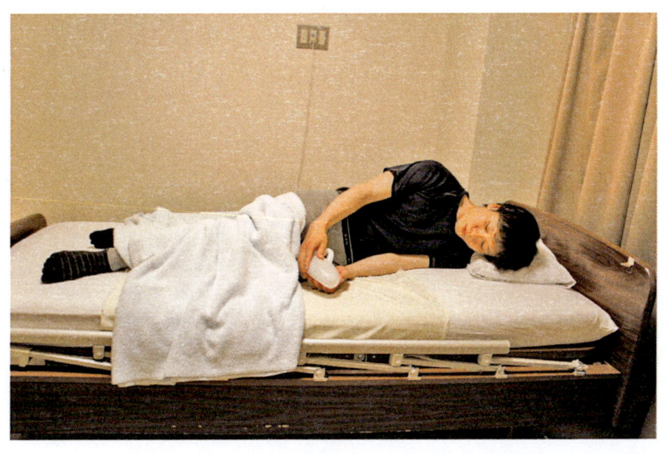

第三步，老人排尿结束后，往往是自己感觉尿完了，但有时候还是会流出少许，因此护理员在拿走小便器时应该用卫生纸包住老人的阴茎，然后再帮助老人清洁阴部。

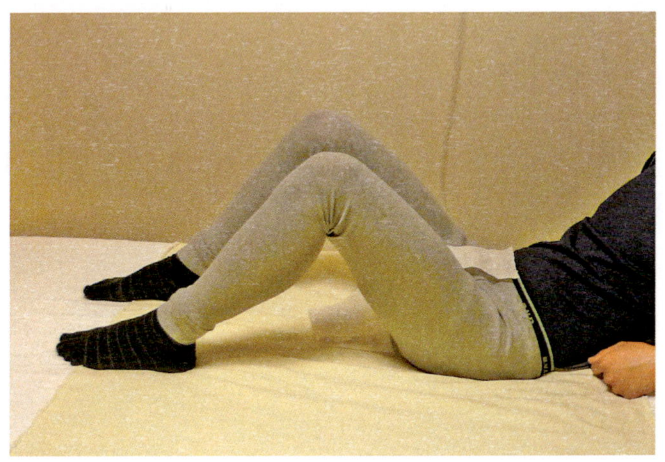

2. 帮助女性老人使用小便器的方法

第一步，在老人的腰部下方垫上塑料薄膜或防水布，避免弄脏被单。要注意，女性小便时容易洒出来，容易弄脏床单和被子。

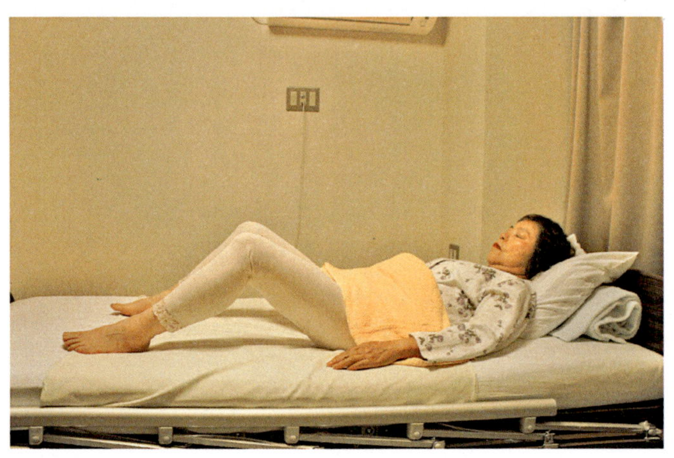

第二步，让老人双膝直立，略微张开双腿。把小便器的边缘放到可以接触尿道口与肛门之间的位置，按住小便器让接尿口接触身体。

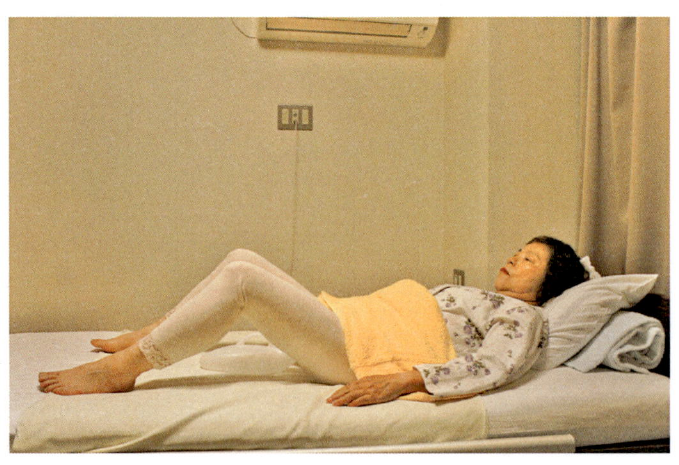

第三步，用卫生纸等垫在前侧。要纵向折叠卫生纸，并且放在老人的阴部，防止尿液飞溅，同时引导尿液流向小便器。这样还可以照顾到老人的害羞心理。

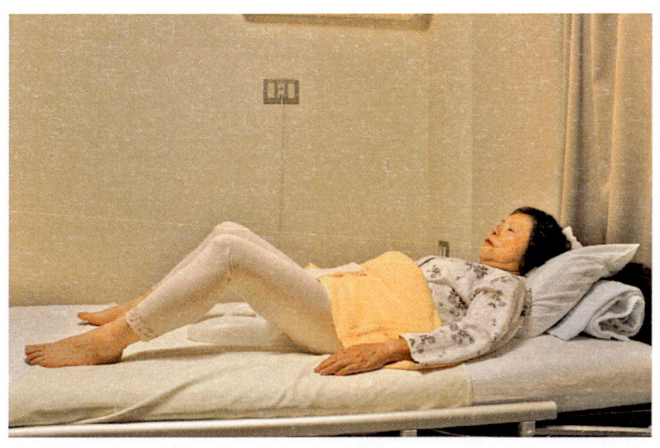

第四步，老人尿完之后，清洁时必须从尿道口向肛门、从上到下进行擦拭。

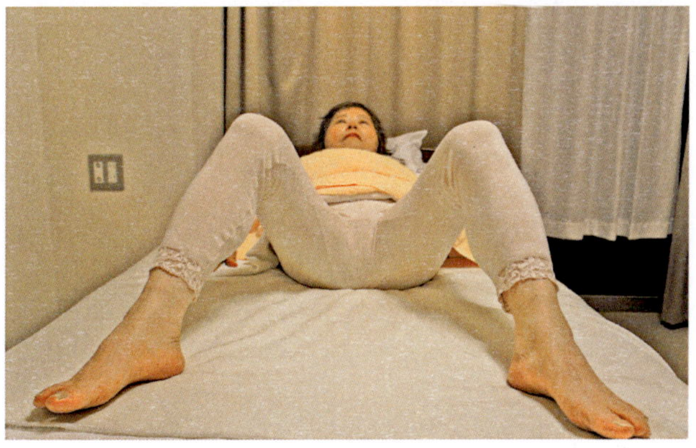

排泄后护理员可以戴上手套进行擦拭，可以用热毛巾擦拭老人阴部以保持清洁。

三、帮助卧床老人使用排便器排泄的方法

第一步，在便器中铺垫几张卫生纸。冬天的话，可以事先用热水对便器进行加温，然后再铺垫卫生纸。在老人臀部的下方事先放好防水布。

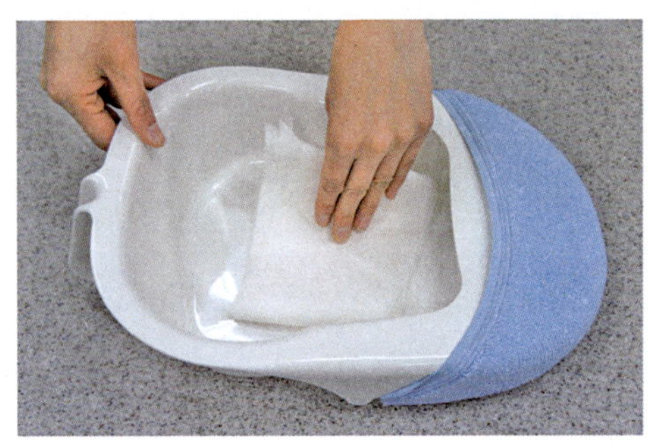

第二步，让采取仰卧位的老人配合抬起腰部，以便放入便器。如果老人无力自己抬起腰部，可以在老人臀部下放入一块方巾，再把方巾的两头绑在护理员的左手臂上，护理员一边用力抬起绑着方巾的手臂帮助老人抬起腰部，一边用右手往老人的臀部下方插入便器。

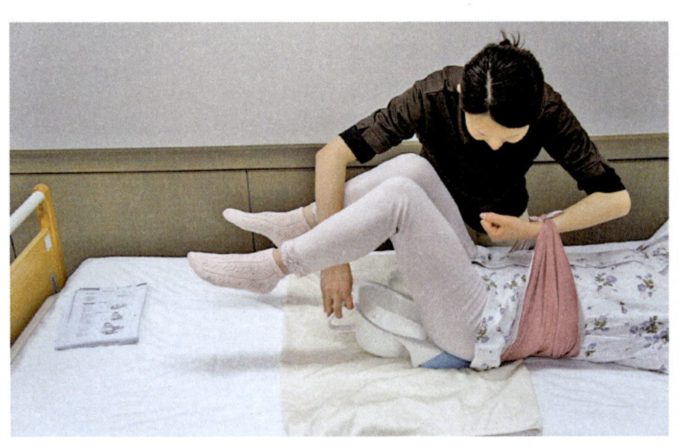

老人实在无法抬起腰部的情况下，可以让老人采取侧卧位，然后在臀部位置放好便器，再让老人恢复仰卧位，要确保老人的臀部正好对着便器。让肛门位于排便器开口部分的正中间。女性老人排便时会同时排尿，因此应该在阴部上面放好卫生纸以防止尿液飞溅出来。

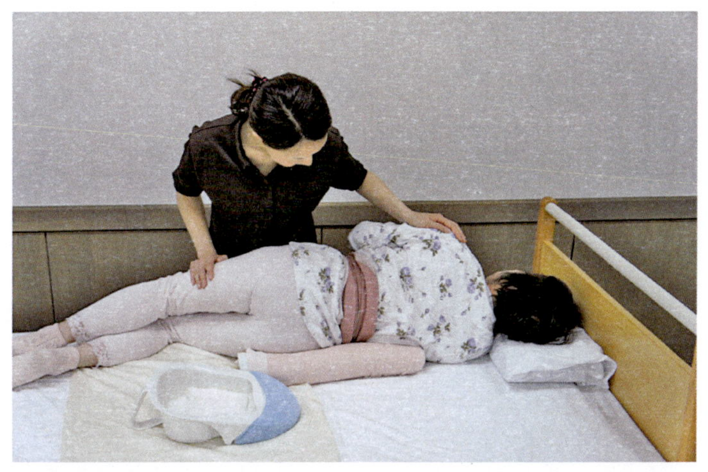

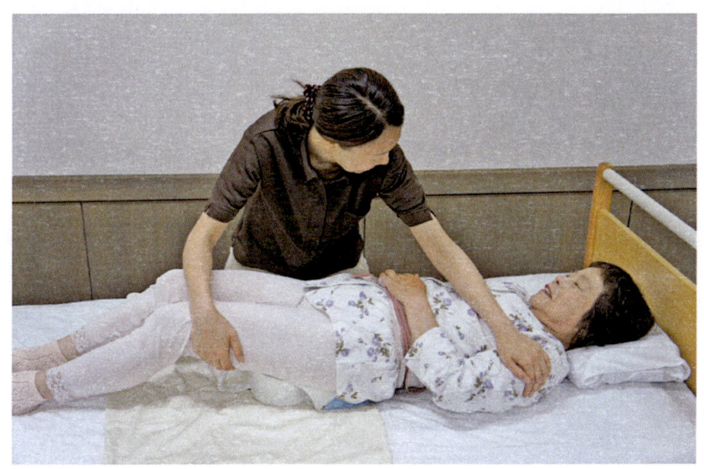

第三步，让老人的膝盖弯曲一定的角度，并且在老人的下半身盖上毛毯，以保护老人的隐私。

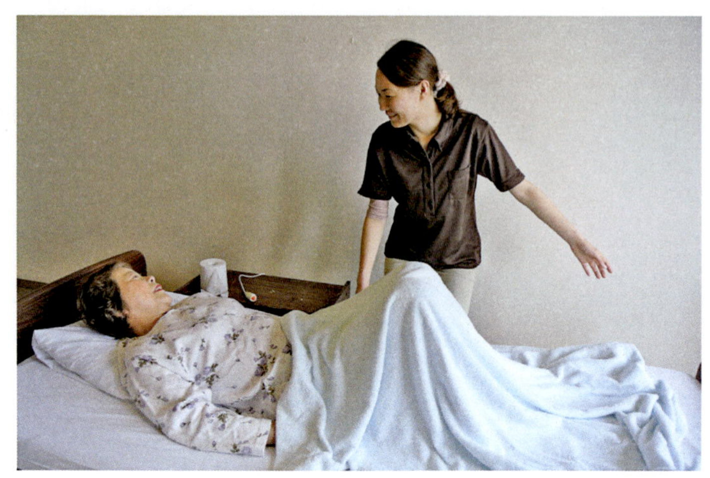

第四步，老人排便结束后，护理员先拿出便器，然后帮助老人清洁阴部，擦拭时应该从前往后进行。擦拭干净后，取走老人臀部下方的防水布，帮助老人整理好睡衣睡裤。接着还要帮助老人洗手。

第六节　卧床老人使用尿布排泄的护理

如上所述，除下半身麻痹和四肢麻痹等身体障碍外，疾病本身是不会让老人丧失尿意和便意的。如果由于老人失能半失能或长期卧床，就让老人长期连续使用尿布，那么尿意和便意的感觉就会逐渐消失。因此，对于失能半失能的老人，使用尿布是最后的选择。有的卧床老人明明有尿意，但是护理员却因为卧室离厕所远、搀扶老人去厕所太麻烦而让老人使用尿布，自己图省事；有的养老机构因为护理人手不足，没时间帮助老人到厕所去排泄，而让老人长时间使用尿布。这些情况对老人都是极不负责任的。一般而言，只有在老人意识不清楚，或由于疾病卧床不起、疾患症状严重的情况下，才不得不让老人使用尿布。一旦脱离这种重症状态，那么就应该帮助老人“告别尿布”，回到普通的排泄方式。

让老人在床上进行排泄而不得不使用尿布时，要根据老人的排尿或者排便的规律及时更换尿布。为了保持清洁、防止皮肤的糜烂及尿路感染，在排泄后要迅速进行清洁处理。更换尿布时，要考虑老人的害羞心理。要用浴巾将上半身遮盖，不要露出多余的身体部位。要仔细清洗阴部，从尿道向肛门的方向用热毛巾擦拭清洁，用干毛巾擦掉湿气。为了预防感染，毛巾擦拭后不能再使用已用过的一面。

尿布有布尿布和纸尿布之分。在选用时不但要考虑经济性，还要考虑使用是否复杂、是否可废弃、皮肤触感以及吸水性能等各方面的特点。另外，还需要考虑有无大便失禁和一次的排尿量等。护理员应该注意，纸尿布属于石油制品，长期使用会形成闷热和出疹的现象，从而导致老人焦躁不安、情绪不稳定。

纸尿布的种类分为内裤型、胶带型、平面型等若干种。纸尿布应当具备的功能包括吸水能力、防侧漏的效果、透气效果、防菌效果、防臭效果等。一般而言，长期躺在床上生活的老人大多使用胶带型和平面型纸尿布，它能够减轻护理员的负担。在使用纸尿布时，如果结合尿垫使用既能减少尿布的污染也更加经济，但选择时需要考虑老人使用时的感受、排尿量和次数等。

尿布的更换方法如下：

第一步，让老人采取侧卧位，用手抓住床栏杆。为了在换尿布的过程中保护老人的隐私，应该在老人的腰部位置盖上毛毯。护理员先为老人取下脏的尿布，并且把脏尿布卷起来。这时，护理员还应该观察一下排泄物的情况，如排泄物的颜色、味道、形状等，如有异常就应该联系医生处理。

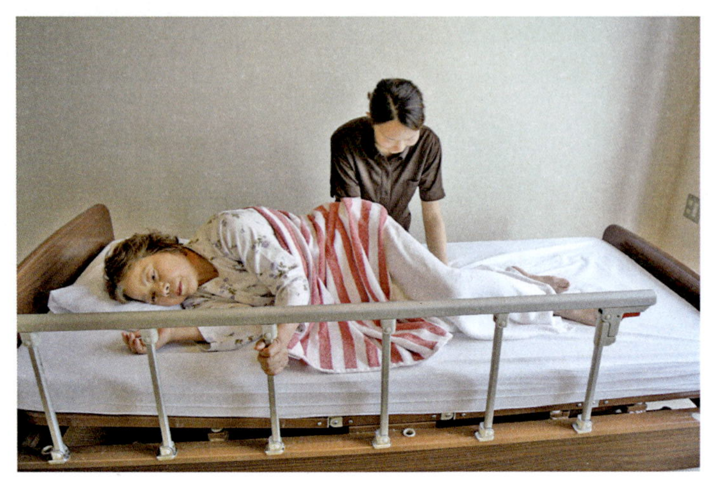

第二步，护理员用热毛巾为老人擦拭阴部、臀部及肛门部位。阴部位置应该从前向后擦拭。

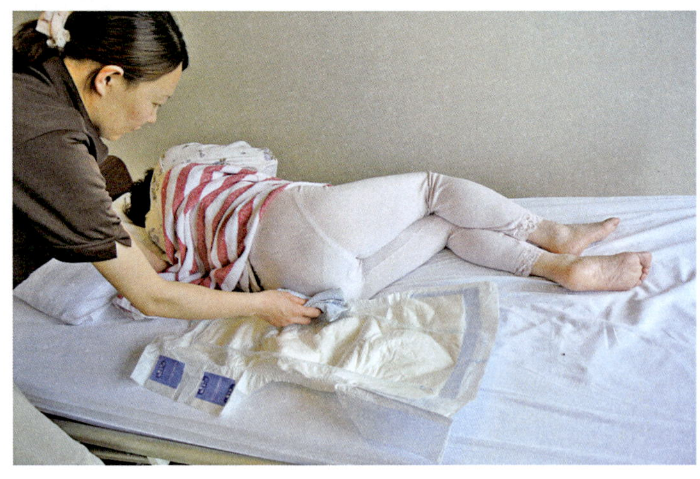

第三步，用干毛巾把水分擦干净。同时，还要观察老人下半身皮肤的状况，看看是否有褥疮的迹象。

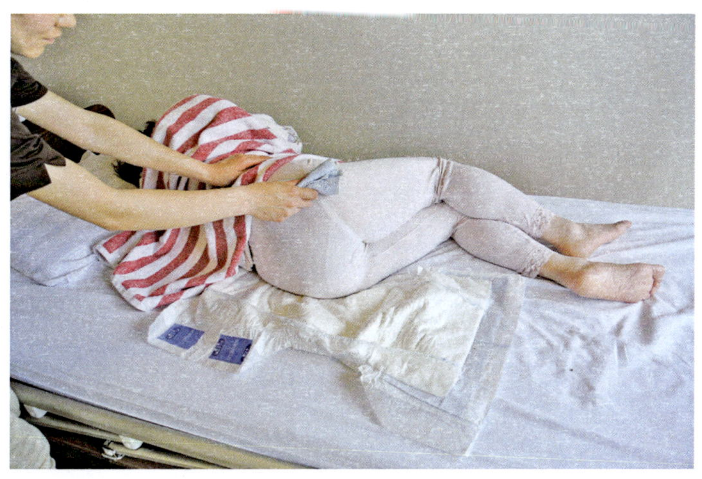

第四步，让老人保持侧卧位，把新的纸尿布横向卷起约一半，在老人的臀部下方放入新的尿布。

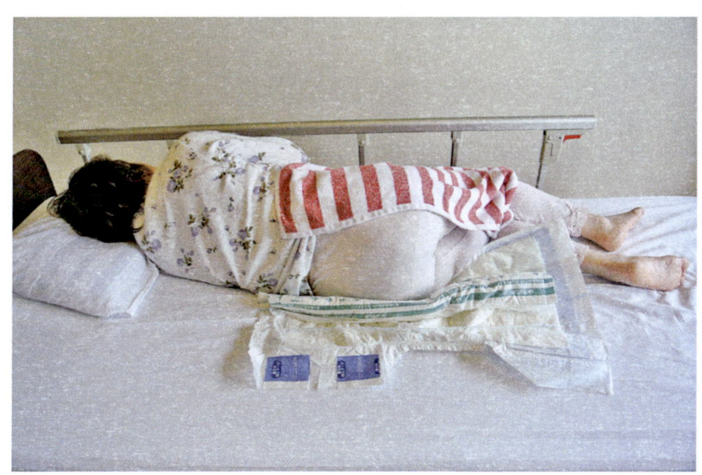

第五步，让老人采取仰卧位，展开新尿布卷起的部分。在老人腰部和臀部的下方把尿布均匀地铺好。

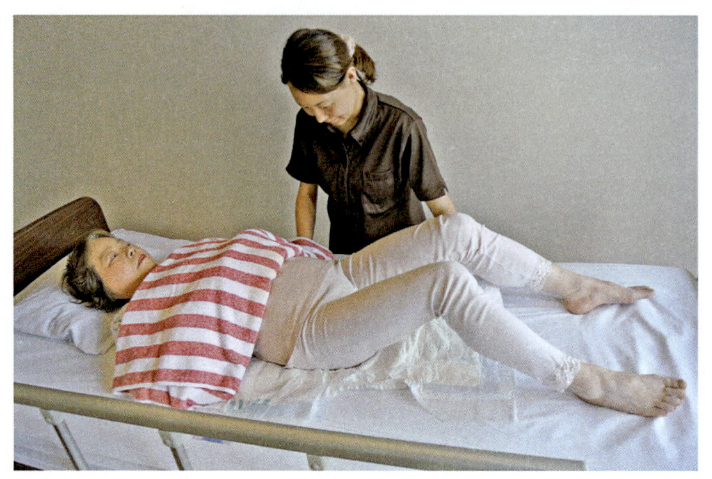

第六步，为老人穿好纸尿布，利用两侧的纸尿布侧边压住纸尿布，然后用胶带固定。注意大腿根部不可勒得过紧。穿戴新的尿布时要注意，尿布的上端部分对齐腰部，尿布的中心对齐臀部的中心。可根据需要配合使用尿垫。为老人换好新的尿布后，应该让房间通风换气。

第七节　认知症老人排泄护理“三大难题”及应对方法

在认知症老人排泄护理中有“三大难题”，一是“失禁”，二是“随意大小便”，三是“弄便”。

即使是认知症老人也会有很强的自尊心，我们在为认知症老人做排泄护理时，一定要注意千万不可伤害老人的自尊心。认知症老人因为尿道括约肌松缓，容易产生尿频和尿失禁的现象，随着认知障碍的加重，对尿意和便意的感觉也会变得迟钝，难免会出现来不及上厕所的情况。有时，虽然感觉到了尿意或便意，但是因为“失认”而找不到厕所，或进了厕所因为“失用”而不知道怎样使用坐便器，也会造成大小便失禁。在这种场合，认知症老人本身会感到难为情，为了不让家人看到自己的“失败”而偷偷地把尿脏了的衣裤藏到衣柜或别人看不到的地方。如果家属和护理员对着失禁的老人大喊大叫，势必会伤害老人的自尊心，引起老人的过激反应。因此，家属和护理员不可用教训的口气指责老人，而是应该设法安慰老人，要尽量不动声色地做好处理工作。家属和护理员平时应该掌握老人的排泄规律，及时诱导老人大小便。

啊！
老爷子又大小
便失禁了！
还把尿脏的
裤子藏到衣柜
里去！
……

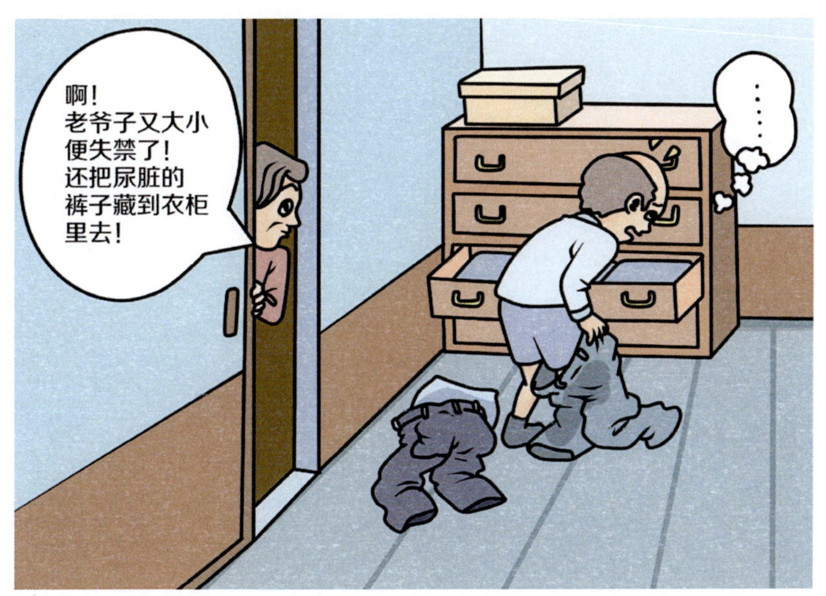

“随意大小便”是认知症老人排泄护理中经常出现的难题。认知症老人因为“定向障碍”而无法辨认场所和地点，把房间的阴暗处、走廊、浴室等错认为厕所，而在厕所以外的地方大小便，这是令家属和护理员感到惊愕或生气的事，面对这种情况，家属和护理员往往会情不自禁地大声惊叫。在这种场合，我们同样应该注意不可伤害老人的自尊心，应该理解老人的情感。针对“定向障碍”的症状，平时应该在诱导和指示厕所方向和位置

方面多下功夫，可在卧室、客厅到厕所的过道制作带有箭头的指示牌，在厕所门上也要醒目地标明“厕所”字样。另外，还可以在照明上下功夫，每天 24 小时都可以在过道和厕所内开灯，以便让老人识别厕所。

啊！
老太太，那里可不是
可以小便的地方啊！
不能随地大小便！

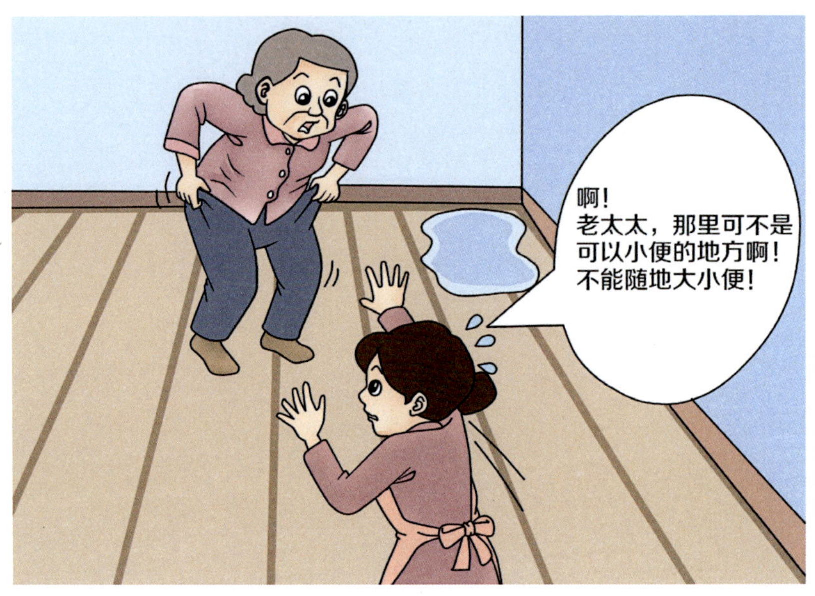

“弄便”是认知症老人护理中最为难堪的事情。著者 96 岁的老父亲就有这样的情况，但是老父亲似乎“很坦然”，一点儿也没有做错什么事的感觉。认知症老人的“弄便”是指把大便涂抹到自己的身上、衣服上、床单上、墙上的行为。这是由于认知障碍导致老人对大便的认识已经淡薄或忘记，再加上穿着尿布大小便后没有及时替换而感到不舒服等。要减少和防止认知症老人“弄便”，关键还是在家属和护理员。首先，千万不可因此而伤害老人的自尊心。其次，我们要尽可能地掌握老人排泄的规律，做好“排泄日记”，及时诱导老人排便，或及时帮助老人替换尿布。如果“弄便”的情况比较频繁，可以考虑在老人的床上或身边的墙上铺一层卫生的塑料薄膜。

第十章
认知症老人更衣的护理

第一节　认知症老人更衣能力的评估与更衣护理的原则

一般而言，人们早晨起床后会换下睡衣，根据季节的变化穿上日常服装，睡觉时再从日常服装换回睡衣，平时穿脏了的衣服会经常换洗等。更衣的行为是我们日常生活中特别是早晨起床之后首先要做的事情。对许多人来说，更衣和梳妆打扮是生活规律。对于居家养老的老人特别是失能半失能的老人，更衣不但能够使他们的精神焕然一新，而且会为他们的养老生活增添活力。但是，由于认知障碍，特别是定向障碍，认知症老人对季节、夜间和白昼、天气冷暖等失去判断能力，难以自我调节和判断如何更衣，也有的认知症老人因为失用而变得无法按照正常的程序穿脱衣，甚至出现总是穿同一件衣服“拒绝更衣”和“反抗更衣护理”的现象。

一、认知症老人更衣能力的评估

为了做好认知症老人穿衣和脱衣的护理，我们可以事先对认知症老人更衣能力做定期评估。认知症老人更衣能力评估主要包括10个方面的内容，见下表。

▲ 认知症老人更衣能力评估的内容

	评估内容		评估内容
1	观察老人现有的日常生活能力，老人自己能做什么，做不了什么？	6	老人自己是否能够系纽扣、解纽扣，是否能自己拉好衣服的拉链？
2	是否理解更衣的意义？	7	对服装有哪些爱好？
3	是否能够根据季节选择当天的穿衣？	8	是否有穿衣导致皮肤病的现象？
4	是否能够区分夜间和白昼？	9	为什么无法更衣或拒绝更衣？
5	穿脱衣的顺序是否正确？	10	衣服是否合体？

二、更衣护理的原则

在帮助老人穿衣和脱衣时，首先要注意室温，特别是冬天，应该确保室温在22℃左右。在穿脱衣服的过程中经常会暴露老人的身体，因此在照料护理时应该注意保护老人的隐私。另外，在帮助卧床老人更衣时要注意，老人基本上是在床上生活的，如果衣服有褶皱会引发褥疮，因此在帮助老人穿上衣服后应该轻轻地理平背后衣服的褶皱。有许多老人喜欢按照自己长期以来形成的生活习惯穿衣或脱衣，有自己穿衣和脱衣的一套方法，护理员应该尊重老人的生活习惯。

帮助半身麻痹的老人更衣时，应该遵守“病穿健脱”的原则。具体而言，就是在帮助半身麻痹的老人穿衣服时应该先从麻痹的一侧穿起，而在帮助半身麻痹的老人脱衣服时应该从健康的一侧脱起。而且，护理员在看护或帮助半身麻痹的老人穿衣时，应该站在老人半身麻痹的一侧。根据鼓励老人自理的原则，即便是失能半失能的老人，只要有可能，就应该在护理员的看护下尽量让老人自己穿衣和脱衣。帮助老人穿脱衬衫或运动衫时，如果强行伸展老人的关节会引起关节痛、脱臼以及骨折等事故。同时还要注意，老人挛缩的手指如果挂住衣服的袖子会导致指尖破损、关节痛等现象的发生。

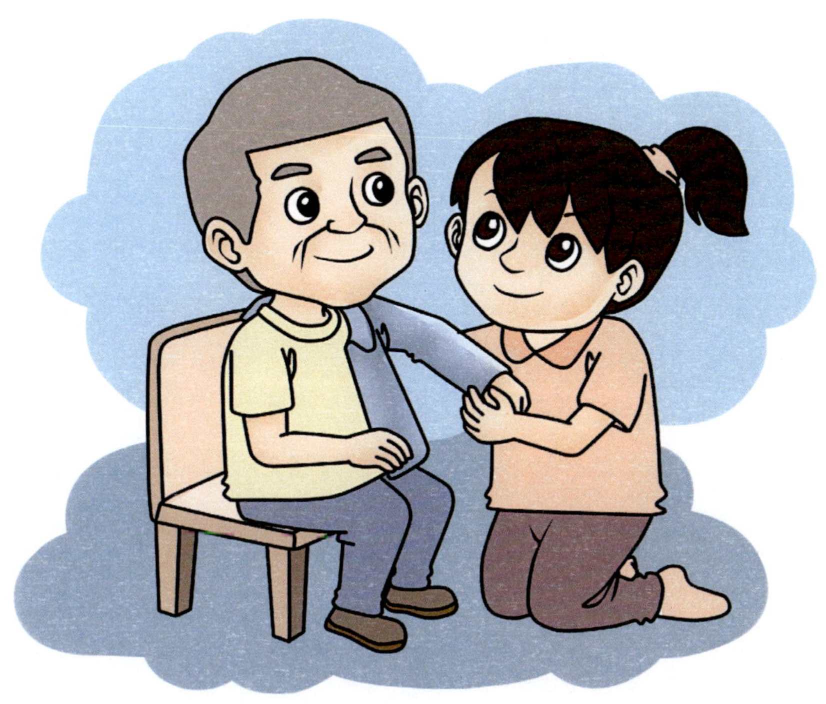

在帮助老人穿脱裤子时，要注意防止老人以站姿或坐姿穿脱裤子而身体失去平衡、跌倒的现象发生，最好在老人容易失去平衡的方向安装扶手或摆放可以倚靠的座椅等。帮助卧床老人脱裤子时，先让老人采取仰卧位，让老人配合护理员的动作抬起自己的腰部，这样便于护理员把裤子从老人的腰部拉到膝盖以下的部位。如果老人无力抬起腰部，可以让老人采取侧卧位，然后再帮助老人脱裤子。

在帮助半身麻痹的老人穿裤子时，应该先从麻痹一侧的脚开始穿，再穿健康一侧的脚，然后才提起裤子穿好。而在帮助半身麻痹的老人脱裤子时的程序正好与穿裤子的程序相反，应该先从健康的一侧脱起。

三、更衣护理时应该尽可能调动老人的“残存能力”

家属和护理员应该充分调动老人的“残存能力”，帮助和指导老人尽量自己穿脱衣。虽然认知症老人由于认知障碍而无法像正常人那样更衣，但是，并不是说他们已经完全失去了自己更衣的能力，家属和护理员应该根据认知症老人的不同症状和实际情况判断老人在穿脱衣方面，哪些是只要做好指导和提示老人就可以自己做的事，哪些是需要动手帮助的事。通过和老人有效沟通，尽可能地让老人自己完成或部分完成穿脱衣。家属和护理员应该避免“全盘代办”，避免因为怕沟通上的麻烦而“强行为老人更衣”。平时，我们应该注意根据老人的“残存能力”，为老人选择穿脱容易的服装，在安排老人更衣时，可以按照更衣的顺序摆放内衣内裤、外衣和裤子，同时做好更衣的示范。

第二节　半身麻痹老人的更衣护理

一、指导半身麻痹的老人坐在椅子上自己脱裤子

第一步，让老人先解开裤子的拉链，把裤子放低到臀部。

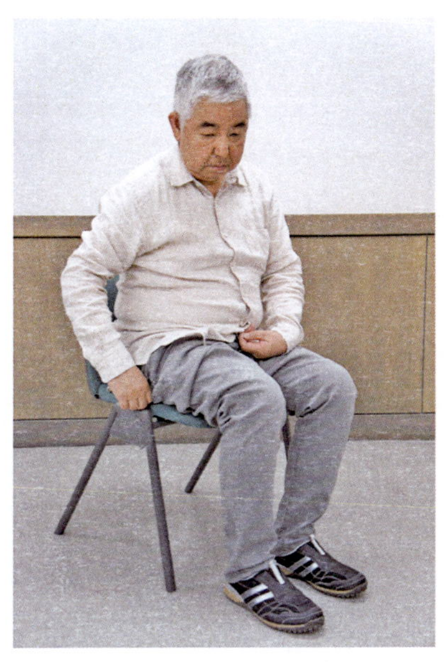

第二步，让老人用健康一侧的手支撑住放在眼前的凳子（或抓住眼前的扶手），然后站起来褪下裤子。

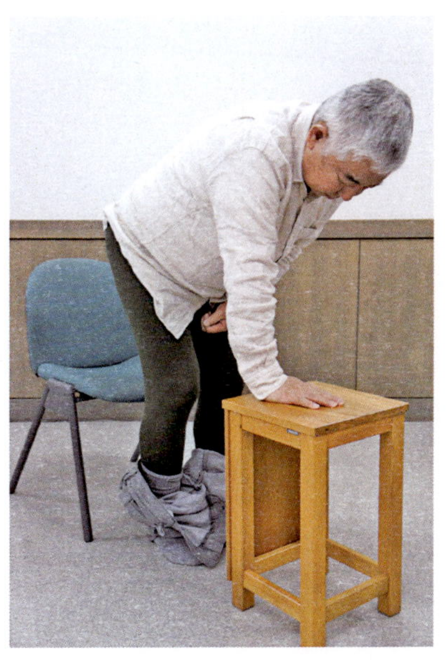

第三步，让老人重新坐下来，先从健康一侧开始脱掉裤腿。

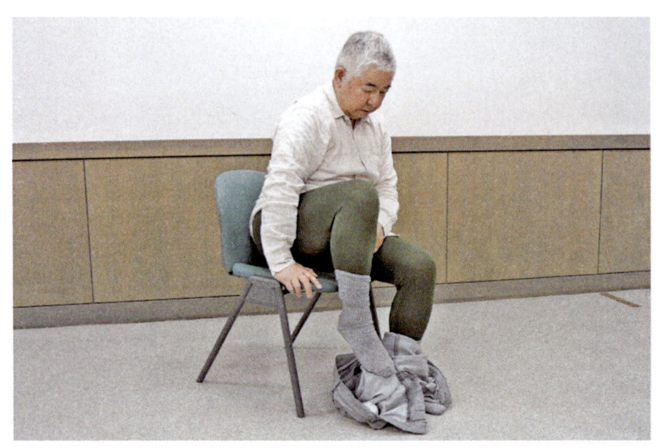

第四步，最后脱掉麻痹一侧的裤腿。

二、指导半身麻痹的老人坐在椅子上自己穿裤子

第一步，让老人把麻痹一侧的腿放到健康一侧的腿的上面，先让麻痹一侧的脚穿进裤筒里。

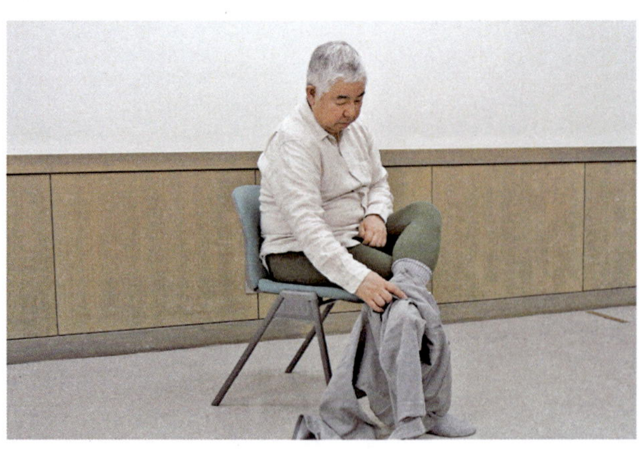

第二步，放下麻痹一侧的腿，让健康一侧的脚穿进裤筒。

第三步，让老人站起来自己把裤子提到腰部。

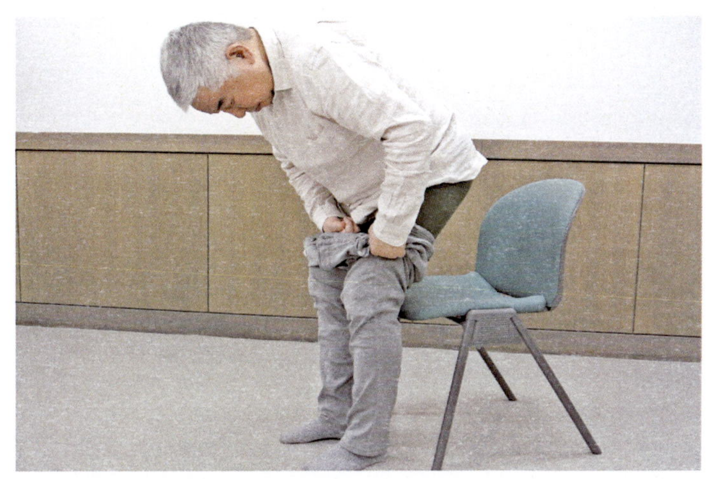

第四步，让老人重新坐下，把裤子穿好。

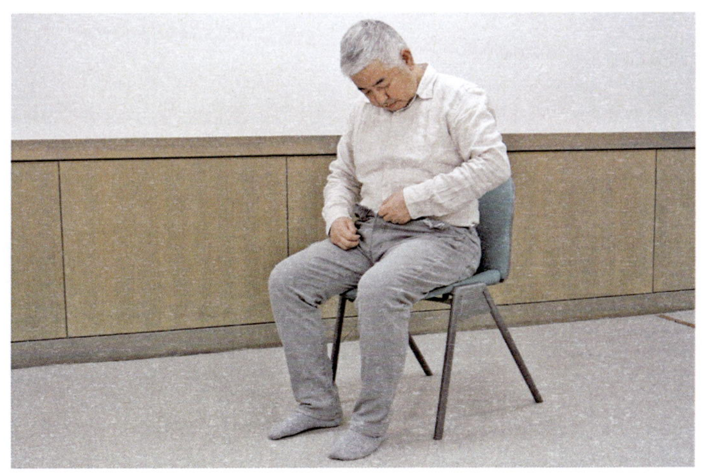

三、指导半身麻痹老人坐在椅子上脱 T 恤

第一步，让老人用健康一侧的手抓住 T 恤的领口，将 T 恤拉起到颈部的位置。

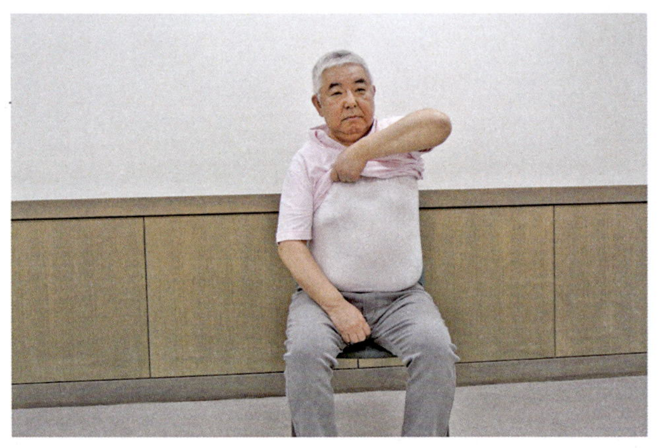

第二步，让老人用健康一侧的手抓紧 T 恤的后领往前脱，露出头部。

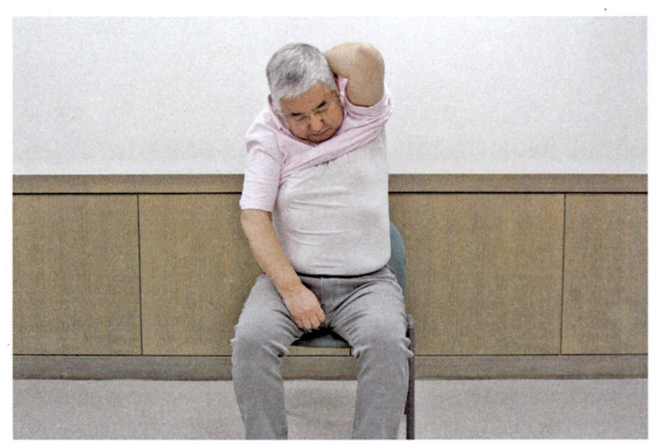

第三步，让老人把 T 恤拉到手臂前方，先从 T 恤中拿出健康一侧的手

臂，然后用健康一侧的手将 T 恤从麻痹一侧的手中脱下来。

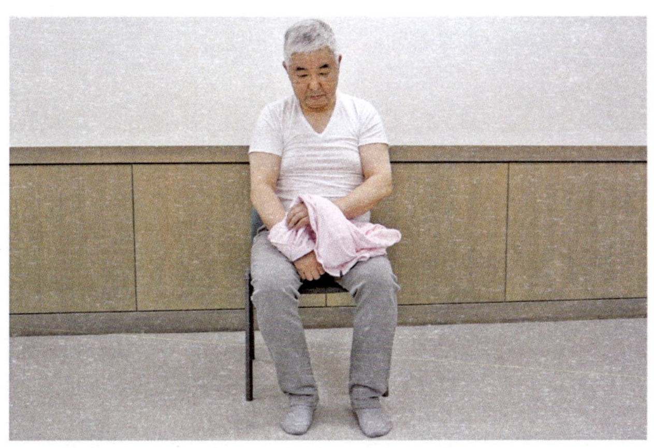

四、指导半身麻痹的老人坐在椅子上穿 T 恤

第一步，让老人用健康一侧的手拿着 T 恤，把麻痹一侧的手穿进 T 恤的袖子里。

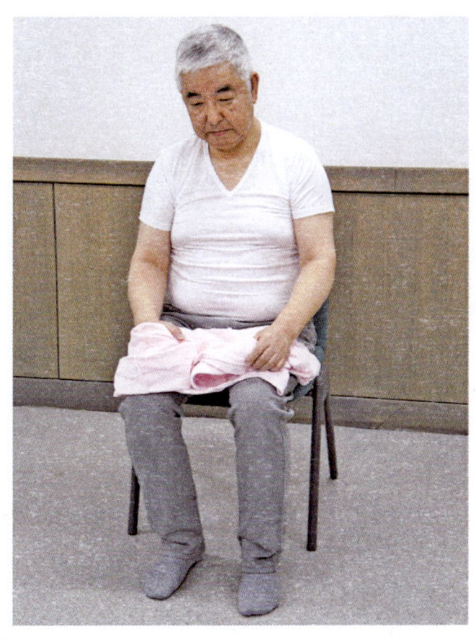

第二步，让老人用健康一侧的手把 T 恤从头上罩下。头伸出 T 恤后，再把健康一侧的手伸进 T 恤穿好袖子。

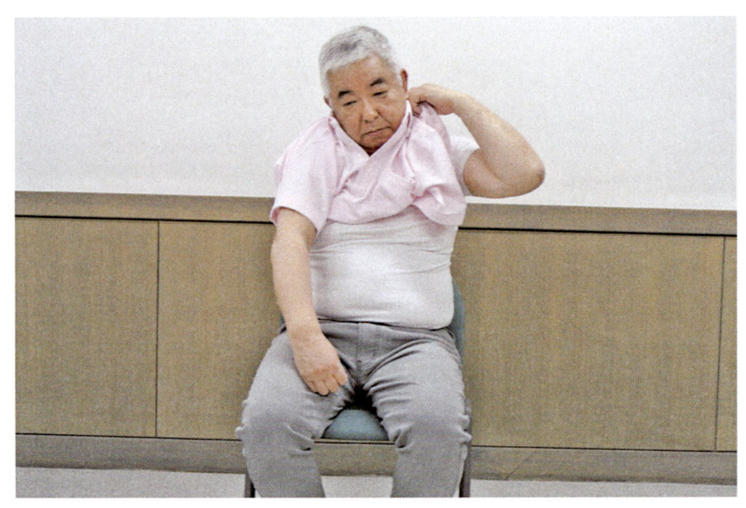

第三步，让老人用健康的手抓住 T 恤往下拉，理平穿好。

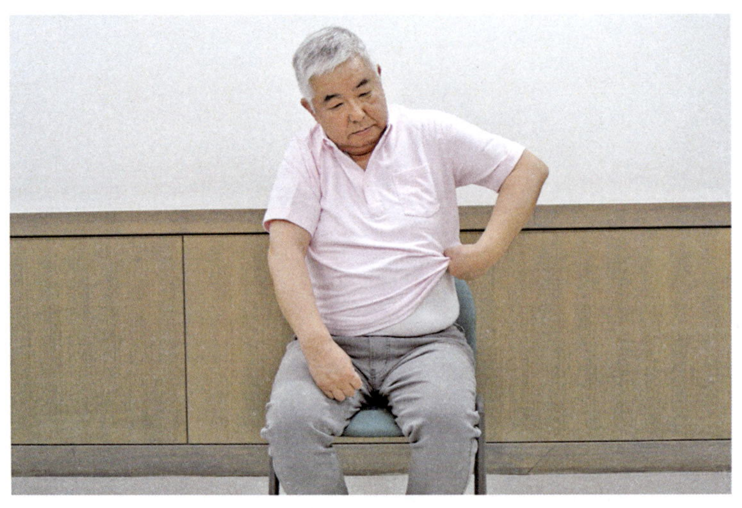

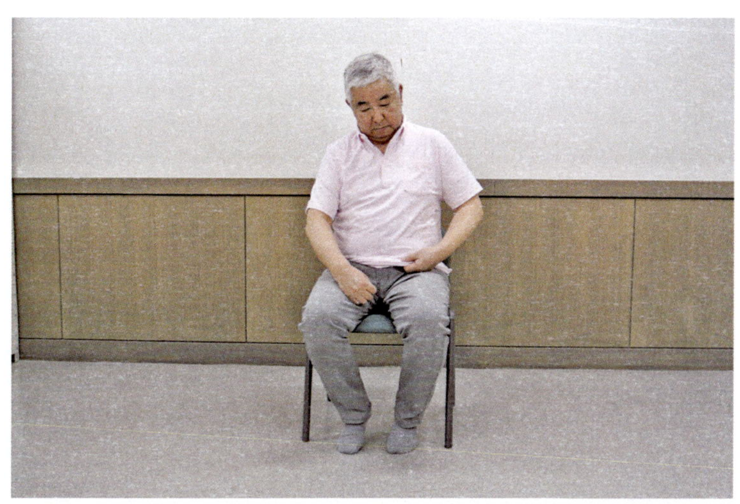

五、指导半身麻痹的老人坐在椅子上脱衬衫

第一步，让老人用健康一侧的手解开衬衫的纽扣，用健康一侧的手把麻痹一侧的衬衫拉到肩膀处，并且把衬衫往背后拉一下。

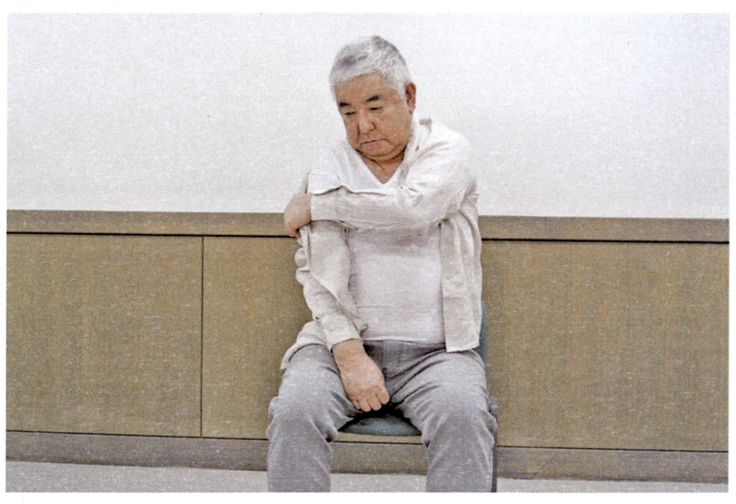

第二步，让老人从衬衫中先拿出健康一侧的手。

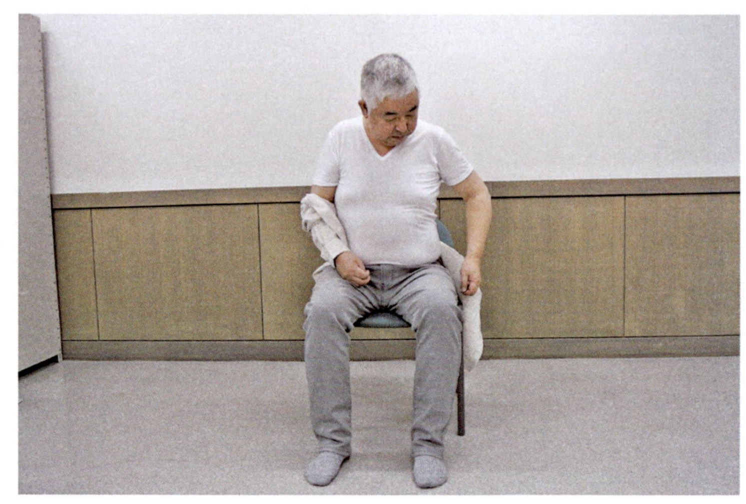

第三步，让老人用健康一侧的手抓住衬衫，把衬衫从麻痹一侧脱下来。

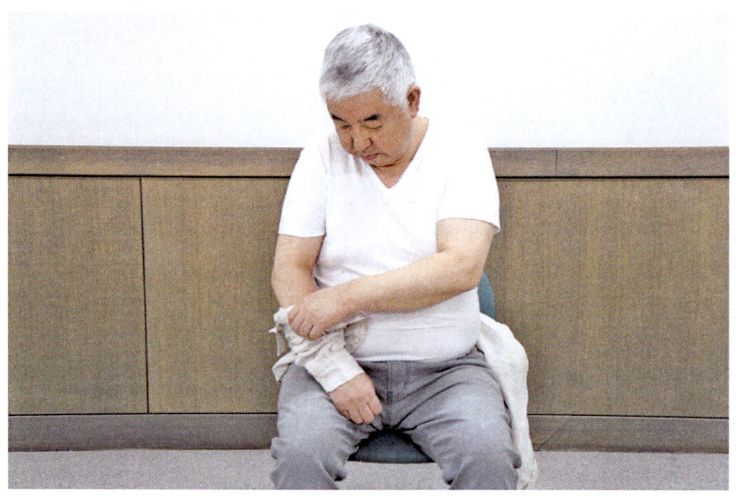

六、指导半身麻痹的老人坐在椅子上穿衬衫

第一步，让老人用健康的手抓住衬衫，让麻痹一侧的手穿过袖口。

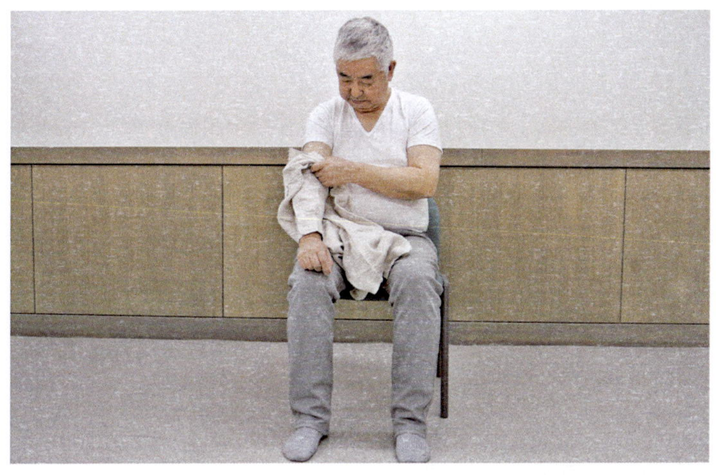

第二步，让老人用健康一侧的手抓住衬衫，将衬衫披在背后。让麻痹一侧的手穿入衬衫的袖子。

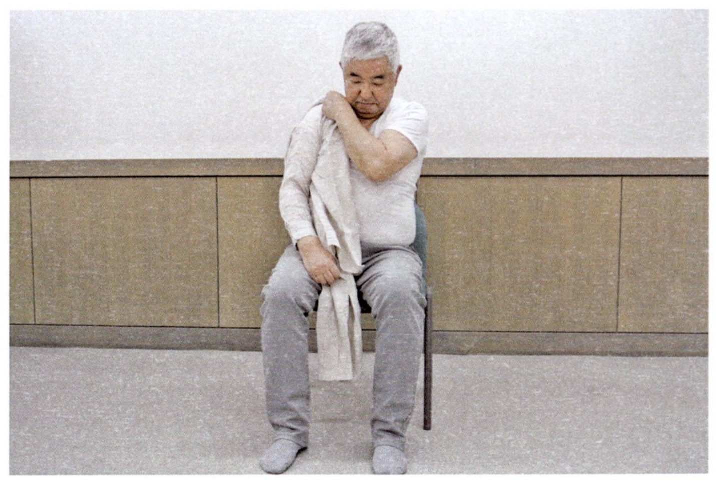

第三步，让老人将健康一侧的手伸入披在肩上的衬衫的袖口内。

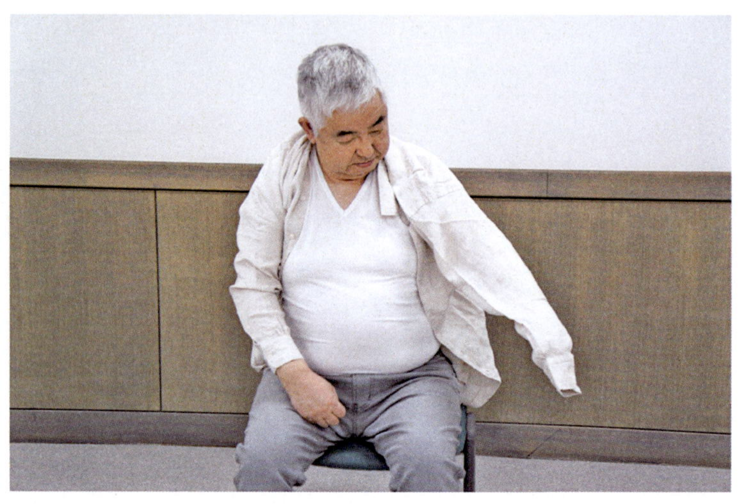

第四步，让老人用健康的手系上纽扣。

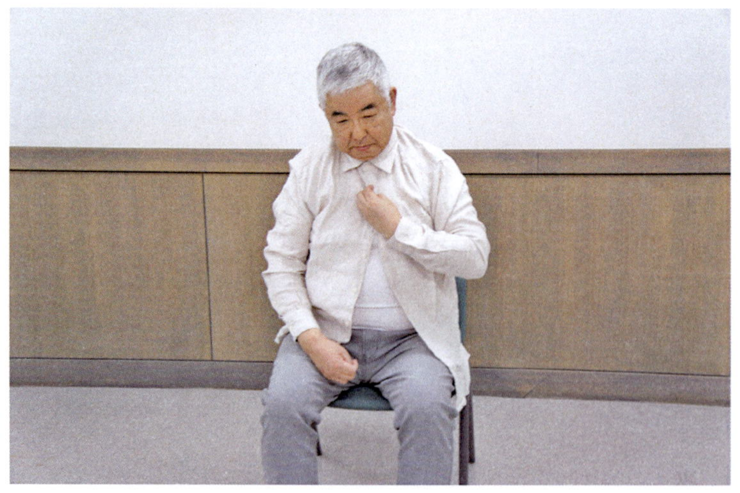

七、帮助半身麻痹的老人脱裤子

第一步，让老人坐在椅子上，护理员帮助老人把裤子从臀部拉到膝盖。

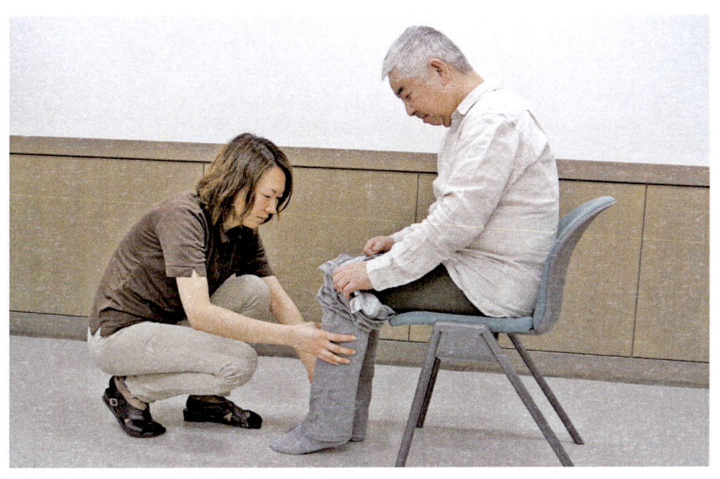

第二步，让老人从椅子上起身，把双手放在护理员的肩膀上，护理员帮助老人拉下裤子。

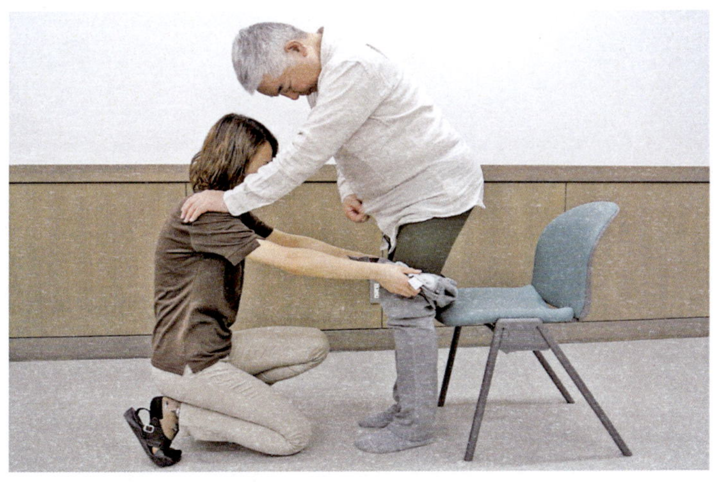

第三步，让老人重新坐到椅子上，自己从健康一侧脱掉裤子。

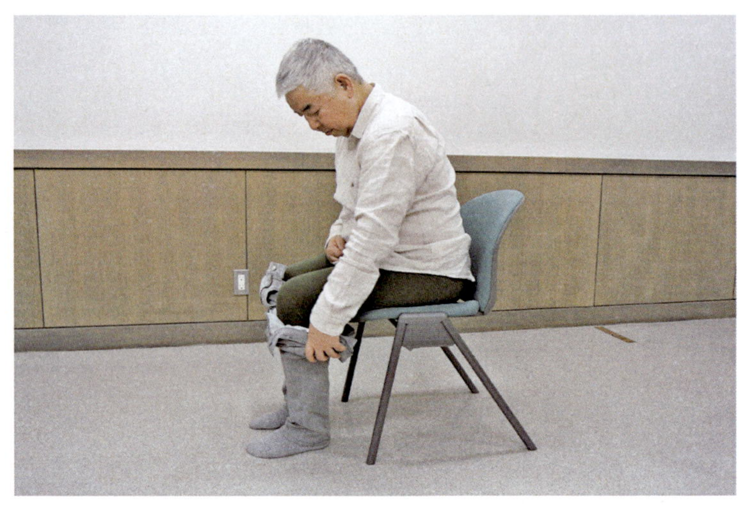

第四步，护理员从老人麻痹一侧的脚上拉出裤腿，脱掉裤子。

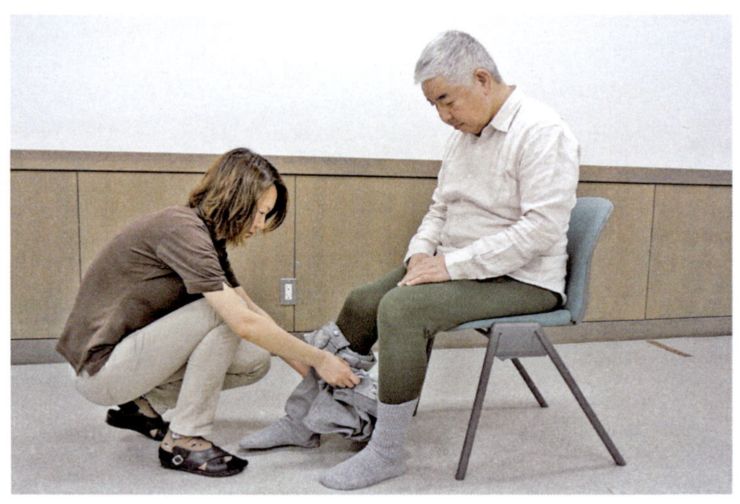

八、帮助半身麻痹的老人穿裤子

第一步，护理员先把裤子的裤腿套入老人麻痹一侧的脚。

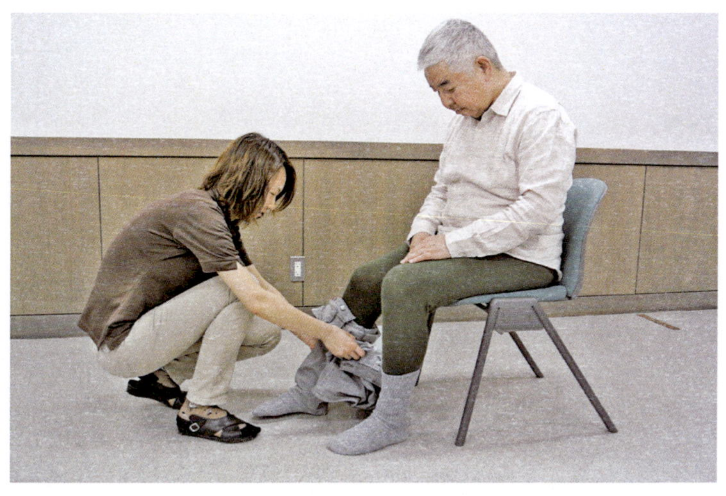

第二步，护理员帮助老人将健康一侧的脚穿进另一条裤腿。

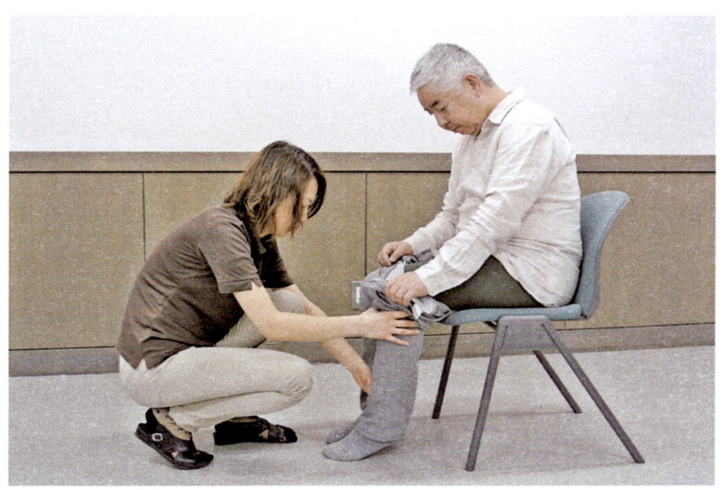

第三步，让老人自己动手把裤子拉到膝盖部位。

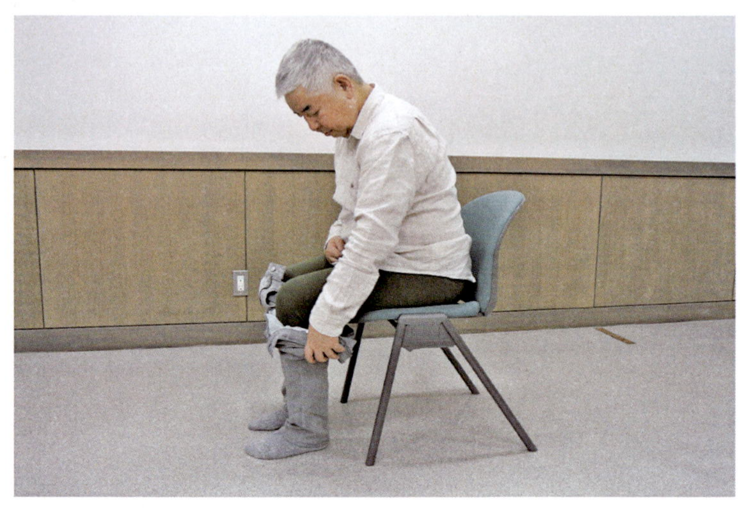

第四步，让老人用手抓住扶手起身，护理员把裤子从膝盖部位往上拉。

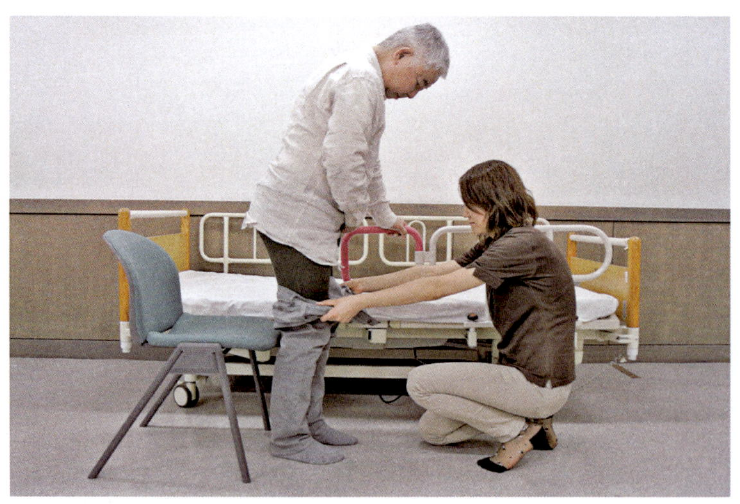

第五步，让老人弯腰把手放到眼前的椅子（凳子）上（或抓住眼前的扶手），护理员帮助老人把裤子拉到臀部的部位。

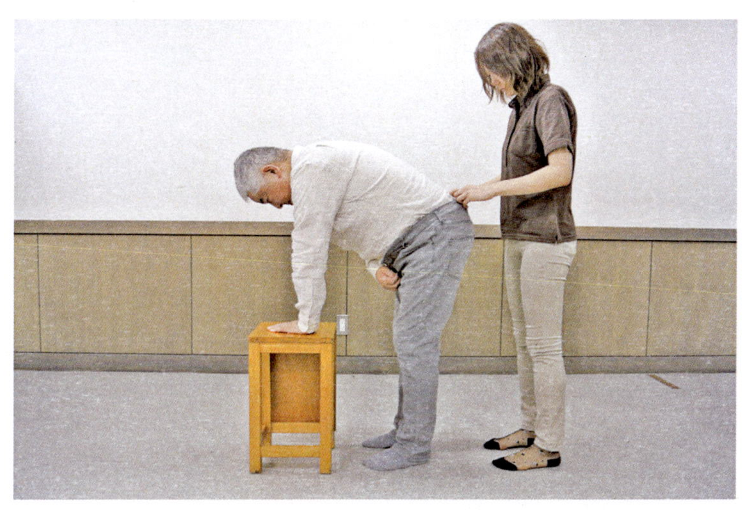

第六步，让老人重新坐到椅子上，自己拉好裤子的拉链。

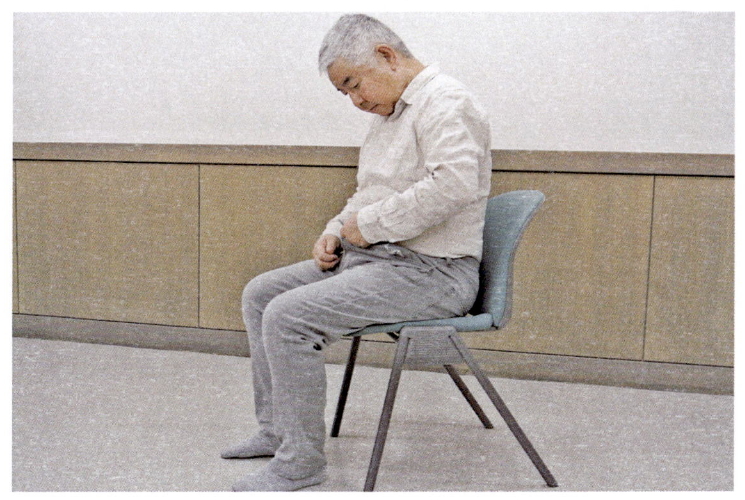

第三节　卧床老人的更衣护理

一、帮助卧床老人更换圆领衫

在帮助卧床老人更衣时，为了保暖和保护隐私，应避免不必要的暴露，在护理的同时可以使用浴巾或毛毯盖住老人的身体。

以帮助左半身麻痹的卧床老人更换圆领衫为例。

1. 脱掉圆领衫

第一步，稍微抬起老人的背部，将圆领衫的前面拉到胸部的位置，把圆领衫的后面拉至肩胛骨的上方。

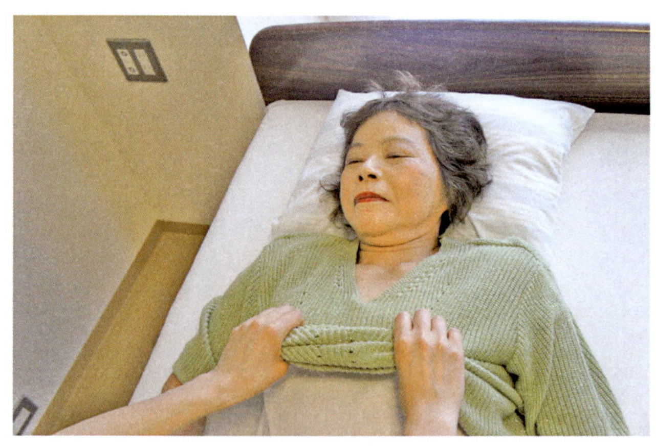

第二步，让老人弯起右边的胳膊，护理员把手伸进圆领衫腋下的部位，抽出右边的胳膊，然后拉着袖口，脱下右边的袖子。接着，脱下麻痹一侧

（左边）的袖子。再一边拉着圆领衫的衣领，一边从头部脱下圆领衫。

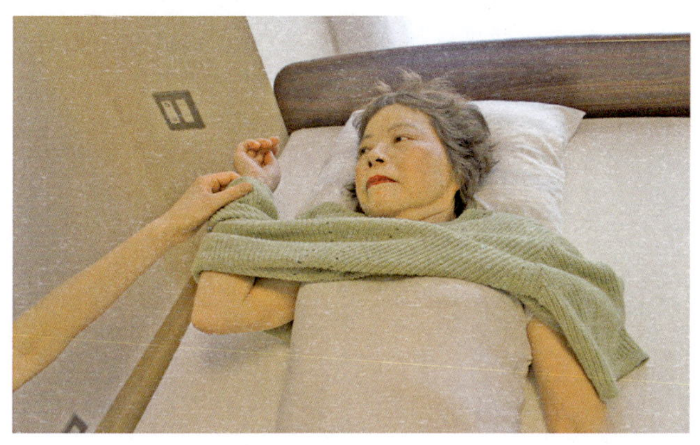

2. 穿上圆领衫

第一步，护理员先把干净圆领衫的衣领套进老人的头部，然后让左手先穿进袖子。接着，到床的另一边，让健康一侧的右手穿进另一只袖子。

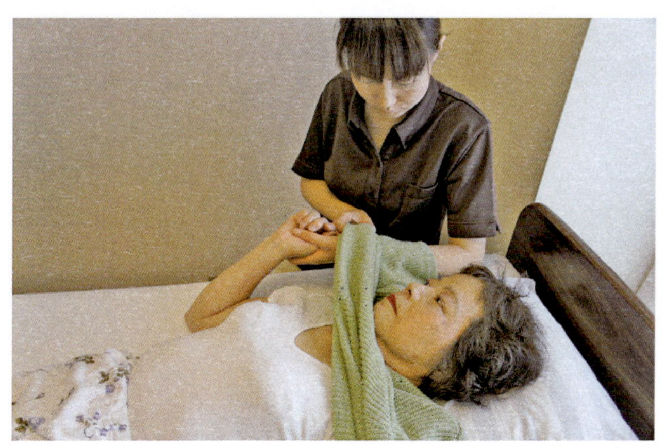

第二步，帮助老人抬起上身，往下拉圆领衫，帮助老人穿好。为避免出现褶皱，护理员要注意拉平背后的部分。

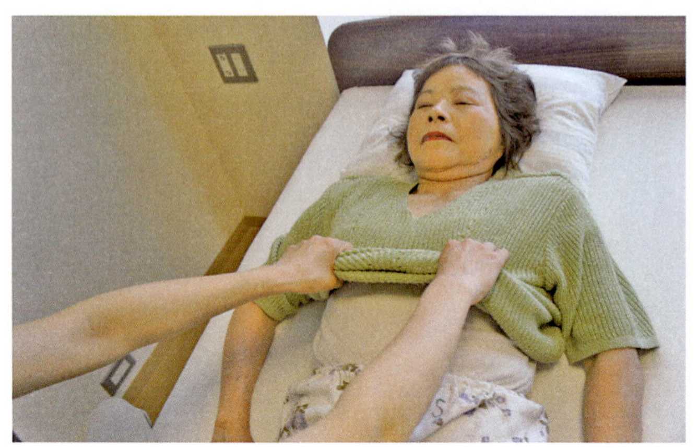

二、帮助半身麻痹的卧床老人更换睡衣

以帮助右半身麻痹的卧床老人更换睡衣为例。

1. 脱掉脏旧的睡衣

第一步，让卧床老人采取仰卧位。护理员站到老人身体健康一侧（左边）的床边，先从健康一侧脱睡衣。护理员用右手支撑老人左手的肘部，脱下睡衣的袖口。

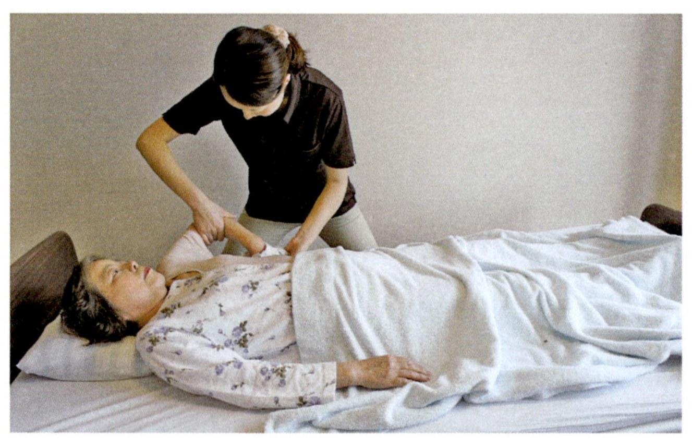

第二步，帮助老人采取侧卧位，将脱下来的一部分睡衣轻轻地塞入老人背部下方。

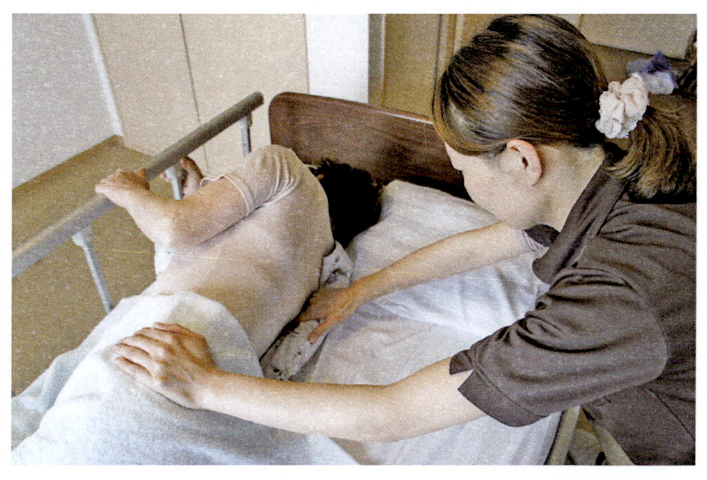

第三步，帮助老人恢复仰卧位，拿起刚才塞入老人背部下方的睡衣部分。

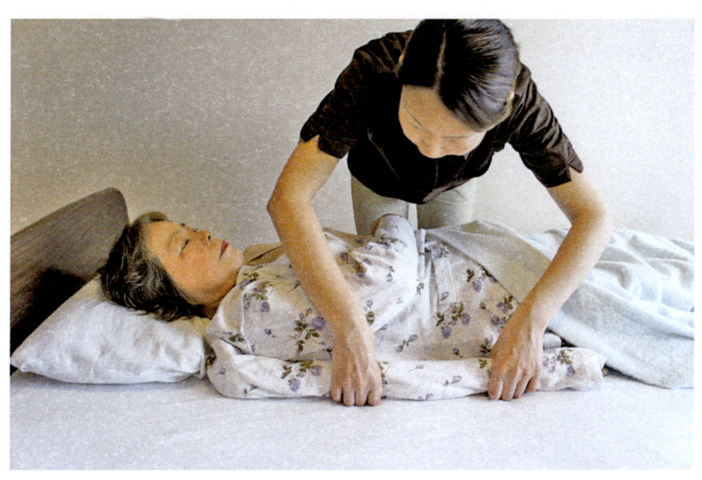

第四步，护理员从麻痹一侧脱下另一部分的睡衣。脱下睡衣的袖口时，

护理员应该用手支撑老人麻痹一侧的肘关节，确保安全。

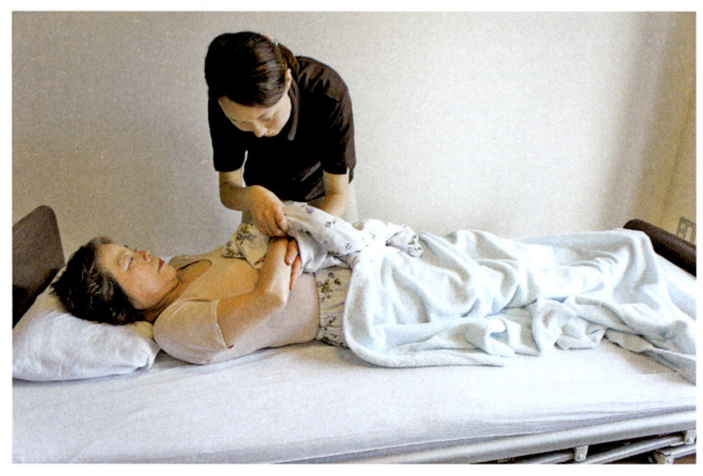

2. 穿上干净的睡衣

第一步，让老人采取仰卧位。从麻痹一侧开始为老人穿干净的睡衣，护理员用手支撑老人麻痹一侧的手腕，套入睡衣的袖口。

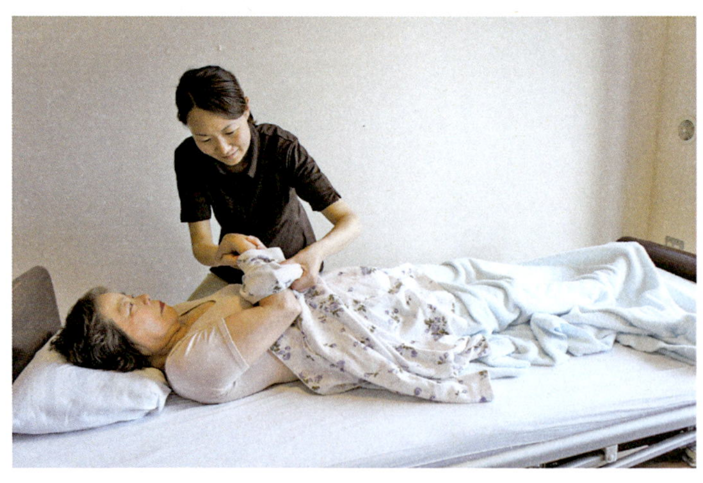

第二步，护理员用手扶持老人麻痹一侧的手腕，将新的睡衣拉到老人麻痹一侧的肩膀上。

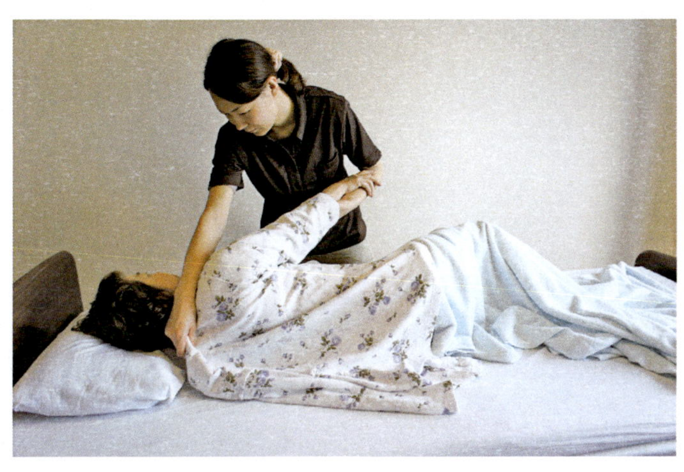

第三步，帮助老人采取侧卧位，将睡衣的中间线与老人的背部中央线对齐。

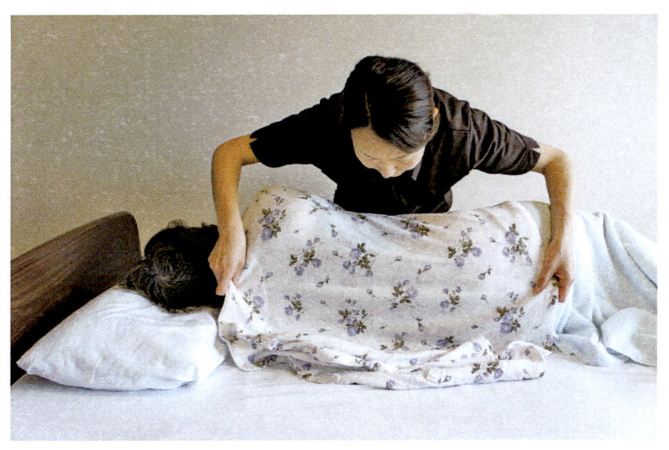

第四步，把睡衣的其余部分塞入老人背部下面。

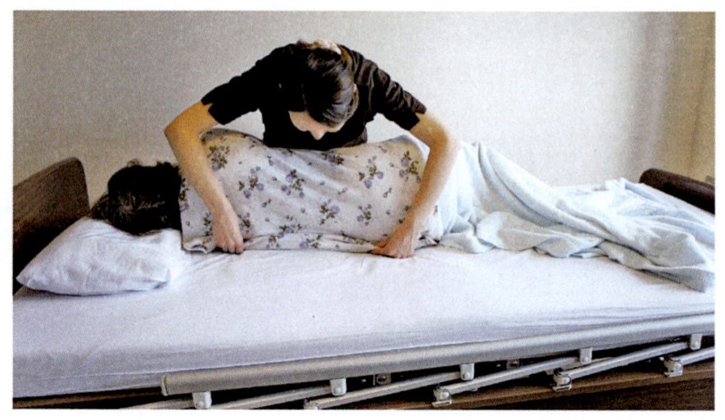

第五步，帮助老人恢复仰卧位，将睡衣的右半边整理好。

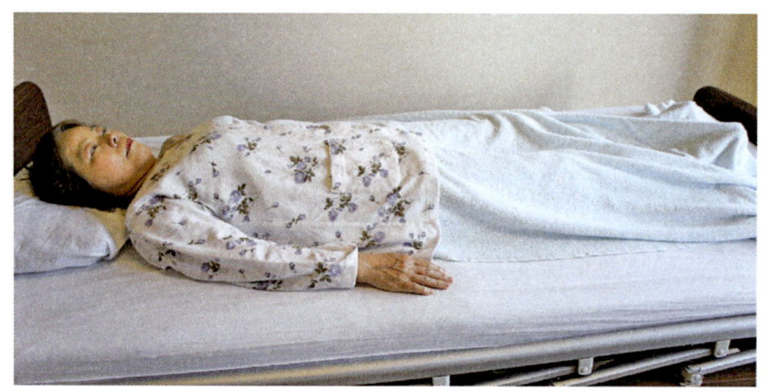

第六步，帮助老人采取侧卧位，让老人用健康一侧的手握住床栏杆。

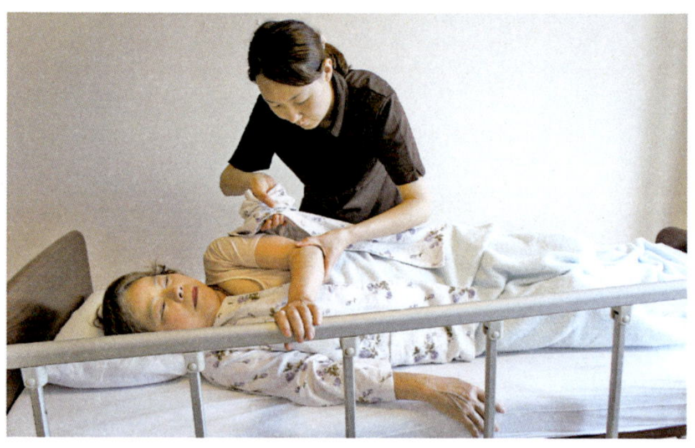

第七步，取出老人背部下面的那部分睡衣，将袖口套入健康一侧的手腕。

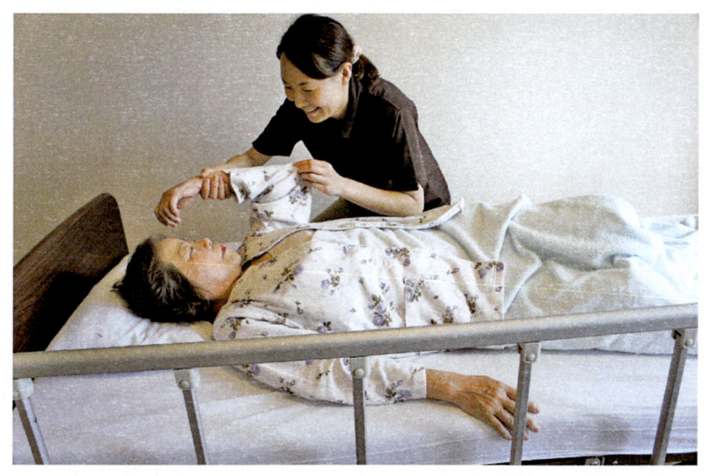

第八步，让老人采取仰卧位。帮助老人系上睡衣纽扣，注意要理平老人背部的睡衣。

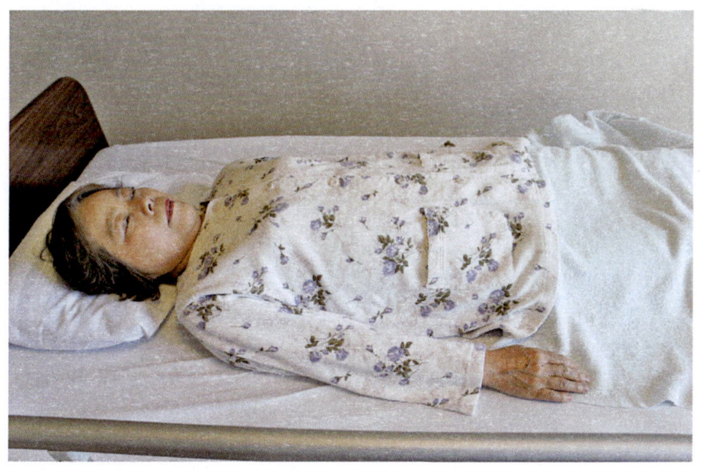

三、帮助卧床老人更换睡裤

1. 脱下脏旧的睡裤

第一步，在脱睡裤之前，护理员先在老人的腰部位置盖上毛毯，减少皮肤的暴露部分，然后把睡裤脱到膝盖以下的部位。

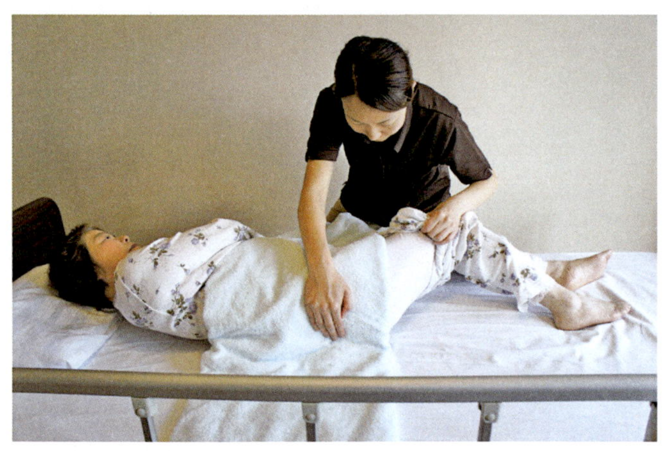

第二步，护理员用手扶持老人的脚腕，从双脚脱下睡裤。

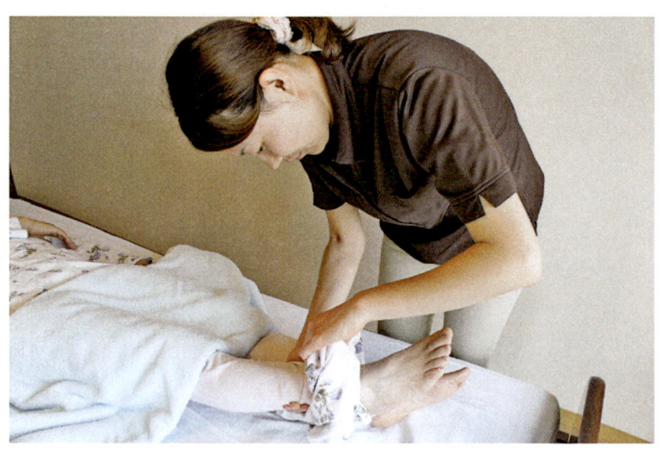

2. 穿上干净的睡裤

第一步，护理员用手抬起老人的脚跟，将新的睡裤套入脚腕。

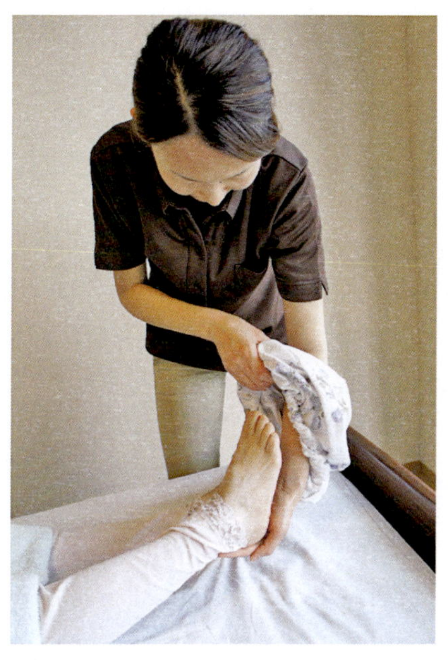

第二步，护理员把干净的睡裤拉到老人的膝盖部位。

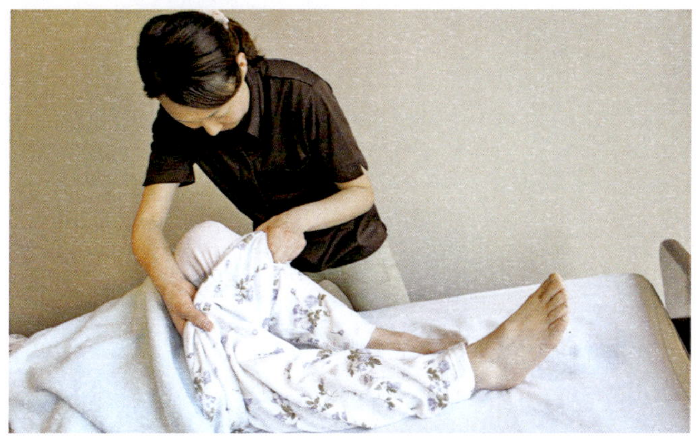

第三步，帮助老人采取侧卧位，把干净的睡裤拉到腰部的位置。让睡裤的中央线与臀部的中央线保持一致。

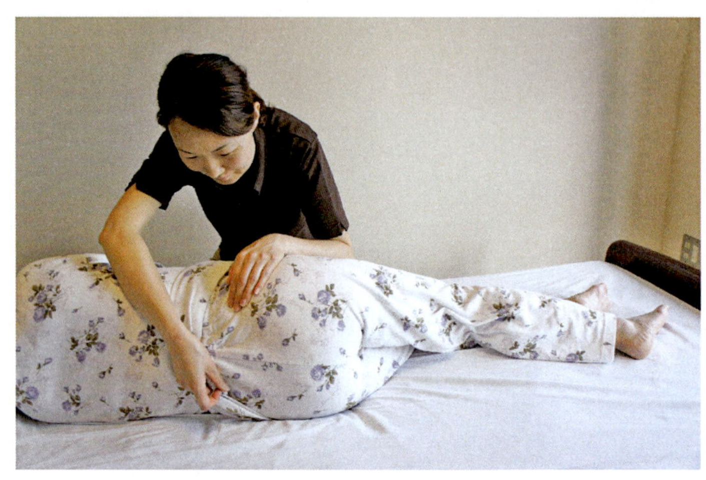

第四步，护理员帮助老人恢复仰卧位，拉直裤子，避免出现褶皱。

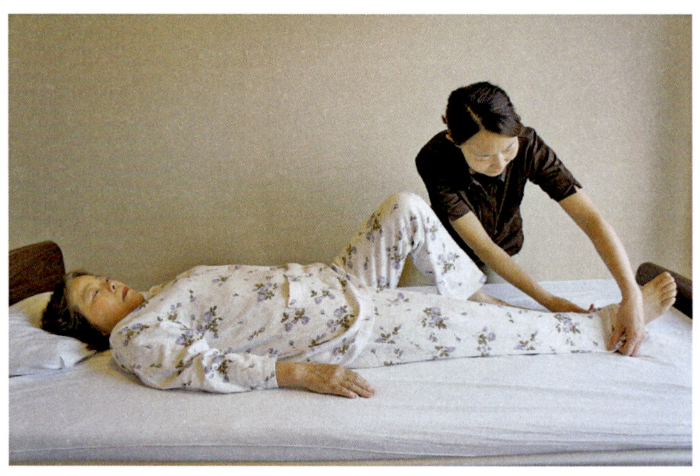

第十一章
认知症老人身体清洁的护理

第一节 认知症老人身体清洁护理的意义

对于居家养老的老人，保持身体清洁能够通过新陈代谢防止附着的微生物繁殖，预防感染病和褥疮，同时保持皮肤正常的体温调节功能和感官功能。身体清洁还具备社会意义和心理意义。首先，在社会意义方面，保持身体清洁能让他人更乐于接受自己。随着年龄的增加和身心功能的逐渐衰退，老人的日常生活范围逐渐缩小，行动也会变得迟缓而越来越不便，因此有的老人对身体清洁的要求和关心程度也开始下降。如果老人身体因为污垢产生臭味，那么就有可能让他人嫌弃或疏远老人。其次，在心理意义方面，身体清洁不但可以让老人感觉舒适清爽，而且精神面貌也会焕然一新，从而产生与居家养老生活直接相关的积极心理。正因为如此，身体清洁的护理是维持老人身体健康、提高居家养老生活品质的一项重要的工作。

身体清洁护理是指家属和护理员采取梳理头发和洗发、洗脸、口腔清洁、擦身（全身或局部）、洗脚以及洗澡（淋浴或盆浴）等方式帮助老人清洗掉附着在头发、口腔和皮肤的污垢，从而确保老人健康生活的护理工作。身体清洁护理的主要部位与方法见下表。

▲ 身体清洁护理的主要部位与方法

部位	主要方法
头发	洗头、理发
口腔	刷牙、漱口，假牙清洗（维护）
皮肤	全身擦拭、部分擦拭
	部分洗浴（洗脸、手浴、脚浴、阴部清洗）
	洗澡（普通浴、升降洗浴、机械洗浴）
	淋浴
其他	眼睛、耳、鼻、手指的养护，剃须

一般而言，人们都已经养成了刷牙、洗脸、洗头、洗澡等生活习惯，并且从小理解了身体清洁有利于人体的新陈代谢、促进血液循环和防止疾病的重要意义。但是，认知症老人随着认知障碍的发展而变得难以理解身体清洁的意义，有的认知症老人虽然理解身体清洁的意义，但是却忘记了身体清洁的方法和顺序，还有的认知症老人虽然“失智”，但是对在家人和护理员面前袒露身体仍然保有羞耻之心而拒绝身体清洁的护理。如果家属和护理员“按照自己的时间安排”而强行为认知症老人提供身体清洁服务，那么就会事与愿违，遭到认知症老人的抵制和反抗。这样一来，对于认知症老人，身体清洁就会变得“不愉快”，以后可能经常发生拒绝身体清洁的行为。

本章身体清洁护理不包括洗浴护理，洗浴护理将在第十二章单独讲解。

第二节 认知症老人起床后梳妆打扮的护理

早晨起床以后，刷牙、洗脸、梳头、剃须等梳妆打扮是人们每日保持仪表整洁的必要事项。仪表代表人的教养和精神面貌的外观表现，保持良好仪容、仪表习惯不但是为了清洁和让人看着感到舒服，而且也有利于保持人的自尊，促进良好的人际关系，有助于参与社会活动。对于居家养老的老人，梳妆打扮同样具备以上的意义，而且还有确定每一天的生活节奏、丰富居家养老生活以及调节体温的作用。乐于梳妆打扮的老人肯定是生活意愿积极向上的。

一、梳妆打扮的护理准备及原则

梳妆打扮的照料护理包括刷牙、洗脸、梳头、剃须、修剪指甲、洗发、更衣换装和化妆等。在进行梳妆打扮的照料护理时，家属和护理员要事先确认老人的精神状态、身体状况（如皮肤是否有起疹子、是否发痒、干燥程度、有无疼痛感、有无污染物，以及仪表整洁的状态）和近期日常生活的情况（如用餐、睡眠、洗澡、排泄的状况）。

在进行梳妆打扮的照料护理之前，家属和护理员要事先准备好用具和物品，如洗脸盆、毛巾、装了热水的水瓶或水壶、牙刷（棉棒）、水杯、托盘（用来盛装漱口后的脏水，金属碗或塑料容器、专用器具都行，也有作为护理专用的吐水盆）、梳子、镜子、浴巾（披肩）等，根据需要还可准备剃刀（电动剃刀）、香皂等。

如果老人生活能够自理，自己能够稳定地坐起来，而且上肢也能够自由顺畅地活动，护理员要协助他们自己进行梳妆打扮。对于可以下床的老人，要尽量鼓励他们到盥洗室进行梳妆打扮。

如果老人生活只能半自理，而且自己无法坐稳，由于偏瘫等原因而上肢无法自由活动，护理员应该在调动他们的残存能力的同时，协助他们进行梳妆打扮，不可“样样代办”，要尽可能地调动老人尚有的活动能力让老人自己完成一部分的动作。

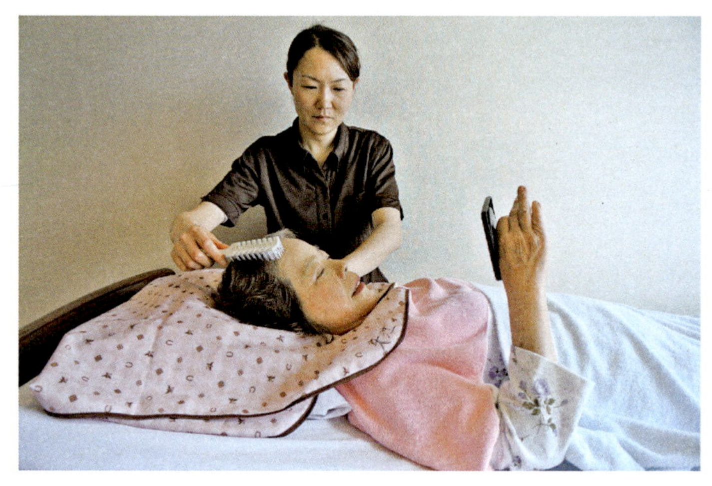

对于长期卧床不起、生活无法自理的老人，以及有严重的认知功能障碍而本人没有意识到梳妆打扮必要性的老人，护理员要为老人做好全部梳妆打扮的工作。在帮助生活无法自理的老人进行梳妆打扮时，护理员事先要耐心、清楚地向老人说明梳妆打扮的各项内容，同时要让老人看看镜子，尽可能地让老人参与自己仪容整洁的活动。

二、洗脸的护理

早晨起床、穿好衣服之后，洗脸是梳妆打扮的第一件事。在帮助失能半失能的老人洗脸时，对有能力到盥洗室的老人要尽量鼓励他们到盥洗室去洗脸。如果老人无法去盥洗室，要尽量帮助老人坐起来自己洗脸。这时，护理员可以帮助老人戴上围裙、挽起袖口，并且要准备好擦脸的热毛巾。老人自己洗脸时，有时眼垢可能会牢牢黏在眼角里，护理员可以用浸过凉开水的脱脂棉或纱布小心地帮助老人把眼垢擦干净。

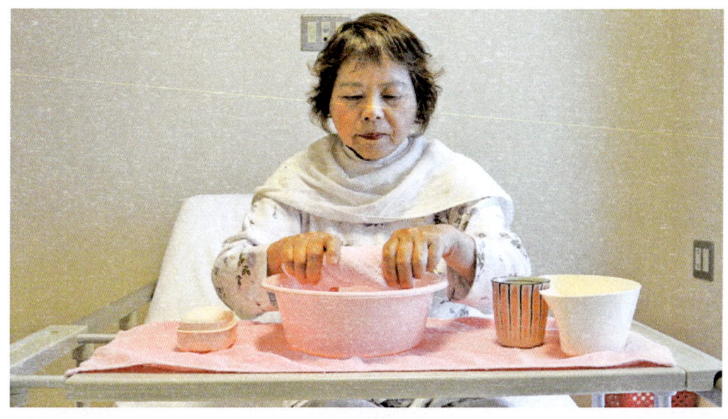

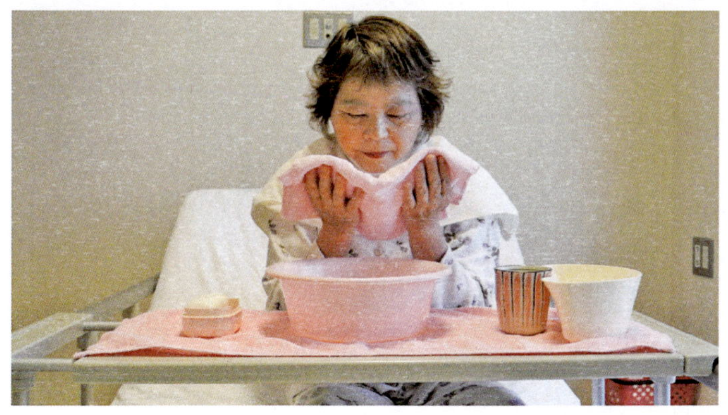

如果老人无法起身只能躺着，护理员可以把脸盆和毛巾等洗脸用具放到枕头边上，用热毛巾擦拭脸部，擦拭的顺序是眼睛、前额、鼻子、脸颊、嘴。

护理员可以用轻薄型的毛巾或湿毛巾为老人洗脸。洗脸时，耳朵和脖子周围也要仔细擦拭，然后用干毛巾吸干水分。

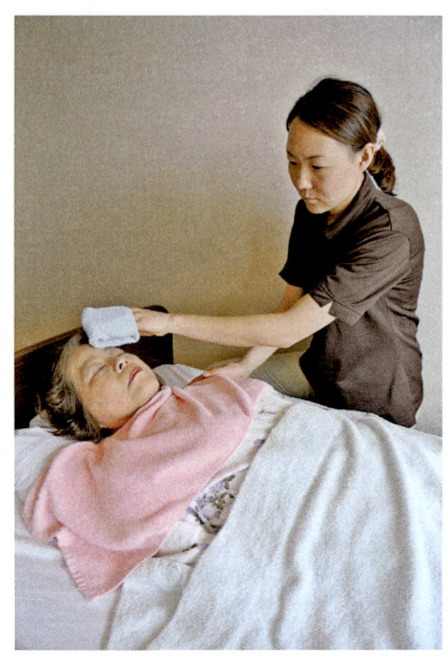

▲ 为卧床不起的老人擦拭脸部

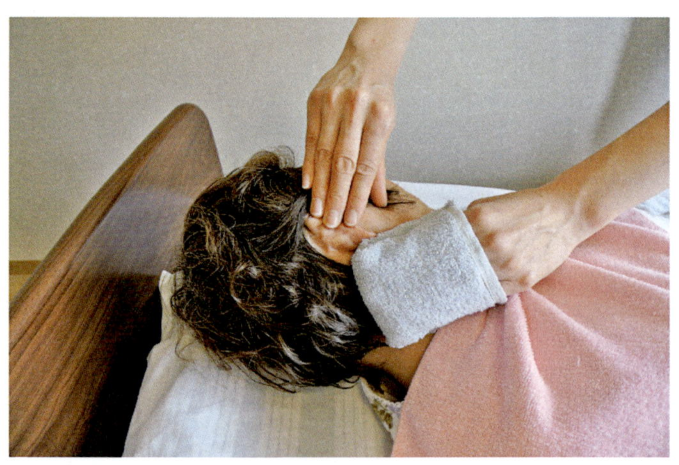

▲ 眼角和耳朵的后面都应该小心地擦拭干净

1. 眼部的清洁护理

眼睛是人体视力器官，容易被眼垢、眼泪等污染，从而引起炎症，因此应多加注意。另外，眼睛可能由于进异物而受伤。洗脸时可以用热毛巾或棉花擦拭眼睛。擦拭时应该从两眼的大眼角（靠近鼻梁处）到小眼角（靠近太阳穴处），左右眼交替擦拭。

2. 鼻子的清洁护理

鼻子是人的呼吸器官，如果鼻子堵塞就会引起不适，甚至导致呼吸困难。

鼻子不清洁容易引起鼻炎、中耳炎等炎症。鼻垢可以利用蘸了婴儿油的棉花棒清理掉。要注意的是，镊子不能用于鼻子的清洁护理，很危险。

3. 耳朵的清洁护理

耳朵内容易堆积耳垢，耳垢又可能引发耳炎、听力丧失等疾患。因此，护理员应该定期使用棉棒或耳勺为老人清洁耳朵。在做清洁之前，需要准备的物品有耳勺、棉棒、橄榄油（或婴儿油）、纱布、装污垢的容器（塑料袋或纸袋）等。清洁时，护理员可用棉棒或耳勺清洁老人耳道口附近的污垢，注意棉棒等不要过度伸入耳朵内部。当耳垢凝固不容易去除时，护理员可用棉棒涂上橄榄油等使耳垢软化后再清除，但不可勉强。有必要时，最好请医护人员帮忙清理。耳郭和耳后可使用拧干的毛巾擦拭。

4. 梳理头发

睡觉时容易弄乱头发，长期卧床不起老人的头发也会变得零乱，有的会堆在一起很不美观。早晨起床后，护理员应该用梳子帮助老人把头发梳理整齐。梳理头发还有助于维持头皮及头发的健康，修饰形象又能够转换老人的心情。

第三节　认知症老人的口腔护理

口腔是指从嘴唇到软腭与扁桃体前的部位，口腔的运动包括食物的摄取、讲话和呼吸等。口腔护理是指以预防口腔疾病、保持身体健康、提高养老生活品质为目的的护理工作。一般而言，口腔护理是指刷牙、漱口、擦拭假牙的护理等行为。居家养老的老人如果出现口内食物残渣多、口臭严重、牙齿摇晃、进食时感到疼痛、假牙不合尺寸等情况，就应该及时加强口腔的护理工作。

一、口腔护理的目的

口腔护理的一个主要目的是排除老人的饮食障碍。饮食障碍一般是指吃饭不香，导致这种情况的具体原因有牙疼、牙齿脱落、假牙不适或破损、口腔干燥、下咽困难等。口腔护理的另一个主要目的是预防口腔内炎症，口腔内如果有残留食物，就容易繁殖细菌。有的老人因脑梗死后遗症等导致嘴唇、舌头不灵活，更容易残留食物，导致口腔不清洁。一般而言，口腔内的温度大致保持在 37℃左右，而这个温度对微生物来说是“十分舒适的环境”。口腔内有数千亿个细菌，种类达 300 多种。在这里培育的微生物如果进入人体内部，就会引发各种疾病。口腔护理不佳引发的疾病有肺炎、心脏病、糖尿病等。此外，预防虫牙、预防牙周疾病、预防口臭、保持口腔机能（咀嚼、吞咽、发声等）、预防二次感染以及增加清爽感也是口腔护理的重要目的。

二、口腔护理的重点部位和护理器具

口腔护理不仅是刷牙、漱口，还包括清理牙根、牙齿与牙根之间、舌头、牙齿缝等工作。因此，口腔护理除了用牙刷和漱口水之外，还要用到专门清理口腔前庭部分的海绵刷（或棉签）、专门用于清洁舌头的舌刷以及专门用于清洁牙齿缝的齿间刷等。护理员在为老人做口腔护理时应该学会合理使用这些器具。一般而言，口腔前庭部分（嘴唇和牙龈之间）的清洁可以使用海绵刷和自制的棉签，齿间部分（牙齿和牙齿之间、牙齿和牙床之间、牙齿和牙龈之间）的清洁可以使用齿间刷，硬腭（上颚）部分的清洁可以使用海绵刷或棉签，软腭部分（位于硬腭的深处，即所谓的小舌头附近）的清洁也可以使用海绵刷和棉签，舌头部分的清洁可以使用舌刷，牙齿的表面可以使用牙刷。

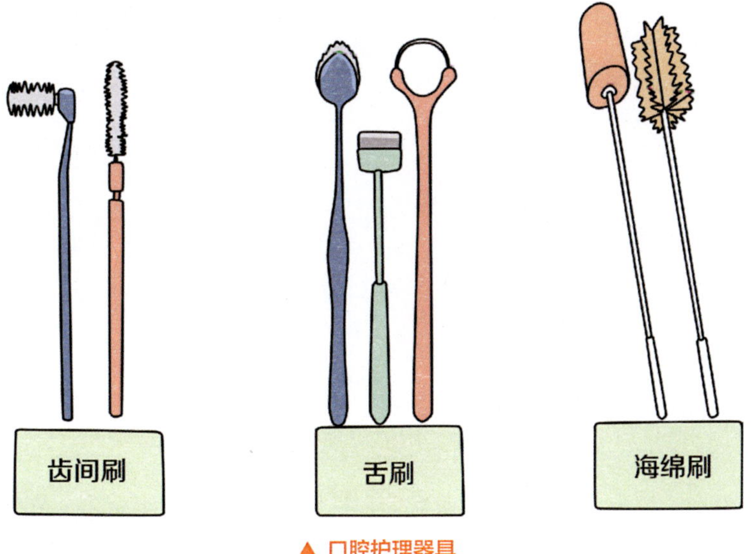

▲ 口腔护理器具

三、口腔护理的方法

1. 漱口的照料护理

漱口是去除口腔内的污渍及食物残渣的既简单又有效的方法。漱口可以防止口腔干燥，在饭前进行可以增加清爽感，并促进唾液及胃液的分泌，从而增进食欲。早晨起床之后，或晚上入睡之前，以及每次用餐的前后都应该帮助老人漱口，以便保持口腔清洁。帮助老人漱口时只用温水就可以，如果加入一些漱口水，效果会更好。对于自己能够漱口又不会呛着的老人，要尽量鼓励他们多漱口；而对于生活不能自理的老人，护理员要做好漱口的照料护理。

帮助老人漱口前需要准备的物品包括水杯或吸饮器具（用塑料等制成的茶壶形状的护理用餐具）、托盘（吐水盆、接水盆）和毛巾，有时根据需要，还可准备漱口水和一次性手套。

帮助失能半失能的老人漱口时，护理员要尽量选择坐位或侧卧位等便于漱口而老人又舒适的姿势。漱口前最好在老人的脖子和胸前围上毛巾。

2. 刷牙的照料护理

刷牙的目的主要是去除牙齿上的食物残渣，防止生成牙垢。人们的生活习惯各不相同，有的人习惯在早起和入睡前刷牙，有的人则养成了饭后刷牙的习惯。

对于生活能够自理的老人，应该鼓励他们保持自己刷牙的生活习惯，护理员可以帮助他们准备好牙刷（年纪大的老人最好用小号的牙刷或儿童牙刷）、牙膏、漱口水、漱口杯等刷牙用具，让他们在盥洗间自己刷牙。

帮助因失能半失能而卧床的老人刷牙时，护理员要尽量选择坐卧位或侧卧位等便于刷牙的姿势。采取坐卧位时，护理员要帮助老人戴好围裙，或在老人的脖子和胸前围上毛巾。

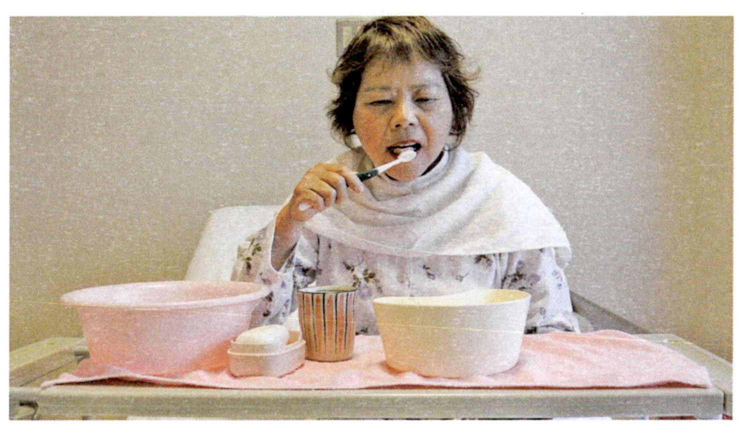

下面以帮助左半身麻痹的卧床老人刷牙为例。

第一步，护理员坐在床的右边，也就是老人健康一侧，让老人的头部朝右侧倾斜。用水杯或吸管把温水送入老人健康一侧的嘴角，先让老人漱口，湿润口腔。

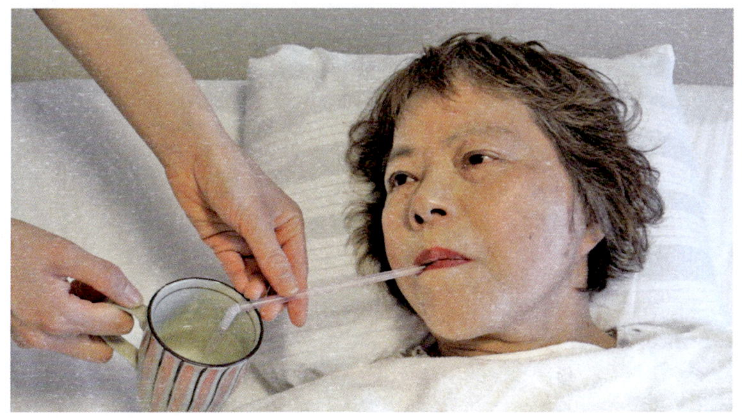

第二步，开始帮助老人刷牙。如果老人漱口有困难，可以不使用牙膏。刷牙时要耐心，一颗牙、一颗牙地刷。

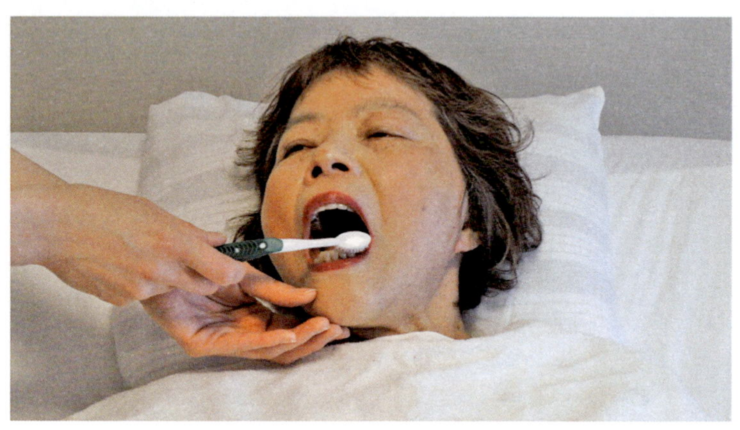

第三步，漱口时可以使用吸饮器具和托盘，采用老人比较方便的方式进行。

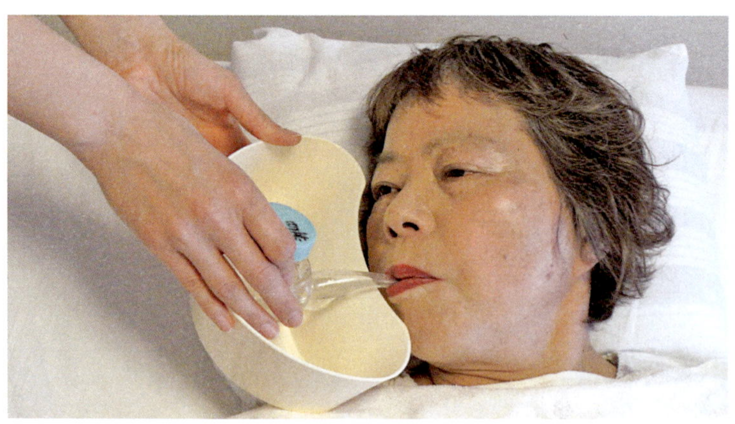

第四步，用托盘接住老人从嘴角吐出的温水或漱口水，并且用干净的毛巾把嘴角周围擦干净。

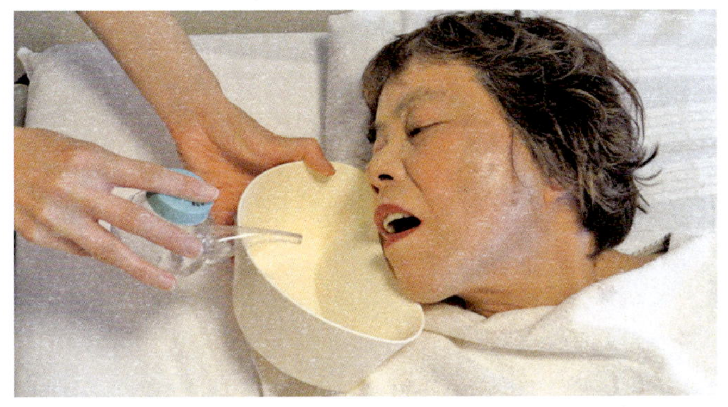

对于口腔内的污垢，如果使用牙刷也清除不掉，可以使用齿间刷或棉签清洁。

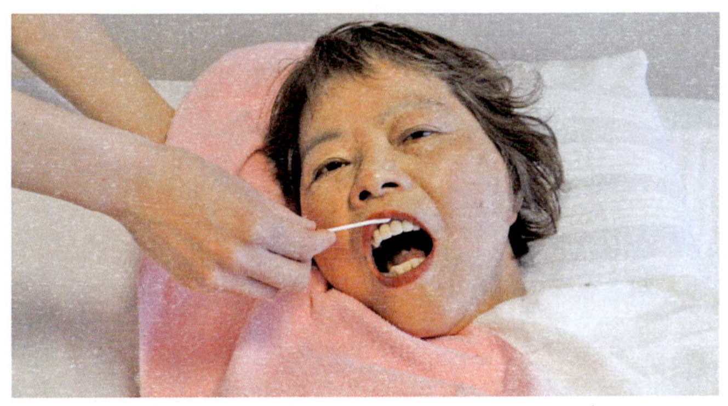

3. 口腔的擦拭

对于已经没有牙齿或容易窒息、误吸的老人，护理员可以使用海绵刷或纱布擦拭口腔。在进行口腔擦拭之前要准备的用具包括海绵刷、水杯或吸饮器具、托盘（吐水盆）、毛巾、纱布等。根据需要，还可准备漱口水和一次性手套。

口腔擦拭时，首先要选择舒适的姿势，尽可能选择坐卧位或侧卧位。选择侧卧位时，最好略微抬高老人的上半身，在老人的脖子和胸前铺上毛巾。然后将海绵刷浸泡到装有温水的杯子里，拧干。使用拧干的海绵刷仔细擦拭口腔内部，先擦拭上侧牙齿、牙龈，然后换一把海绵刷，擦拭下侧牙齿、牙龈。最后，擦拭腭部、舌头、脸颊内侧。

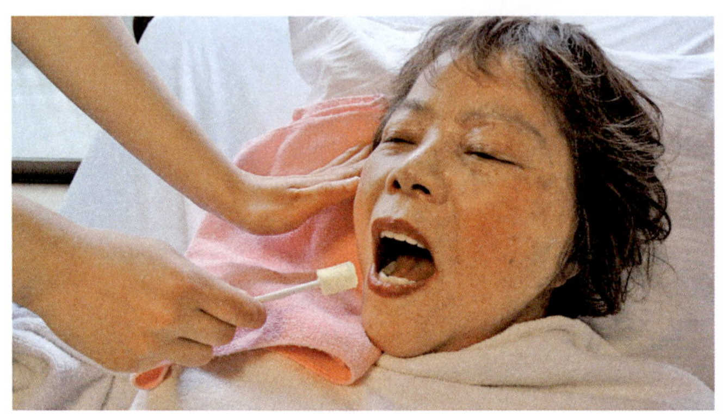

▲ 用海绵刷擦拭口腔

4. 假牙的护理

老人使用假牙进食时容易在假牙和牙龈之间、假牙和牙齿之间残留食物，并因此而引发口腔内部炎症，或长时间假牙脱位易造成假牙不好安装等情况。假牙不合适时还会影响食物的摄取量。在帮助老人做假牙的护理时，需要准备的用具包括牙刷、假牙清洗剂、纱布和假牙保存容器等。

装有假牙的老人如果长时间不戴假牙，会因牙龈收缩使得假牙变得吻合不佳，难以调整。因此，尽量白天让老人戴上假牙，晚上摘除以解除口腔内的压迫感。睡前应取下假牙，并浸泡在假牙清洗剂中，以便去除顽固污渍。

假牙易被污染，易繁殖念珠菌（霉菌的一种）。因此，应该在每次饭后取下假牙，用清水冲洗，并且用牙刷除去污垢。白天如有需要取下假牙时，也应浸泡在假牙清洗剂中，以便去除顽固污渍。有的老人喜欢用卫生纸包住取下来的假牙，这样既不卫生又可能导致假牙遗失。假牙不戴时应该放入专用的保存容器里。

另外应该注意的是，假牙在高温下会变形，因此不可以使用热水清洗或把假牙浸泡在热水里。

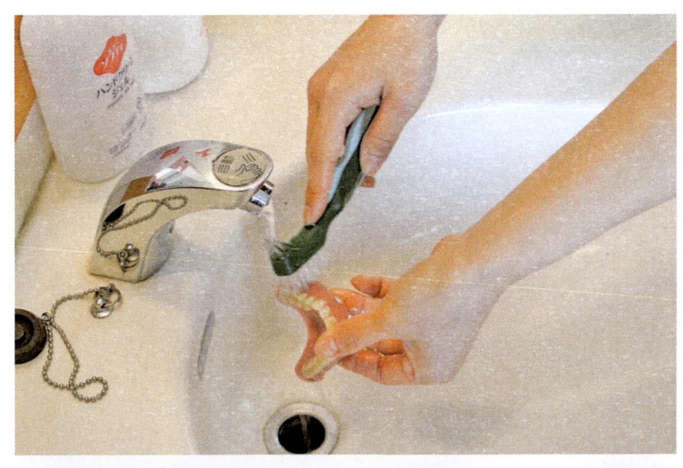

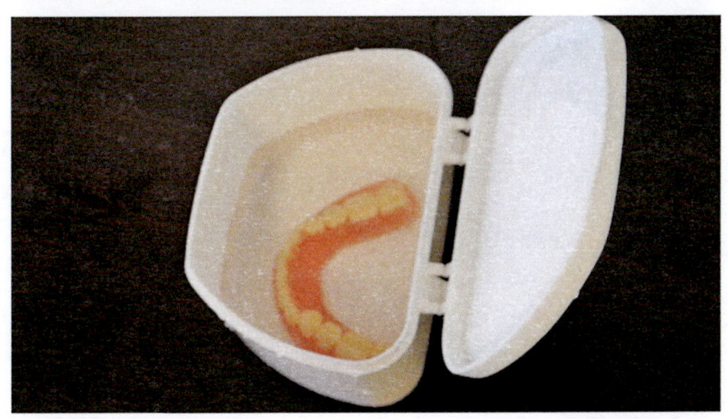

第四节　认知症老人的洗发护理

头发和头皮容易被汗液和体脂等弄脏，如果头发不清洁，就会引起头痒、出现头皮屑、出现异味等现象。头发不清洁除了不卫生以外，还会影响人的心情。一般而言，居家养老的老人在身体状况较好的情况下最好每周洗发 1 ~ 2 次，以便保持头发的洁净，同时也让老人保持良好的精神状态。

一、洗发护理的用具

在照料护理老人洗发前，护理员应该事先确认当天老人的身体状态，如身体是否有不适、有无发烧、是否脸色不好、是否疼痛等，同时还要确认老人身体的活动状态，如手脚是否有麻痹、走动是否利索、站立和坐下是否自如等。

在进行洗发护理之前要注意三点：一是调整房间的环境，为避免风从缝隙吹进来，应关紧窗户，将室温保持在 22 ~ 24℃，拉上窗帘，保护老人的隐私；二是选择好时间，避免空腹或饭后进行护理，天气寒冷时应尽量选择白天中暖和的时间进行护理；三是洗发前应该让老人先排泄。在进行洗发护理时，应以舒适、安全的体位进行。护理员可以一边为老人洗发，一边和老人交谈，让老人放松心情。

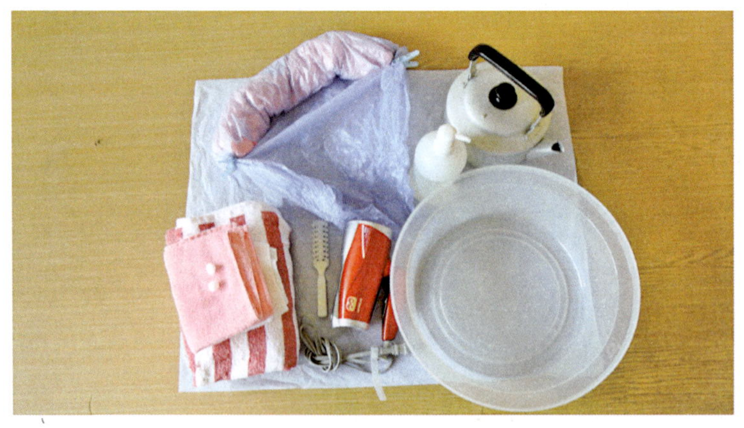

▲ 洗发护理前准备的物品和用具

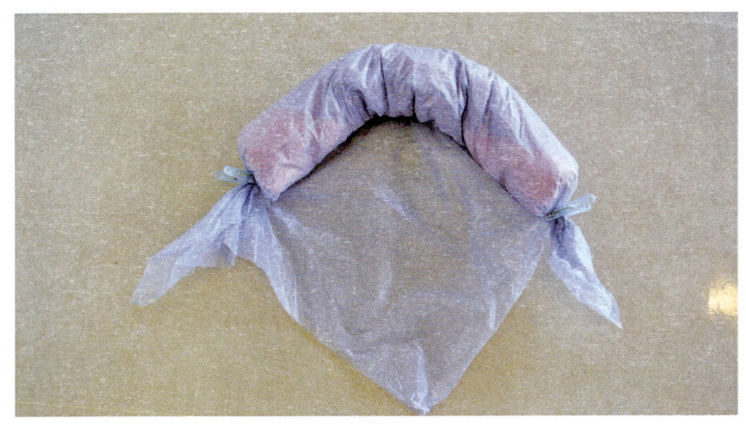

▲ 洗发垫

为老人洗发时应该准备的物品和用具包括浴巾 1～2 块、浴用毛巾、热水桶、污水桶（或脸盆）、热水壶或热水瓶、水壶（也可以是小脸盆、水瓢）、洗发垫（洗发用的头垫）、防水布、塑料板或塑料薄膜、耳塞、洗发液、护发素、梳子、吹风机以及毛巾被等。

二、帮助卧床老人洗发

第一步，护理员先帮助卧床老人变换体位。在老人的肩膀下面垫入一个小枕头，同时让老人的双膝弯曲并在下面垫入一个枕头，保持身体的稳定，避免疲劳。

第二步，护理员为老人戴好耳塞。为了防止洗发的过程中脏水不小心进入老人的眼部，可以在老人的眼睛上加盖一块毛巾。然后，在老人的上半身下方铺上防水布，再在上面铺上浴巾。用毛巾把老人从颈部到肩部裹起来，并且把老人的头部移至床边。在老人的头部下面铺好洗发垫，使洗发垫的顶端进入污水桶（或脸盆）内。污水桶（或脸盆）的底部也要垫上塑料板或塑料薄膜等。

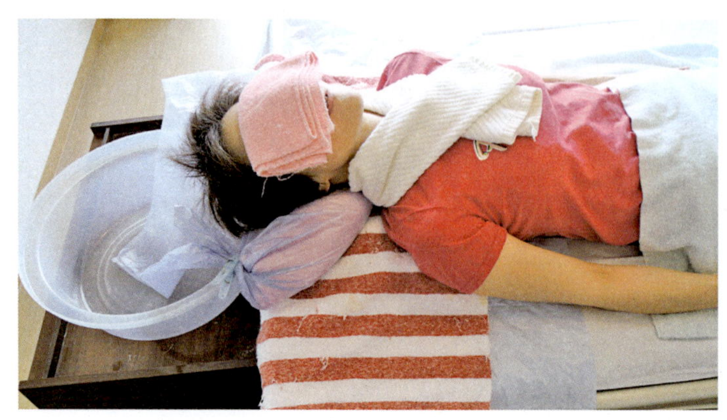

第三步，护理员先用梳子梳理老人头发，然后用热水（38～39℃）打湿头发。浇热水前必须先告诉老人，并且向老人确认水温是否合适。

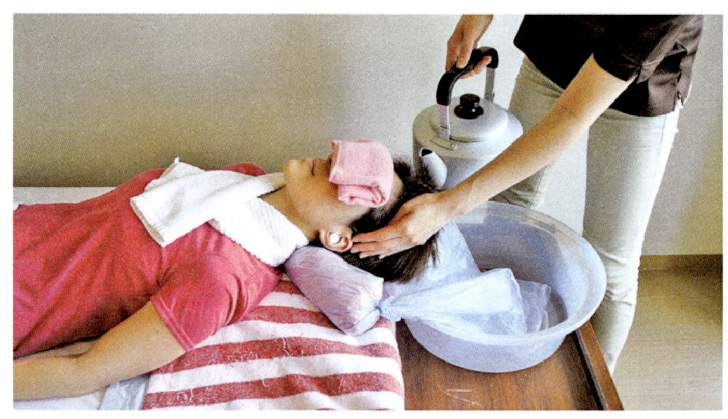

第四步，护理员挤少许洗发液在手掌心，搓出泡沫后用手指内侧轻轻接触老人头皮，类似按摩一样开始清洗。洗发时，使用左手支撑头部，为避免被指甲扎到，应使用右手的指腹部分，从头发的发际线开始清洗，并向头顶施加一定的压力。此时，头部后侧的清洗顺序为从脖梗向头顶部。用干毛巾擦干洗发液的泡沫。

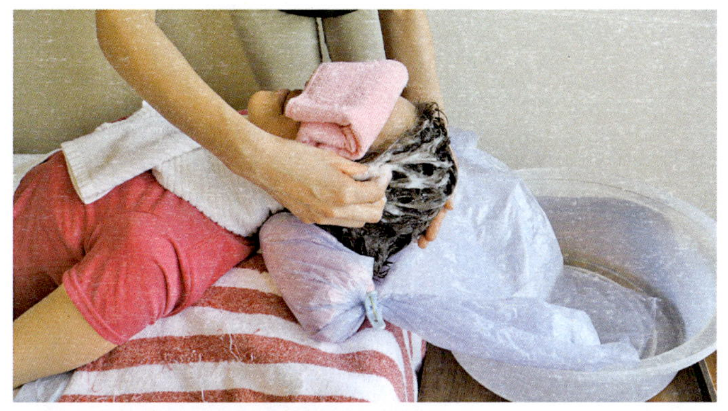

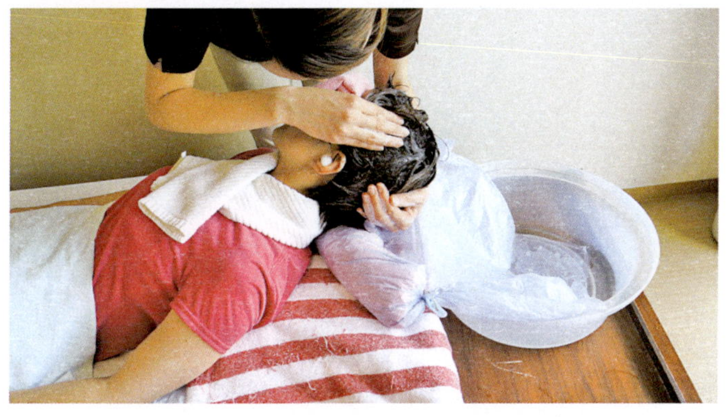

第五步，用热水冲洗，将洗发液充分清洗干净。注意发线部分容易残留洗发液，残留下来的洗发液会引发湿疹等，应该及时清洗干净。

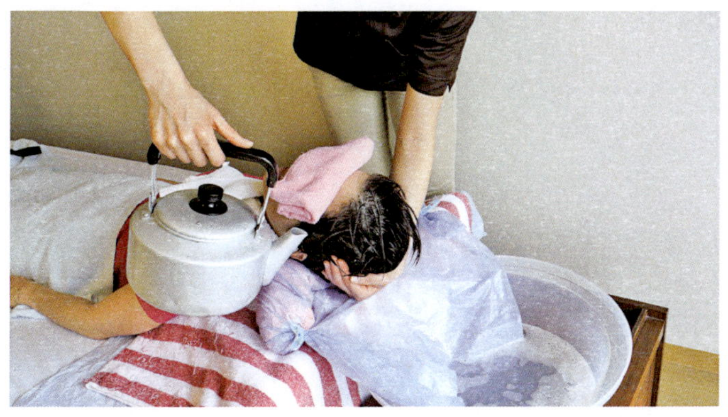

第六步，取下洗发垫，用毛巾将头发上的水擦干净。

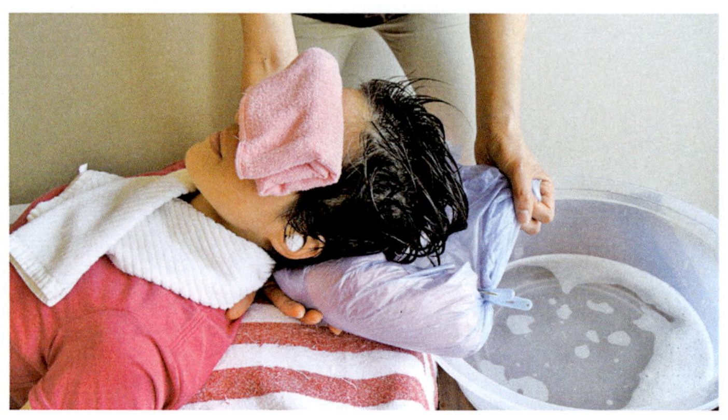

第七步，使用吹风机吹干头发，但注意不要让脸部和耳朵等直接接触热风。

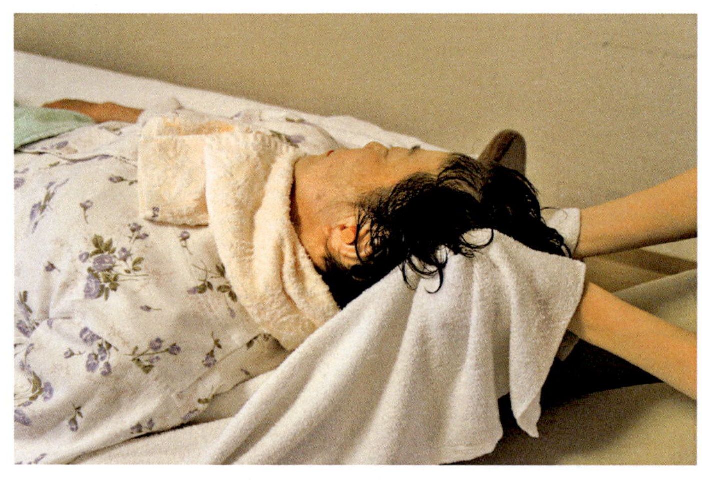

第八步，洗发护理结束后，要及时为老人补充水分，并且让老人在舒适的姿势下休息。

第五节　卧床老人手和脚的清洁护理

饭前便后都要洗手，这是日常生活中最基本的清洁卫生。对于居家养老的老人特别是因失能半失能而卧床的老人，手部的清洁护理是身体清洁的照料护理中必不可少的一环。帮助失能半失能的老人洗手时需要准备的用品包括脸盆（洗手用）、水桶（装水用）、盛热水的水壶、肥皂或沐浴剂、浴巾、毛巾、塑料布等，根据需要也可准备浴用手套和指甲刀等。

如果老人能够坐起来，可以采取坐卧位的姿势帮助老人洗手。可在护理床上架起平时帮助老人就餐用的小饭桌，在小饭桌上先铺好防水布，再铺上毛巾，然后在上面放上盛有温水的脸盆。这时要注意，小饭桌的高度最好略高于老人坐起时肘关节的高度，以便于洗手。如果老人无法起身，可以采取侧卧位的姿势帮助老人洗手。

一、帮助半身麻痹的卧床老人洗手

第一步，先在床的一侧放置一台小桌子，然后在床到小桌子的上面铺上防水布，在防水布上放好洗手用的脸盆、肥皂和毛巾等用品。脸盆的位置应该低于卧床老人的肘关节的高度。

第二步，让老人把手放入盛有温水的脸盆里先浸泡一会儿。水温最好保持在 38 ~ 39℃。

第三步，先让老人在水中活动手指，护理员用涂好肥皂的毛巾从肘关节到手的指尖仔细擦洗，手指之间的部分也要好好清洗，然后用热水冲洗一下。最后，换清水再清洗一下，并且用干毛巾擦干。

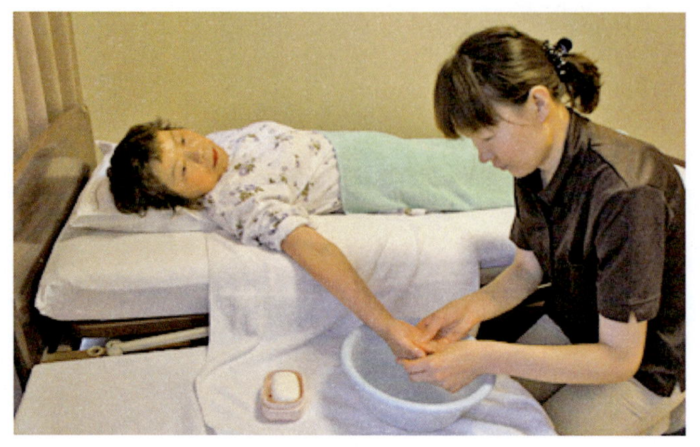

如果卧床老人的指甲过长，不但容易戳伤皮肤，而且容易堆积污垢引发感染，因此需定期护理，用指甲刀修剪指甲保持清洁。修剪好指甲后，要磨光滑。有的老人的指甲比较肥厚难以修剪，在这种情况下，可以用锉刀磨平肥厚的地方。另外，洗澡或用温水洗手后，指甲会变得柔软，这时更容易修剪。对于又硬又脆的指甲，修剪时可以先修剪左右两边，然后修剪中间部分，最后再用指甲锉进行打磨。

二、卧床老人足部的清洁护理

洗脚不但可以保持足部的清洁，而且还可以使足部保温有益于睡眠。经常帮助卧床老人泡脚，不但可以使足部的污垢更容易脱落，同时也会给老人带来犹如洗澡一样舒服的感觉。

在做洗脚的照料护理时需要事先准备的用品包括洗脚桶或较深的脸盆（用来泡脚）、盛热水的水壶、沐浴剂、浴巾、毛巾、塑料布、浴用手套等，也可以根据需要准备指甲刀。

帮助卧床老人洗脚时，能够起身坐起的老人可以采取床端坐位，而起身困难的老人可以采取仰卧位。

以帮助老人采取床端坐位洗脚为例。

第一步，在地板上铺好塑料布，塑料布上再铺上毛巾，然后放上洗脚桶。水温保持在 38～39℃。帮助老人采取床端坐位，坐稳后把双脚放入洗脚桶里浸泡几分钟。

第二步，把毛巾缠在手上，然后蘸上肥皂从脚尖向膝盖的方向进行擦洗。护理员也可以戴上手套代替毛巾蘸上肥皂仔细清洗老人的双脚。脚趾缝里容易藏污纳垢，所以应该注意认真清洗。脚底可以用专用的小刷子或比较硬一点的毛巾蘸上肥皂清洗。

第三步，换清水再清洗一下，边按摩边泡脚 4～5 分钟。最后用热水冲洗一下，从洗脚桶中拿出双脚，把脚放在浴巾上擦干。

三、帮助卧床老人采取仰卧位或坐卧位洗脚

帮助卧床老人采取仰卧位或坐卧位洗脚时，在膝盖下面垫上枕头或毛巾被固定住下肢，然后把裤脚挽到膝盖以上，让老人的双膝弯曲使小腿立起来。在褥子上从下到上依次铺好防水布和浴巾，放置好洗脚用的脸盆。接着，按照以上所述洗脚的步骤，帮助老人洗脚。洗好脚以后，可以在脚尖和脚趾缝撒上薄薄一层爽身粉，帮助干燥。

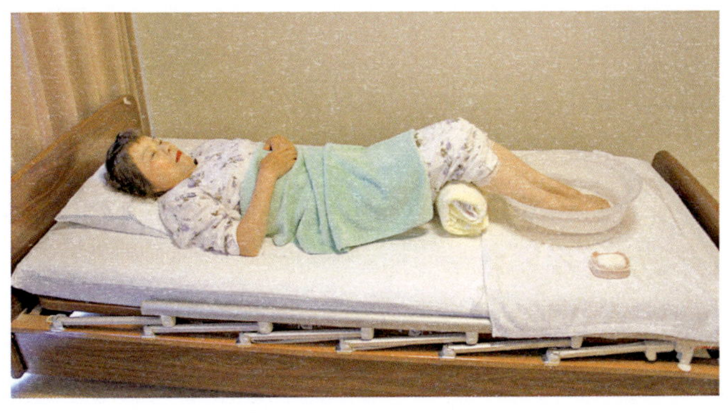

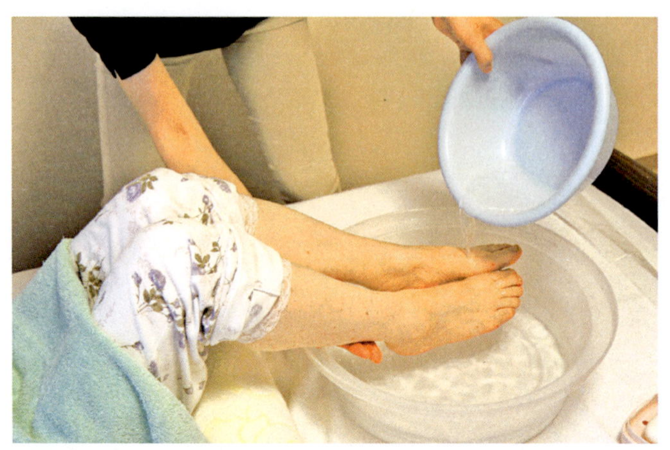

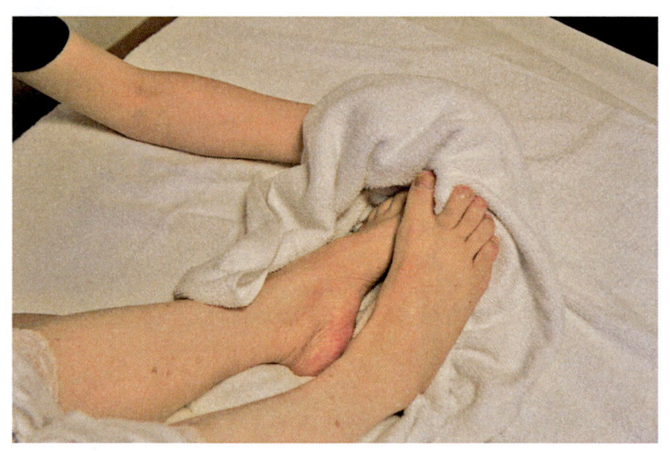

第六节　认知症老人擦拭身体的护理

洗澡是清洁身体最有效的方法之一。但是，对于失能半失能的老人，洗澡对身体造成的负荷较大，而且还会伴有危险。实际上，有的老人因为身体健康状况较差无法洗澡，有的老人的居住环境不具备洗澡的条件。在这种情况下，可以采用擦拭身体的方法来保持身体的清洁。擦拭身体不但可以去除身体的污垢、保持清洁，还有按摩的效果，可以促进血液循环、预防褥疮和细菌感染。卧床老人还可以借擦拭身体的机会活动手脚，预防关节挛缩。经常为卧床老人擦拭身体，可以预防恶臭、瘙痒和皮肤病等，保持身体清爽，让老人心情愉悦。此外，擦拭身体还是观察老人全身皮肤状态的好机会。

一、擦拭身体护理的准备工作

对于因疾病或地处寒冷地带无法经常洗澡的老人，擦拭身体比洗浴带给身体的负担更小，同时又是能达到和洗澡同样效果的清洁护理方法。擦拭身体包括一次性擦拭全身的全身擦拭和分别擦拭背部、阴部、上半身等部分的局部擦拭。一般而言，阴部容易形成污垢，最好每天擦拭。

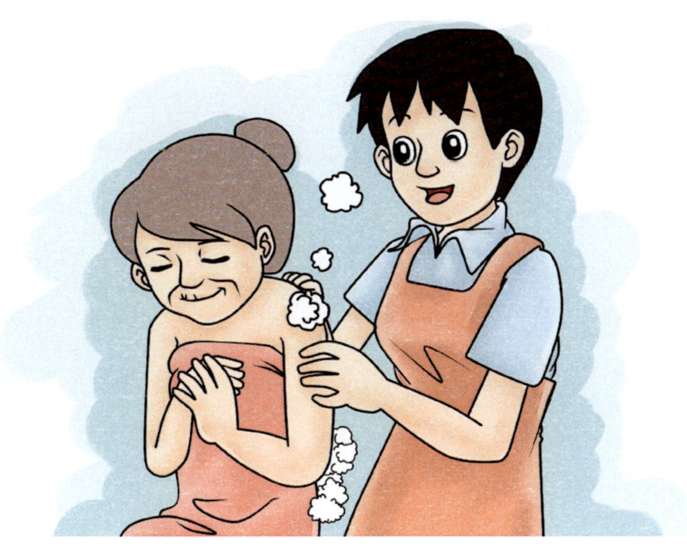

在帮助卧床老人擦拭身体之前，应该事先调节好室内温度。特别是在冬秋季节，应该关好门窗防止有风吹入，室温保持在 22～24℃。寒冷的季节尽量选择在白天暖和的时间进行。同时，要注意避开空腹和饭后的时间，擦拭身体前最好帮助老人先排泄。准备工作妥当之后，再开始脱衣服，注意要披好浴巾或毛巾被减少皮肤裸露，同时也要注意保护老人的隐私。

帮助卧床老人擦拭身体需要准备的物品包括肥皂或清洗剂、脸盆（装普通的热水和装 60℃热水的各一个）、水桶（装热水的和装脏水的各一个）、装满水的水罐（家中可用水壶）、干毛巾、浴用毛巾、阴部专用毛巾、浴巾、塑料布、替换用衣物、爽身粉、凡士林或橄榄油、棉签、指甲刀以及垃圾桶等。

把热水倒入脸盆中，大约占脸盆容量的一半左右。水的温度最好保持在 55℃左右。脸盆中的水要根据清洁程度和水温适时更换，为保持水温可以不断地加入热水或者更换新的热水。擦拭身体时要保持适度的、均衡的力量，同时还要做到一边观察皮肤的状态一边进行擦拭。帮助卧床老人擦拭身体时，可以根据下图的方法折叠毛巾，然后把毛巾缠在手上，这样不但可以均匀地擦拭，而且毛巾的边儿不会露出来。

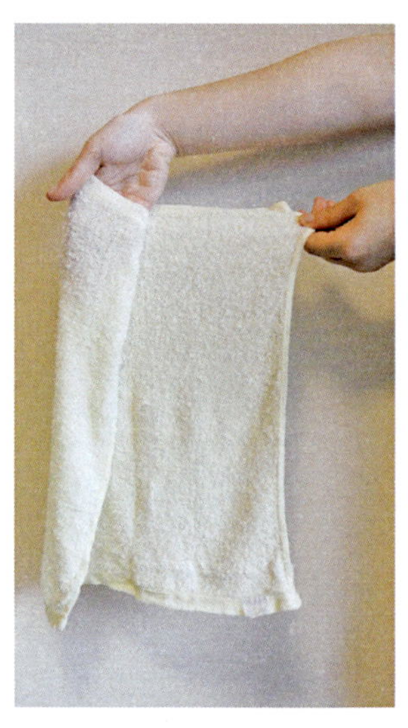
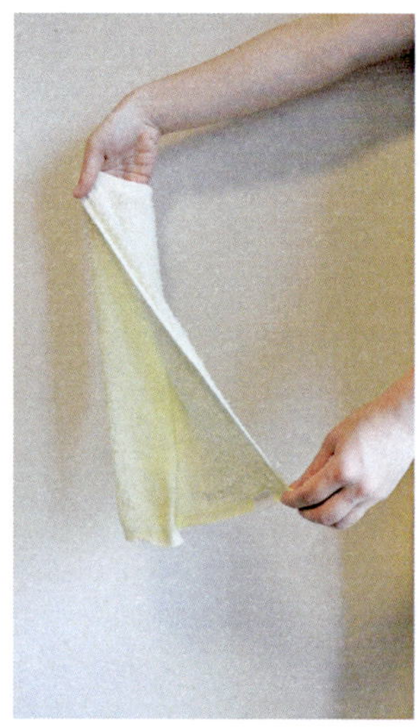
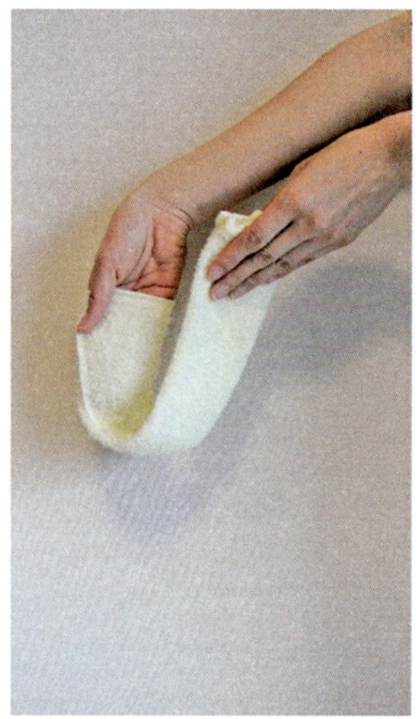

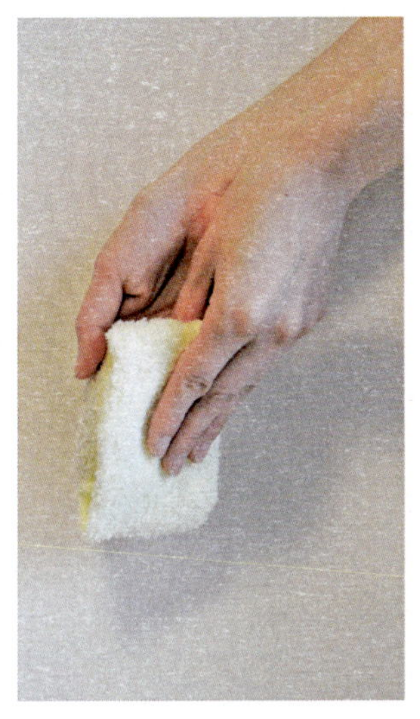
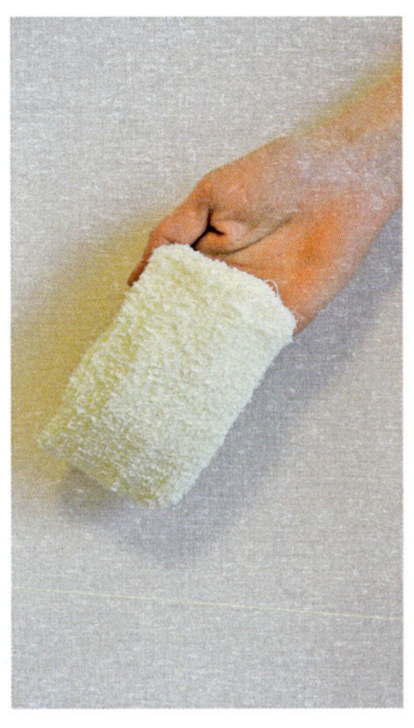

▲ 毛巾的折叠使用方法

二、擦拭身体护理的一般步骤

一般而言，为卧床老人擦拭身体时，老人采取的卧姿应该是先仰卧位，然后侧卧位，最后再次采取仰卧位。首先让卧床老人采取仰卧位，从脸部开始，按照耳朵、脖子、上肢、胸部、腹部的顺序先擦拭；然后让老人采取侧卧位，擦拭后背部、腋下、腰部和臀部；最后，让老人恢复仰卧位，为老人擦拭脚趾、小腿、大腿和阴部。为了促进血液循环，应该从距离心脏较远的位置向心脏方向进行擦拭。

三、卧床老人采取仰卧位时的擦拭方法

脸部的擦拭方法已经介绍过，这里重点介绍为老人擦拭上肢、胸部、腹部以及下肢的方法。

第一步，先确认老人是否要排泄，身体状况是否适合做身体的擦拭。

同时，把室温调节好，准备好擦拭身体所需要的物品。为了保暖，并且考虑老人害羞的心理，应该用浴巾或毛巾被包裹住全身，只露出需要擦拭的部分。

第二步，护理员使用热毛巾前先在自己的手腕内侧（皮肤的柔软部位）测试一下毛巾的热度。然后将热毛巾缠在手上，在热毛巾上涂抹肥皂或擦拭身体专用清洗剂进行擦拭。

第三步，在擦拭上肢时，先擦拭手掌和手腕，然后从手腕向肘关节和腋下的方向擦拭，可同时促进血液循环。腋下容易残留汗水，应注意擦拭干净。让老人侧过身体，仔细擦拭背后部位。

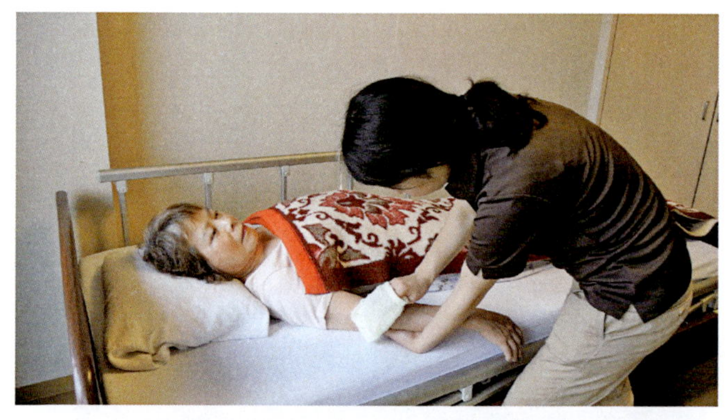

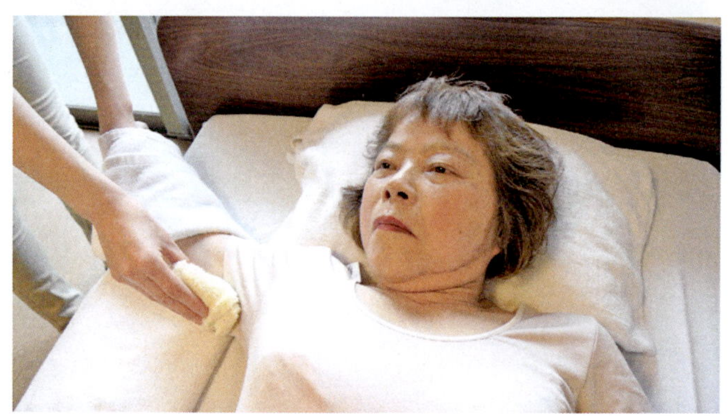

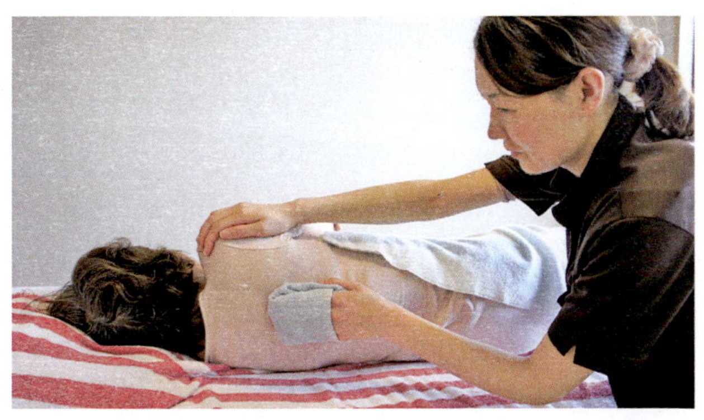

第四步，从下巴开始沿着锁骨往下擦拭胸部。擦拭胸部时应该从中心向外侧擦拭。在乳房部位，应该像画圆圈一样擦拭。腹部要按照肠道的走向，以脐部为中心像画圆圈一样擦拭。

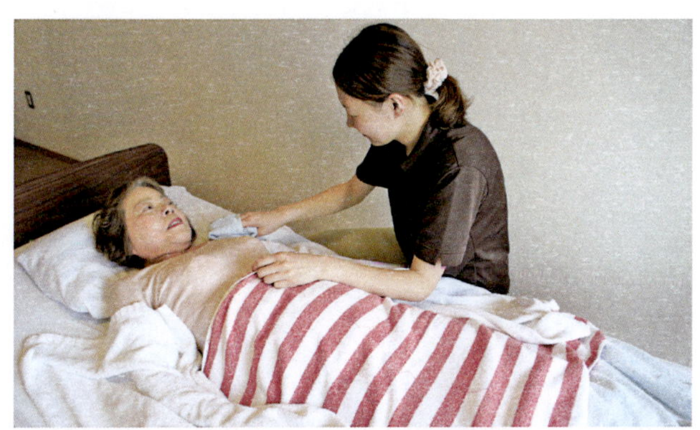

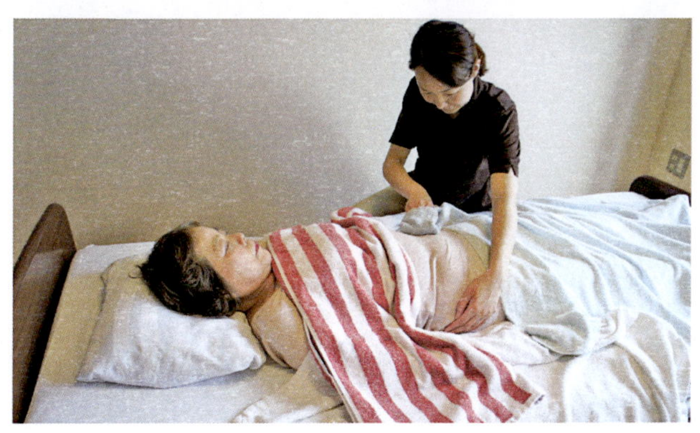

用热毛巾擦拭两次，再用干燥的毛巾完全擦干水分。

第五步，为老人擦拭下肢时，采取从脚尖向膝盖、再从膝盖向大腿部位擦拭的方式，一边擦拭，一边促进血液循环。

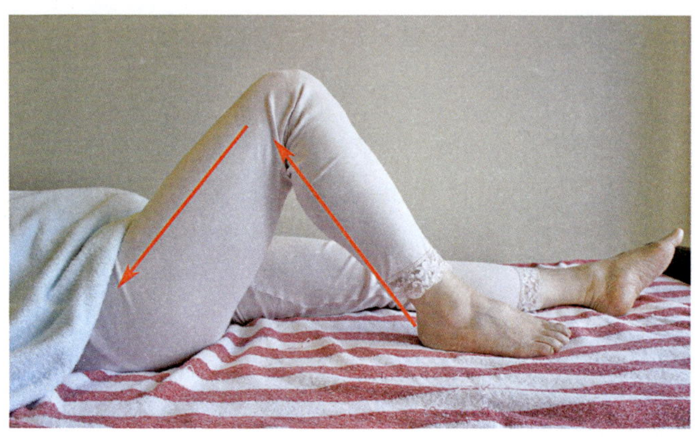

护理员用一只手扶住老人的膝盖，让下肢保持稳定，另一只手擦拭老人的下肢。

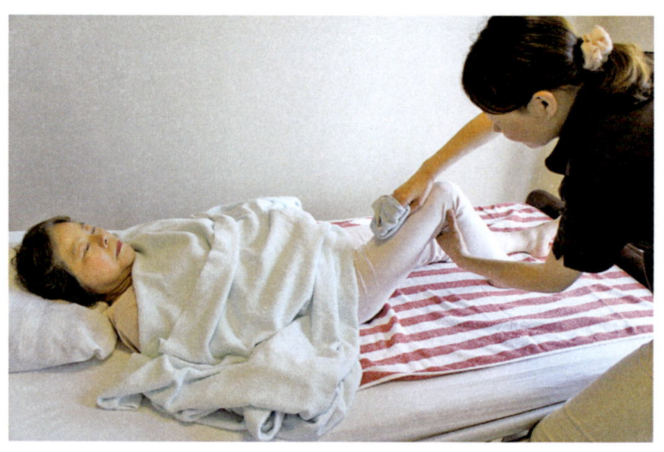

擦拭结束后，应该再用干毛巾把下肢的水分擦干。

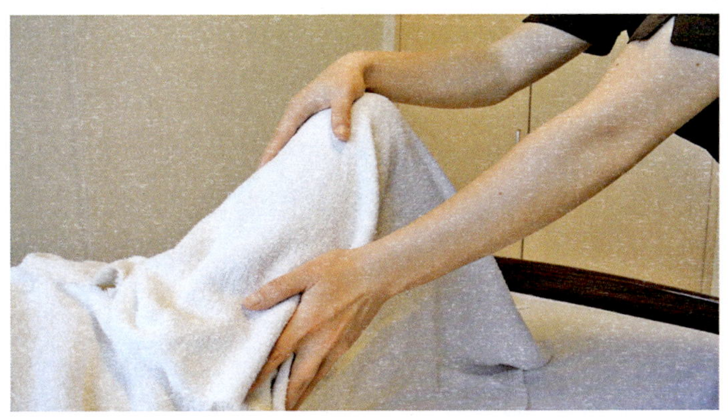

四、卧床老人采取侧卧位时的擦拭方法

第一步，让侧卧位的老人抱着枕头背对护理员，保持安稳的姿势。如果老人有半身麻痹，侧卧时应该让麻痹一侧朝上，健康一侧朝下。背部和臀部是容易产生褥疮的部位，因此在擦拭之前应该事先观察皮肤的状况，如是否变红等。在确认没有异常之后才可以进行背部和臀部的擦拭。

第二步，将浴巾或毛巾被斜着折叠，盖住身体，只露出后背和腰。用热毛巾蘸上肥皂，从臀部向肩胛骨的方向擦拭后背，然后像画圆圈一样擦拭臀部。

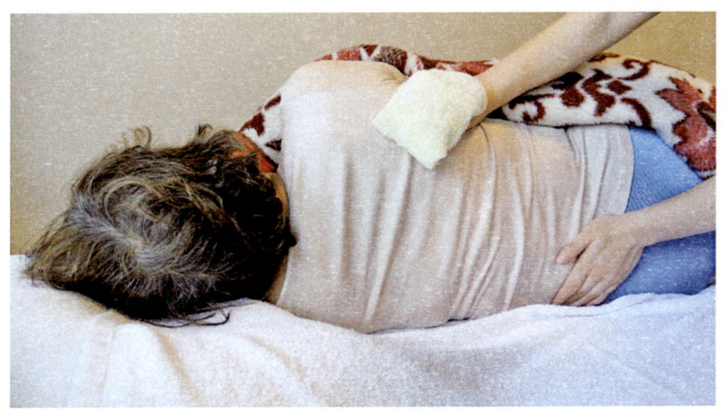

第三步，擦掉肥皂沫，用毛巾擦干净并且要吸干水分。然后用热毛巾盖在老人的背上、腰部和臀部，进行加温，促进血液循环，让老人感到舒适。

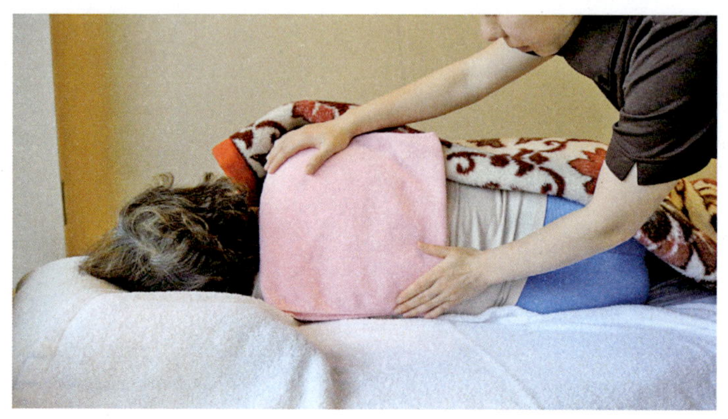

第四步，用大一些的毛巾轻轻吸干老人背部、腰部和臀部的水分，切记不可用力摩擦。

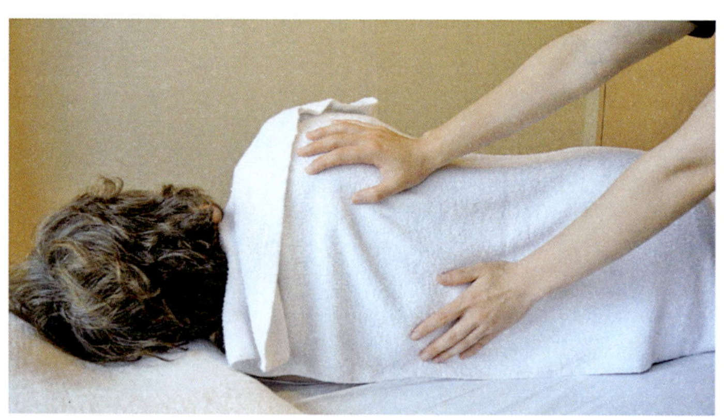

第五步，让膝盖弯曲使小腿立起来，用手托住脚腕或膝盖，从脚尖向脚跟擦拭。股关节和膝盖的后面也要擦拭干净。

第六步，拿开枕头，让老人恢复到仰卧位休息。

五、为卧床老人擦拭阴部的方法

阴部特别容易被排泄物污染而产生恶臭，有时还会导致女性患膀胱炎等，因此对于卧床老人，保持阴部的清洁是非常重要的。无法洗澡的老人或使用纸尿布的老人，除了每次排泄后进行擦拭外，每天至少应该清洗和擦拭阴部一次。下面所介绍的方法是躺在床上利用便器来清洗阴部的方法。由于失能半失能而卧床不起，不得不由他人来为自己清洗和擦拭阴部，这对于老人来说毕竟是万不得已且感到害羞的事，因此要充分考虑老人的心情，注意用浴巾等遮盖，避免不必要的暴露，保护老人的隐私。

擦拭阴部时需要事先准备的用品包括盛热水的水壶、冲洗用的瓶子、毛巾、浴巾、便器、防水布（塑料布）、纱布、一次性手套、塑料袋以及根据老人的实际情况准备替换的纸尿布等。擦拭阴部时，应使用专用的洗脸盆和毛巾。擦拭阴部的毛巾应该和擦拭身体的毛巾区别开。为了预防感染，不要徒手接触阴部，尽可能使用一次性手套。

第一步，先帮助老人脱掉裤子和内裤（纸尿布）。为了保温以及防止不必要的暴露，应该为老人盖上浴巾。躺着清洗的时候，尽量让老人侧卧，在臀部下面垫好防水布（塑料布）和浴巾，然后放好便器。这时，为了固定体位、缓解疲劳，可以在老人腰下垫上浴巾等。如果不能使用便器，那么可以铺 2～3 层纸尿裤。

第二步，准备好 37～38℃的温水，向阴部淋水，注意水不要太热。把毛巾轻轻拧干后开始清洗。对于女性，应该从上到下（从前向后）进行清洗；对于男性，应该用毛巾托住阴茎，清洗龟头、阴茎和阴囊内侧。

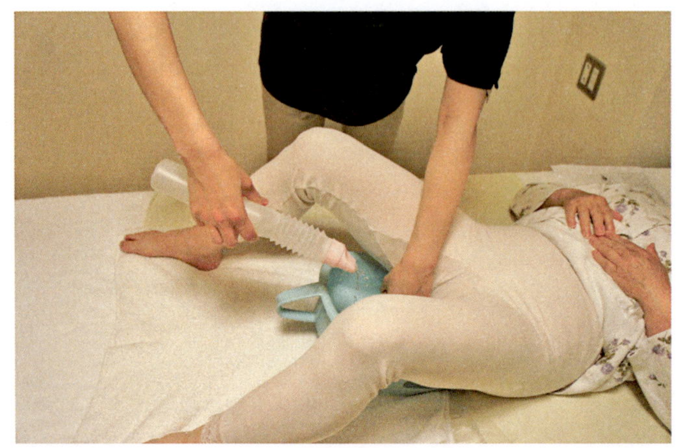

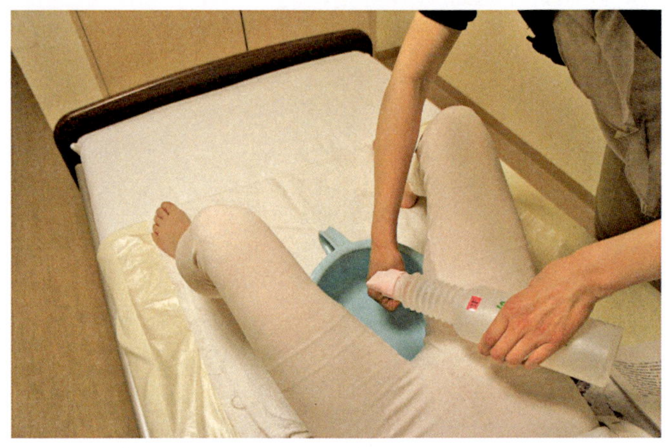

第三步，用温热水冲洗，然后用热毛巾擦干，拿走便器。帮助老人穿好衣裤，恢复到舒适体位休息。

第七节　认知症老人身体清洁护理的注意事项

为了做好认知症老人的身体清洁护理，让老人保持清洁卫生又能够使其精神面貌焕然一新，我们应该注意以下八个方面。

一是了解和掌握老人以往的身体清洁规律和喜好，尽可能按照老人能够接受的方式做好身体清洁的护理。

二是尽量避免以家属和护理员的工作和时间强行安排老人做身体清洁护理。

三是应该根据老人的身体情况和情绪，在和老人沟通取得同意的前提下开始护理工作。

四是不可以用“肮脏、发臭”等语言威胁和强求老人接受身体清洁的护理。

五是不可在没有获得老人理解和同意的情况下脱老人衣服进行洗头或擦拭身体等身体清洁护理。

六是在身体清洁护理时不可以采取措施限制老人的手脚行动。

七是不可以因为老人拒绝接受身体清洁护理而对老人放置不管。

八是在为老人做身体清洁护理时，每做一个动作都应该事先向老人做好口头说明，打消老人的顾虑，减少老人不安的情绪。

第十二章
认知症老人洗浴的护理

第一节　认知症老人洗浴护理的评估与注意事项

一般而言，洗浴又称洗澡，是清洁身体最有效的方法之一。洗浴有盆浴（使用浴缸洗澡、泡澡）和淋浴之分，洗浴护理也分为帮助老人利用浴缸进行盆浴的护理以及帮助老人进行淋浴的护理。这是涉及老人隐私的护理服务，因此洗浴护理必须注意保护老人的隐私。

一、洗浴护理要减少老人的恐惧感

洗浴不但可以让居家养老的老人保持清洁，促进身体的血液循环，防止皮肤感染和褥疮的发生，而且还可以调节身心和改善睡眠效果，还可以让老人和家人保持良好的人际关系。但是，由于认知障碍，认知症老人往往会难以理解洗浴的意义，而且由于对自己身体的变化感到不安，或由于认知症的行为和心理症状而拒绝洗浴。有的认知症老人虽然理解洗浴的意义，但是却忘记了洗浴的方法和顺序，甚至因为失用连衣服都不会脱；还有的认知症老人虽然失智，但是对在家人和护理员面前袒露身体仍然保有羞耻之心而拒绝在浴室内脱衣裸身。认知症老人拒绝洗浴的原因，还有可能是因为认知功能下降，无法辨别护理自己洗浴的人是谁，“为什么毫不相干的人要给自己脱衣服，还要让自己进入‘可怕’的浴缸里或让水突然淋到自己的身上”。因此，要做好认知症老人的洗浴护理，首先要和老人建立“令人放心”的人际关系，减少老人的恐惧感。

二、洗浴护理要保护老人隐私

对于认知症老人的洗浴护理，首先要注意的是尊重老人，不可伤害老人的自尊心，要保护好老人隐私。如果家属和护理员按照自己的时间安排，在没有获得老人理解同意的情况下“强行”做洗浴护理，那么就会事与愿违，遭到认知症老人的“抵制和反抗”。这样一来，对于认知症老人，洗浴就会变得“很恐怖”，导致以后经常发生“拒绝洗浴”的行为。为认知症老人做洗浴护理应该配合老人以往的生活习惯，根据老人身体状况和气氛安排洗浴的时间，而且事先一定要耐心地向老人做好说明，获得理解和同意。在进行洗浴护理的过程中，做每一个动作，都要事先向老人提示，一件事、一件事地按照顺序口头说明，避免手忙脚乱的一连串动作搞得老人“晕头转向”，从而产生不安和恐惧。

三、认知症老人洗浴护理的评估

为了做好认知症老人的洗浴护理，我们应该针对老人的认知障碍状况、身体状况、性格、羞耻心以及接受洗浴护理的经历等事先做好洗浴护理的评估。

认知症老人洗浴护理的评估包括 10 个方面的内容，见下表。

▲ 认知症老人洗浴护理的评估内容

	评估内容		评估内容
1	是否理解洗浴的意义?	6	内衣内裤是否经常因失禁而弄脏?
2	是否能够认识浴室和浴缸的作用?	7	是否有便秘或痢疾?
3	羞耻心是否特别强?	8	过去是否曾经有“拒绝洗浴”的现象?
4	到了浴室是否很不安、有困惑的样子?	9	是否能够表达自己的希望和想法?
5	是否不愿意在人前脱衣服?	10	最近的身体状况如何?

四、浴室环境的改善

在帮助认知症老人洗浴时，首先要考虑如何根据老人的身体状况优化改造浴室的环境。例如，应该考虑优化更衣间的环境。更衣间是洗浴前后脱衣服、穿衣服以及做洗浴前准备工作的场所。因此，更衣间应该具备一定的宽敞度和让人能够方便地更衣、心情舒畅出入浴室的氛围。从浴室出来的时候如果身上裹有浴巾，可以直接坐在椅子上。另外，还能让人在出浴后稍做休息。

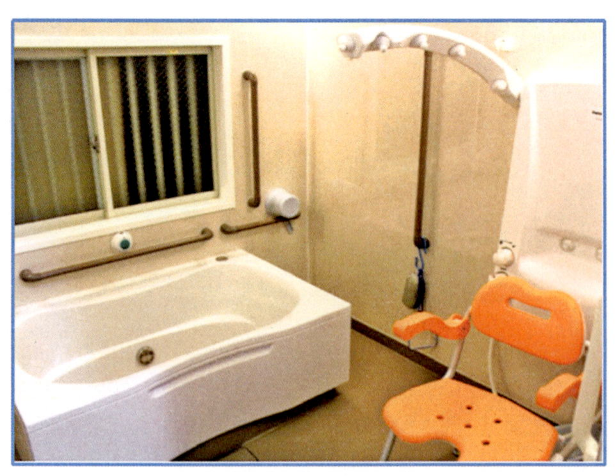

更衣间、浴室的温度最好设置在22℃左右，热水的温度最好设置在40℃左右。高血压、心脏病患者不能使用太烫的水洗浴。而且，心脏病患者在泡澡时不能让水浸过胸部上方和肩膀。空腹和饱腹时不要入浴，避免长时间入浴，一般控制在15分钟以内为宜。洗浴护理前，先让老人喝水或排尿。

更衣间若有椅子，脱衣穿衣就会更加方便。脱衣服时，寒冷产生的皮肤刺激会让血压发生变化，再加上热水的刺激，血压变化将更大，很可能导致出现洗浴事故，因此要减小更衣间与浴室还有卧室的温度差。尤其是在家中，冬季更衣间和浴室的温度容易降低，因此需要多加注意。利用暖气设备或利用淋浴的热水蓄满浴缸来提高浴室温度，都能起到很好的效果。

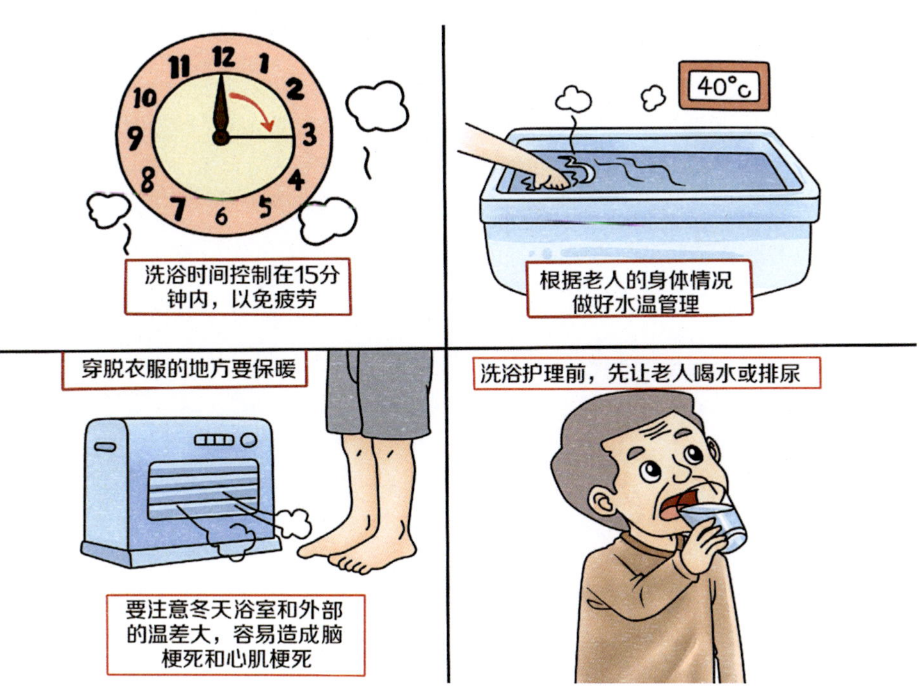

第二节　认知症老人淋浴的护理

对于认知症老人，洗盆浴时不但身体的负荷较大，容易疲劳，而且出入浴缸时的危险性也比较大，有时还存在感染的风险。相比之下，淋浴是一种较为适合失能半失能老人的洗浴方法。因为失能半失能的老人站立不稳，所以在采取淋浴的方式时，应该事先选好淋浴椅，让老人坐在淋浴椅上接受洗浴的照料护理。这里介绍一下帮助老人淋浴的护理方法。

第一步，让老人坐在淋浴椅上。为了保护老人的隐私，老人坐在淋浴椅时应该用小的浴巾盖在老人阴部的位置上。另外，在帮助老人淋浴时，还可以准备好一个洗脚桶，让老人把双脚放入盛有热水的洗脚桶里泡脚。

第二步，在为老人洗发时，可以为老人带好淋浴帽，一边确认水温，一边洗发。

第三步，淋浴时可以先用水冲洗老人的手部，然后从脚部开始逐步向上冲洗。护理员可以用手蘸肥皂为老人清洗脸部、耳朵和脖子，然后用蘸肥皂的海绵清洗老人的手臂、胸部、腹部和阴部。接着，清洗背部、臀部以及下肢。最后，用水冲洗干净，用浴巾擦干身体。

在淋浴时，从鼓励老人自理的角度出发，可以尝试让老人自己做些力所能及的事情，如让半身麻痹的老人利用两头带环的毛巾清洗背后。带环毛巾就是在普通毛巾的两端各缝制一个环，然后让老人的双手伸入两端环内，拉动毛巾清洗身体。

第四步，让老人坐在更衣间的椅子上，仔细擦拭身体，同时观察皮肤，但要注意个人隐私，避免过度暴露。用吹风机吹干湿头发时，不要在同一位置连续吹热风，同时护理员应用手挡住吹风机避免过热。血液循环加速

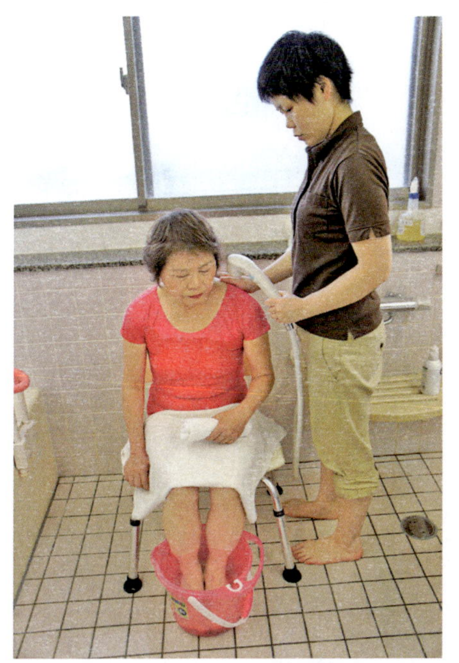

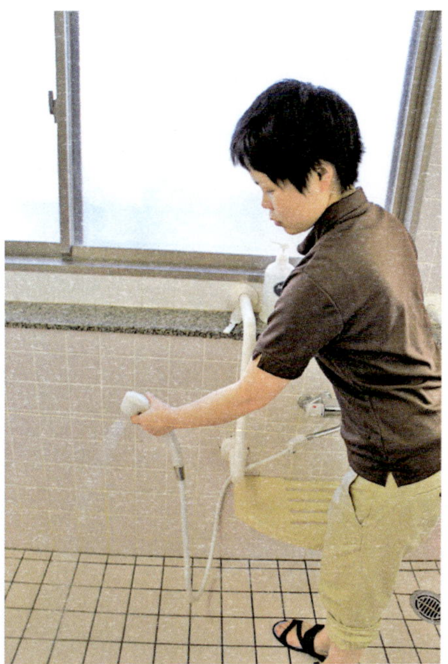

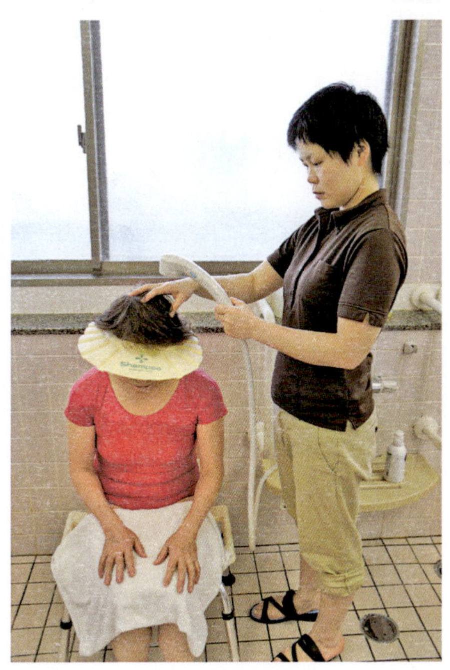

和出汗会导致血液黏性变高，容易引发脱水症状。洗澡后不能忽视水分的补给，尤其高龄老人难以表达口渴感，因此应该及时补充水分。为消除洗浴后的疲劳，可安排老人安静地躺下休息。

第三节　认知症老人盆浴的护理

一、盆浴的效果

一般而言，利用盆浴的方式洗澡时，泡在暖和的热水中能够增加皮肤的血液流量，血液经过循环后会让全身都变得暖和，从而产生促进血液循环、加快新陈代谢、将积蓄在肌肉内的乳酸和其他代谢产物排到体外、缓解肌肉的疲劳和疼痛等效果。不同温度的热水对神经系统和循环系统的影

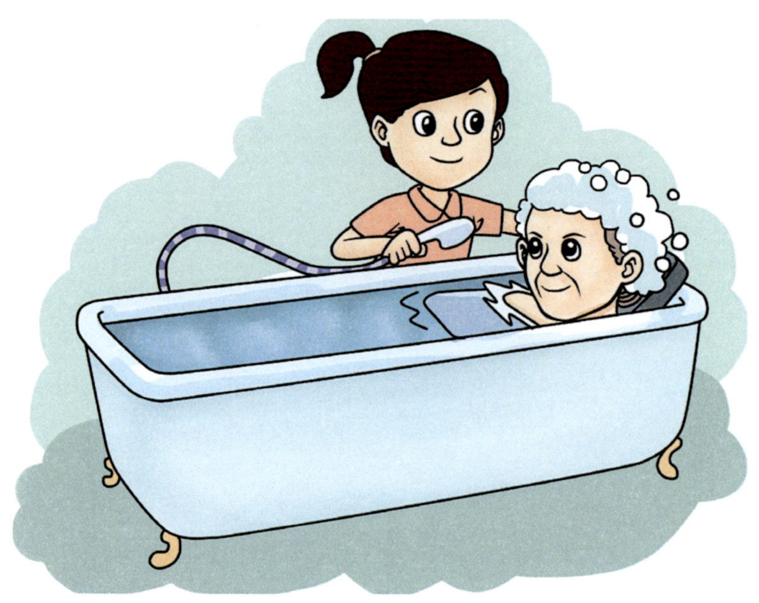

响有所不同。温热水（37～39℃）会刺激副交感神经，有宁神的效果，血压变动较小；比较烫的水（42℃以上）会刺激交感神经，血压变动较大。因此，患有高血压、心血管疾病的老人最好避免用烫水洗澡。

泡在装满热水的浴缸内，身体表面会产生水压，压力与水的深度成正比增强。如果热水泡至肩部，那么腹部周围横膈膜就会收缩3～5厘米，导致肺的容量变小，同时空气量也减少。为了弥补减少的空气量，人会增加呼吸次数。水压会压缩血管，让返回心脏的血液量增加，从而加快心脏的活动，其影响的程度与水深有所关联，因此高血压和心血管疾病的患者推荐进行半身浴或胸部以下洗浴。

根据阿基米德原理，将物体放入水中后，就会出现与排水容积相等的水的浮力，从而使得物体变轻，因此，平时无法运动的手脚可以在水中运动，从而达到人体机能训练的效果。

洗澡时，进出浴缸等洗浴动作较为复杂，并且洗澡会对身体产生较大的负担，容易发生与洗澡有关的事故。因此，帮助老人利用盆浴的方式洗澡时，一定要注意安全，做好安全保护措施。例如，在浴室准备防滑垫或扶手防滑，便于老人安全出入。在洗澡前，应该让老人做好洗澡的心理准备，并且事先测量老人的体温、血压、脉搏、呼吸等。在洗澡前还应该确认老人是否有尿意和便意，安排老人完成排泄，以防止老人在浴室内失禁。

二、护理半身麻痹的老人自己进入浴缸

为了便于老人特别是半身麻痹的老人出入浴缸，可以在浴缸旁边放置一张椅子，其高度最好与浴缸的高度相同。一般而言，让老人先坐在椅子上或坐在浴缸边缘，然后再进入浴缸比站立式进入浴缸要安全。半身麻痹的老人进入浴缸时，应该先让健康一侧的腿进入浴缸，然后再抬起麻痹一侧的腿放入浴缸；出浴缸时，顺序正好相反，应该让麻痹一侧的腿先跨出

浴缸，然后再抬起健康一侧的腿走出浴缸。

这里以右半身麻痹的老人为例。

第一步，让老人用健康一侧的左手抓住浴缸的前侧边缘，或者握住安装在浴缸边缘上的扶手。

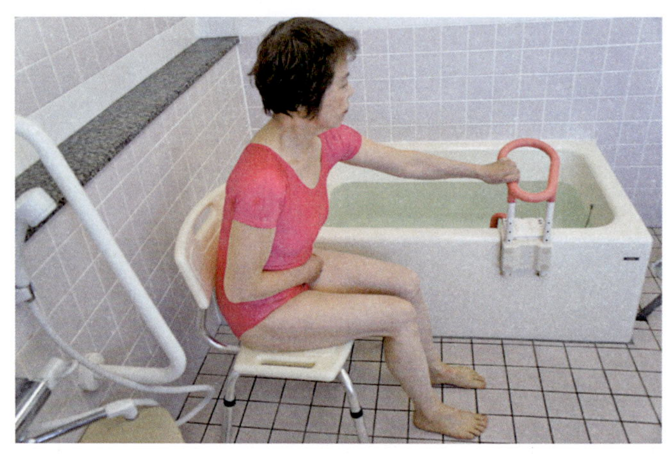

第二步，让老人上半身向前倾斜，将臀部的重心转移到手和脚上，然后抬起腰部，向浴缸移动。

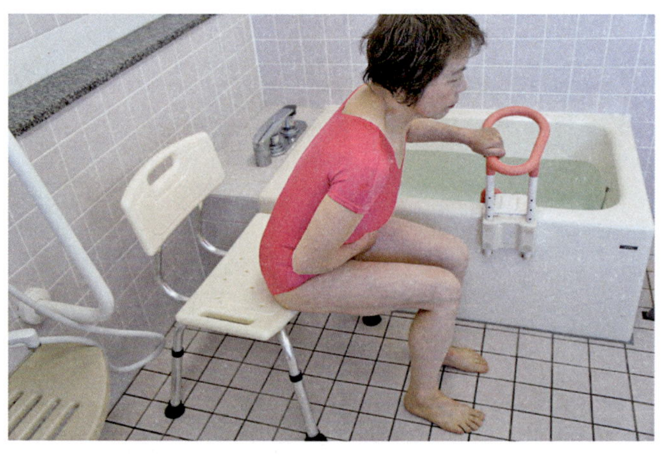

第三步，让老人把健康一侧的左腿先放入浴缸内，然后用左手抬起麻痹一侧的右腿，将其放入浴缸。

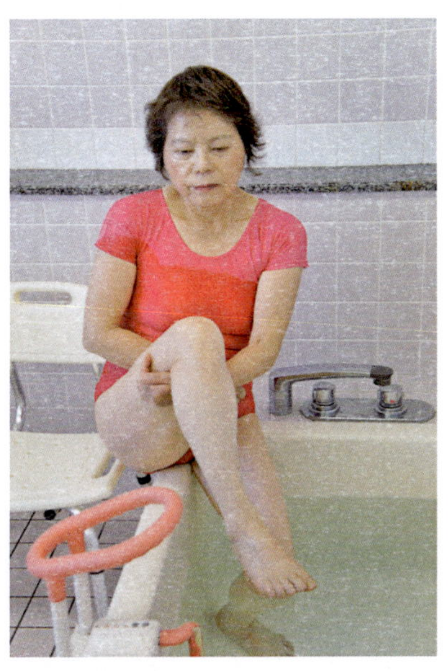

第四步，让老人用健康一侧的左手抓住浴缸的另一侧的扶手或浴缸边缘，让身体坐入浴缸。

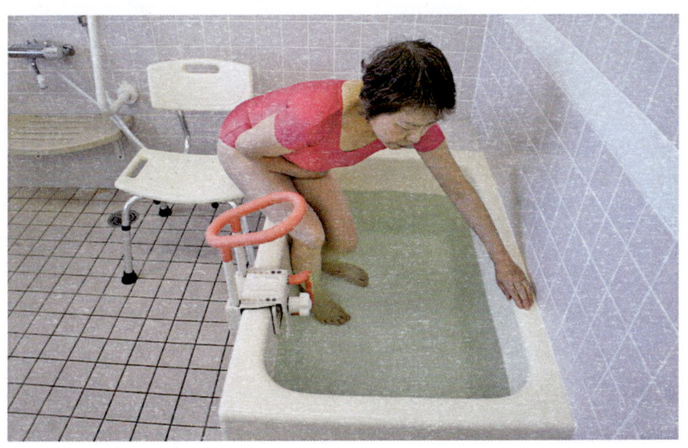

三、帮助认知症老人在浴缸里清洗身体

帮助失能半失能的老人利用浴缸洗澡，最好是家属和护理员两人一起协调配合。

护理员应该事先用手或温度计确认水温。在浴缸里，要让老人保持正确的姿势，确保重心线位于骨盆的中央，防止双脚上浮导致溺水。一般而言，在 40℃的热水中浸泡 5 分钟最为理想。对于高龄老人，洗浴时血压和脉搏变动的自律神经反应较为迟缓，因此高温洗浴和长时间洗浴存在危险。为了减轻高龄老人和心血管疾病患者心脏承受的负担，在进入浴缸前可先慢慢地向心脏部位淋热水，并推荐洗浴时浴缸内的热水量位于胸部以下。

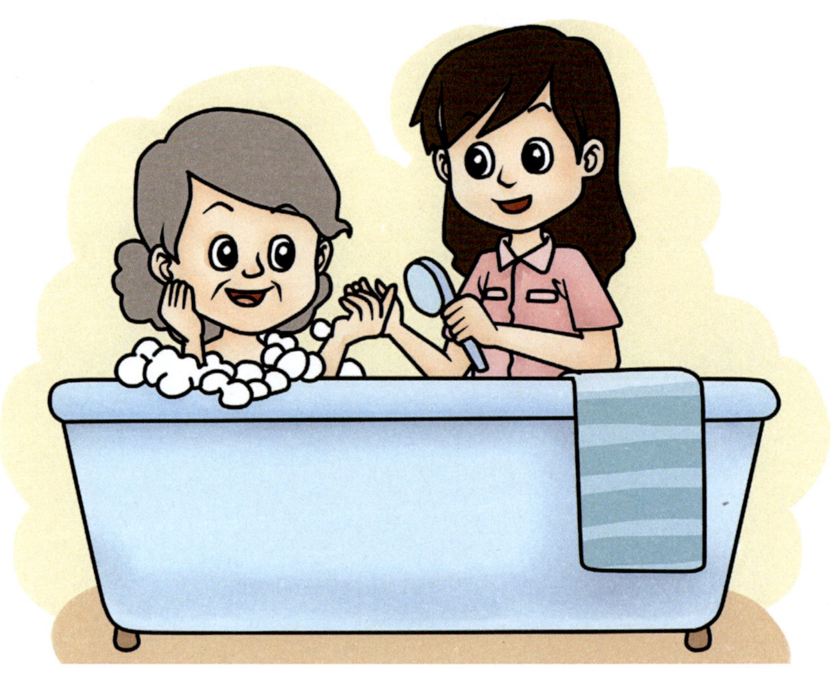

四、护理半身麻痹的老人自己出浴缸

第一步，让老人尽量弯曲健康的腿，并用健康一侧的手抓住浴缸边缘或扶手。

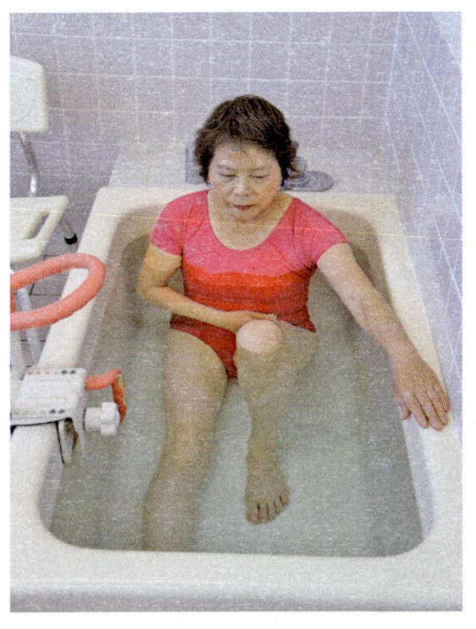

第二步，让老人在浴缸里保持前倾姿势，同时向前方移动臀部。

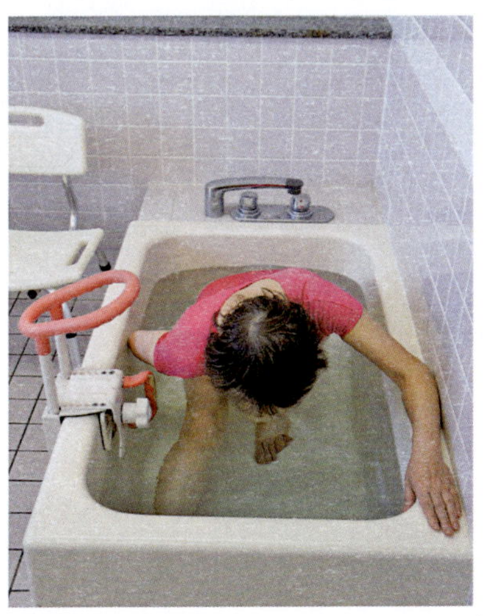

第三步，浮力会浮起老人的臀部，让老人借势起身，先坐到浴缸的边缘。

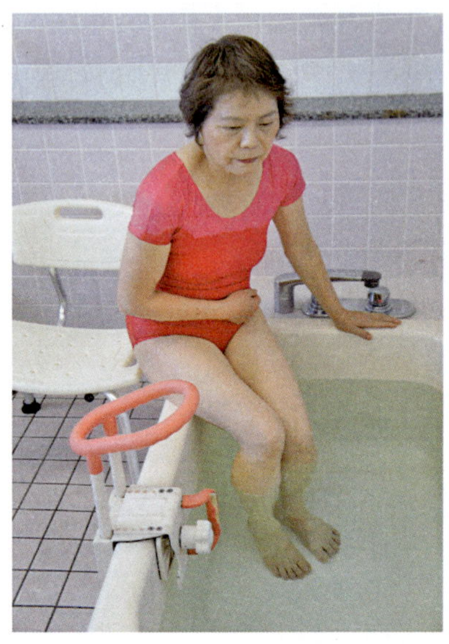

第四步，让老人用健康一侧的手抬起麻痹一侧的腿，从浴缸中抬出麻痹一侧的腿。

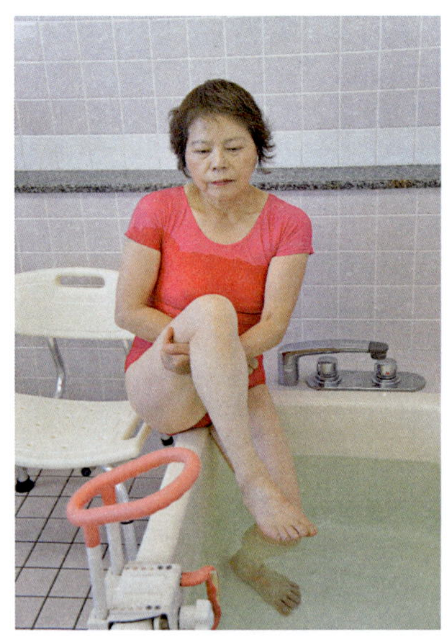

第五步，让老人自己从浴缸里拿出健康一侧的腿。让老人用手抓紧浴缸边缘，保持上半身前倾姿态不变，坐回椅子上。

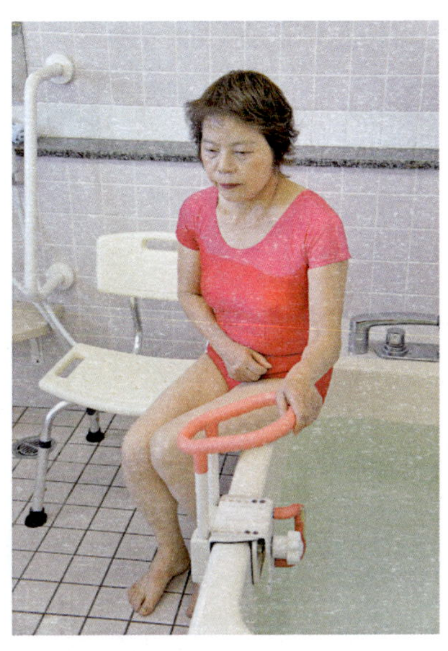

五、帮助半身麻痹的老人进入浴缸

第一步，让老人在椅子上坐好。

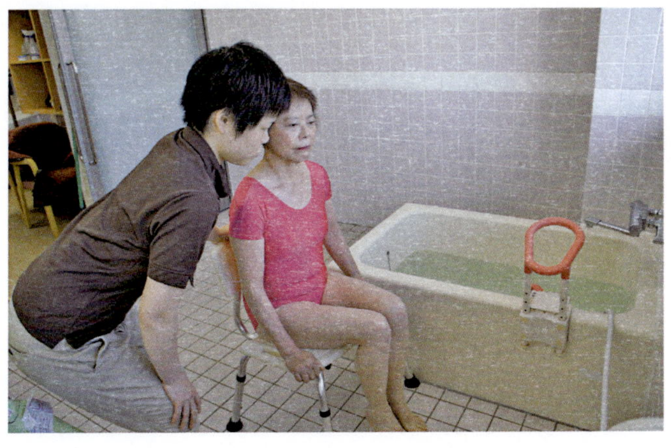

第二步，护理员搀扶好老人，让老人用健康一侧的左手抓住浴缸的边缘或安装在边缘上的扶手。

第三步，护理员支撑住老人的盆骨部位，让老人上半身向前倾斜，同时抬起老人腰部，护理员利用自身的重量帮助老人横向移动，朝浴缸一侧挪动。

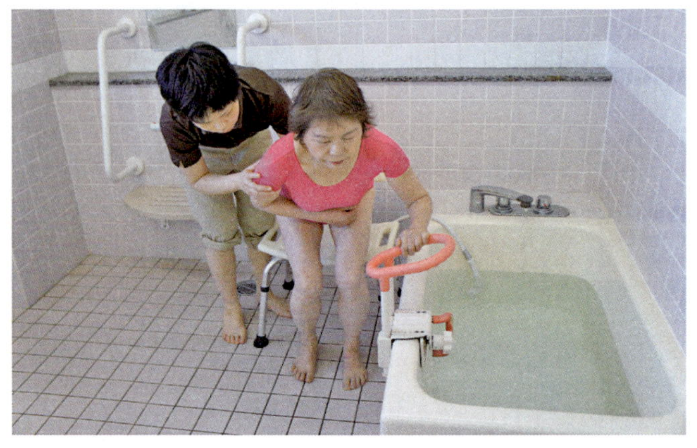

第四步，让老人用健康一侧的左手抓住浴缸的右侧边缘或扶手，将健康一侧的左腿先放入浴缸。护理员用手支撑住老人的背部，防止老人向后仰倒。

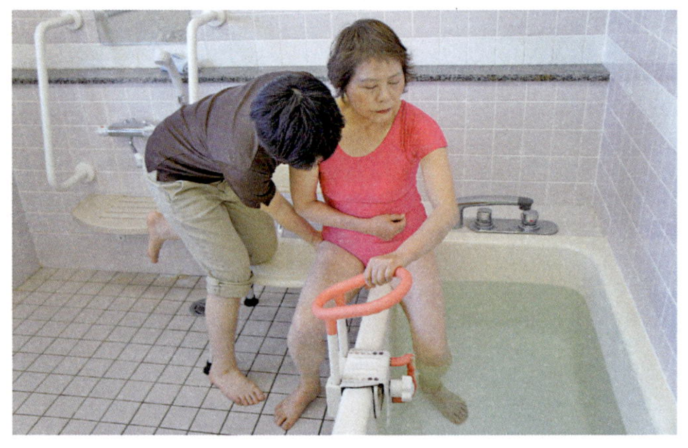

第五步，护理员帮助老人将麻痹一侧的右腿放入浴缸内，同时用左手支撑住老人的背部，防止老人向后仰倒。

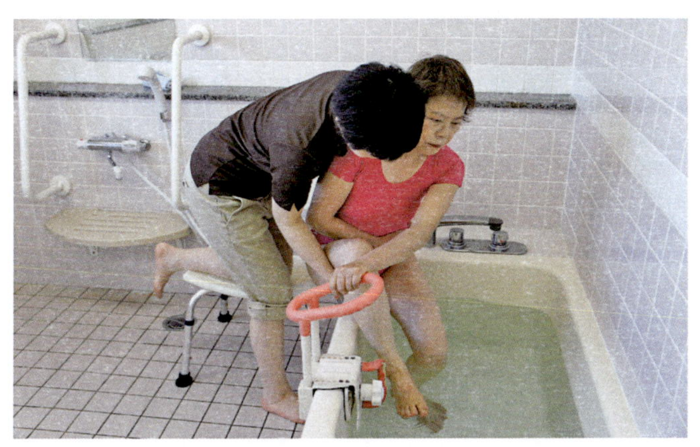

第六步，护理员在确认老人的双脚已切实踩在浴缸底部且身体重心已经稳定以后，帮助老人用双手抓住浴缸的边缘。

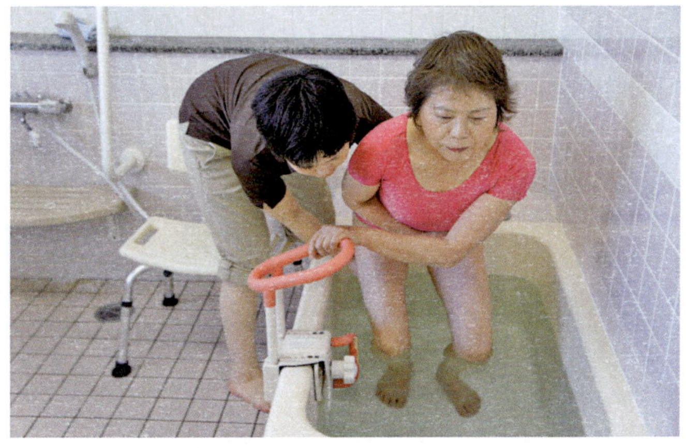

第七步，让老人保持上半身前倾的姿势，利用浮力慢慢下沉身体。浴缸内可放置可调节高度的踏脚台或防滑吸盘，保持老人的身体在水中不会摇摆。

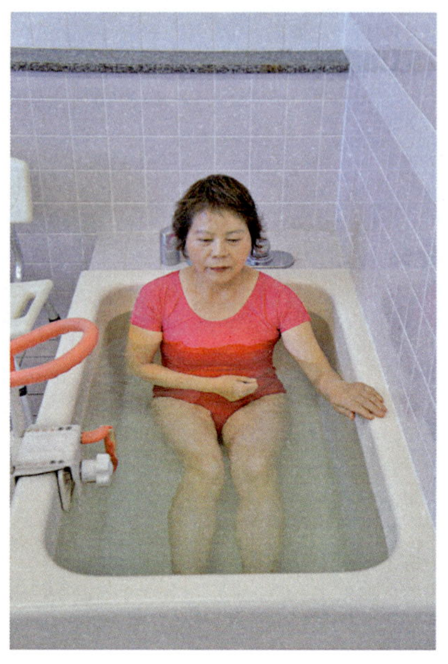

六、帮助半身麻痹的老人出浴缸

第一步，让老人尽量弯曲健康的腿，并用健康一侧的手抓住浴缸边缘或扶手。

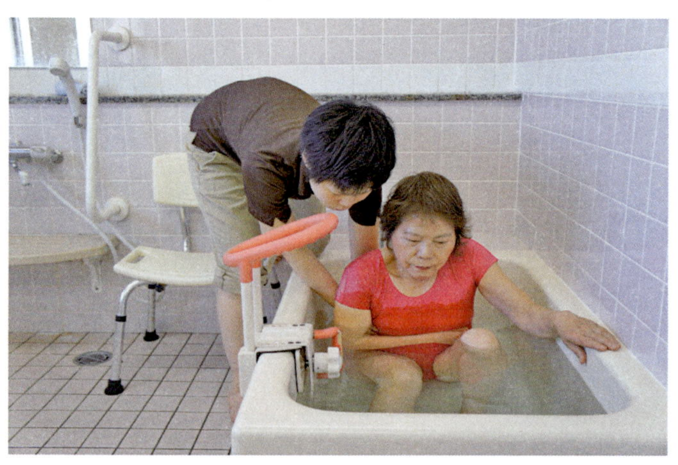

第二步，护理员确认老人的手和脚的位置，让老人保持前倾姿势，同时向前方移动臀部。

第三步，浮力会帮助老人的臀部浮起，护理员借势扶起老人，帮助老人先坐到浴缸的边缘。

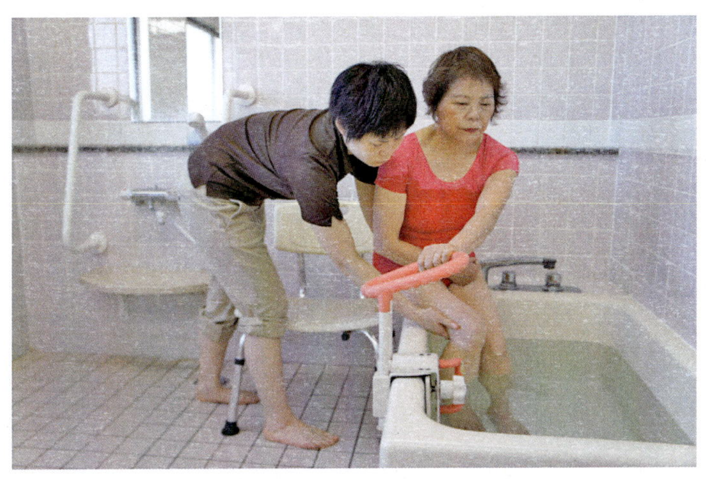

第四步，护理员从浴缸中抬出老人麻痹一侧的腿。

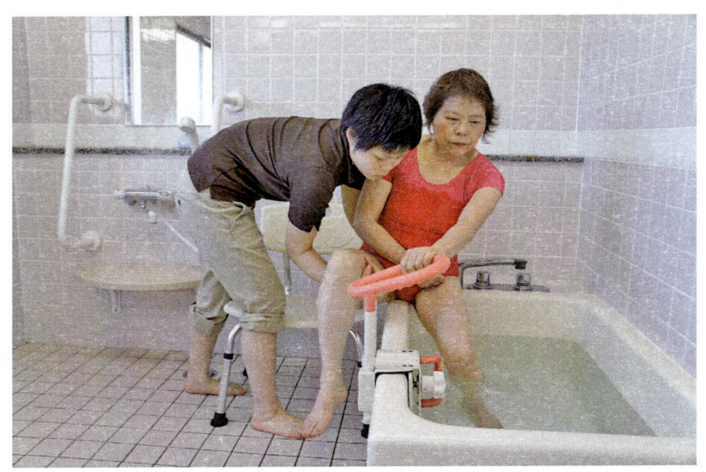

第五步，让老人自己从浴缸里拿出健康一侧的腿。然后让老人用手抓紧浴缸边缘，保持上半身前倾姿态不变，坐回椅子上。

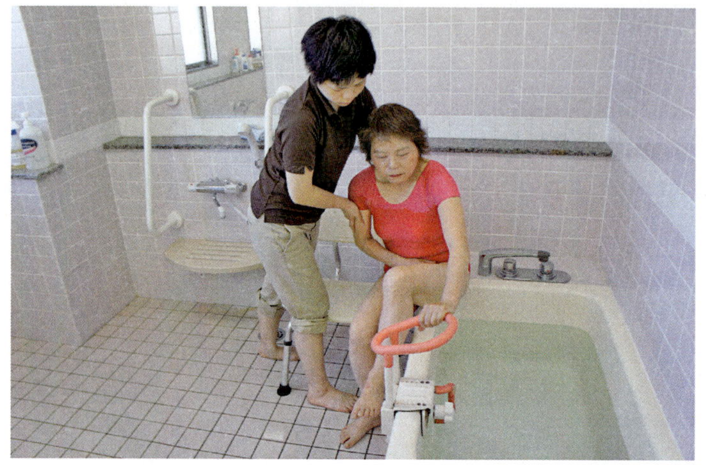

第十三章
认知症老人行走和外出的护理

第一节　认知症老人行走和外出的意义

在日常生活中，认知症老人要完成饮食、排泄、身体清洁等维持生命所必需的基本活动，往往离不开起居、坐立、移乘（从床端坐位转换成轮椅坐位，或从轮椅坐位转换坐到便桶上等）以及行走等身体位置的移动。这些活动不但是日常生活活动的前提条件，而且还可以扩大老人的活动范围。认知症护理专家的大量研究发现，外出护理可以让认知症老人感知季节的变化，在行走的过程中可以受到视觉、听觉和味觉上的刺激，沿街的景象可以唤起老人对往事的回忆，而且还可以增加和社会交流沟通的机会，从而给老人的大脑带来有益的“刺激”。

一般而言，我们把照料护理失能半失能老人或认知症老人坐立、移乘、室内行走等移动性活动的工作称为“行走护理”；把照料护理失能半失能老人或认知症老人外出（去医院看病拿药、去超市购物、去公园散步等）等移动性活动的工作称为“外出护理”。行走和外出的照料护理应该在确保安全的前提下进行，一方面要求护理员能够充分利用人体力学的原理，另一方面还要求护理员能够根据老人身体的实际状况积极调动老人的残存功能。

第二节　认知症老人室内行走的护理

行走的照料护理包括看护老人自理行走、搀扶老人行走、看护老人使用拐杖行走以及看护或搀扶老人上下楼梯等工作内容。

一、看护或搀扶认知症老人室内行走的护理

在看护或搀扶半身麻痹的老人行走时，护理员应该站在老人身体麻痹的一侧，从后方支撑半身麻痹老人的肩膀和腰部，帮助老人行走。

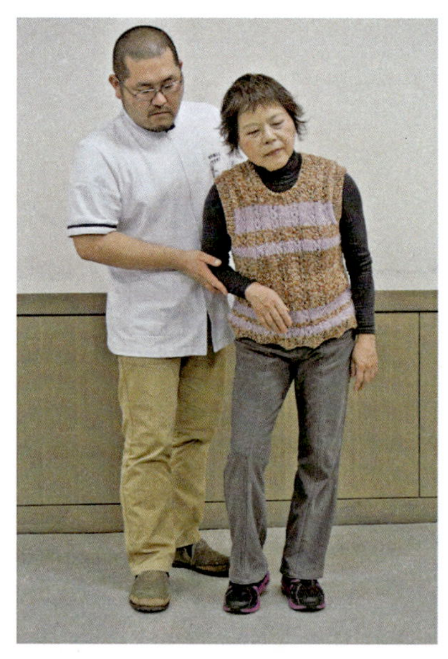

有时，为了让老人在行走时身体保持平衡，可以为老人在腰部系上皮带，护理员将手从背后抓住皮带帮助老人行走，也可以一只手从背后支撑老人的腰部，另一只手扶住老人的肩膀帮助老人行走。

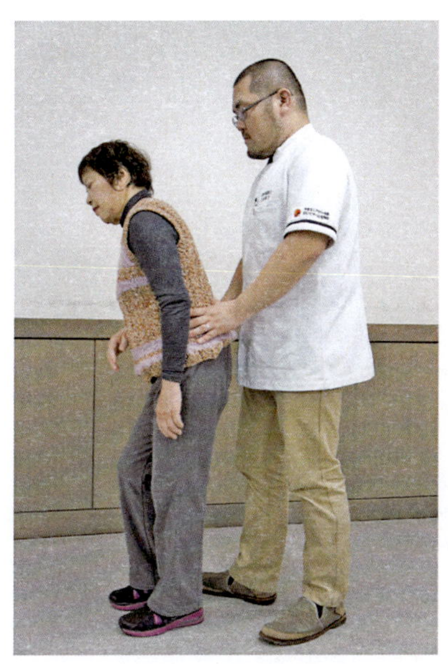
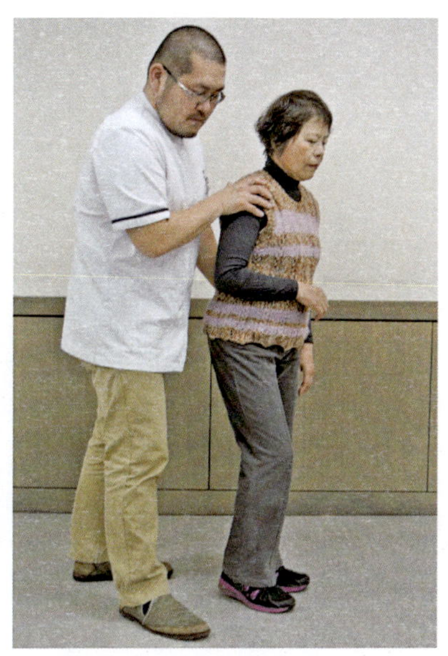

走路时，如果先迈出右脚，那么人的重心就会偏向左脚。相反，如果先迈出左脚，重心就会偏向右脚。也就是说，只有在单脚支撑身体时，我们才有可能迈出另一侧的脚。平时我们走路可能已经形成习惯，并没有去想过这个道理。但是在帮助失能半失能的老人行走时，就应该再次体会这个道理。半身麻痹的老人在行走时难以通过自身的能力自然地移动重心或支撑体重，这时就需要借助护理员的帮助弥补这些不足。借助重心的转移帮助老人行走的方法如下。

第一步，护理员先站在老人的对面，护理员将自己的重心偏向右脚，让老人将重心偏向左脚。

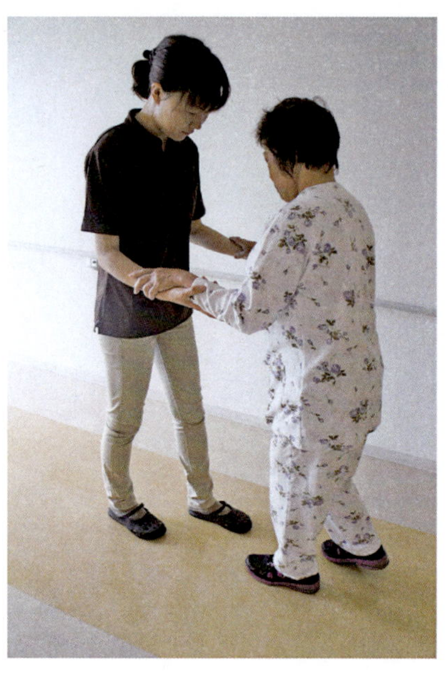

第二步，护理员将自己左脚向后退，让老人向前迈出右脚。

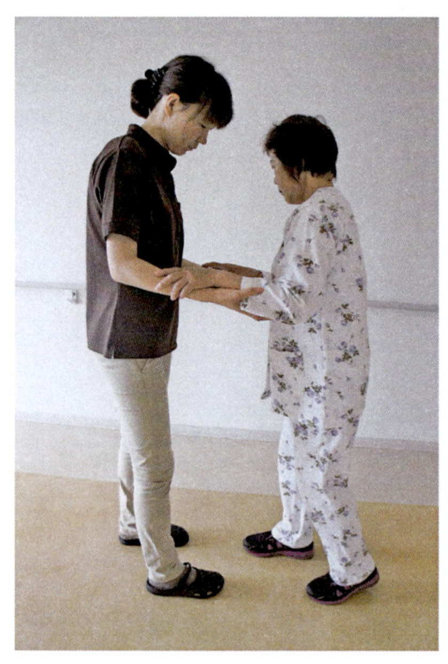

第三步，护理员将自己的重心转移到左脚，让老人将重心转移到右脚。

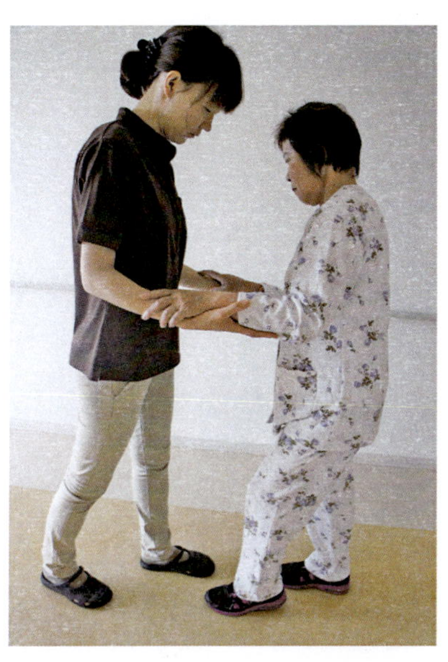

第四步，护理员将自己的右脚向后退，让老人向前迈出左脚。

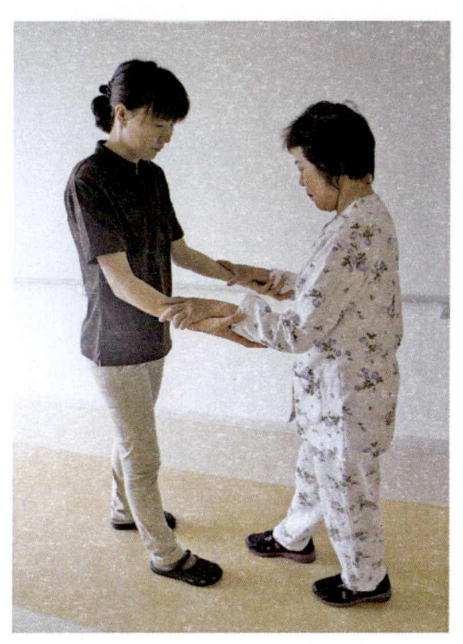

二、认知症老人上下楼梯的护理

对于失能半失能的老人，上下楼梯是一项比较复杂的活动，不但需要老人左右移动重心，而且要向上、下、前方移动，需要下肢的力量和平衡能力。下肢功能健全的人可以一步迈上一个台阶，但是半身麻痹的老人没有那样利落，往往采用两步上一个台阶的方法上楼梯。两步上一个台阶时，必须两脚站在同一台阶后，再进行下一个动作。半身麻痹的老人上楼梯时，应该让健康一侧的脚先抬起上楼梯，而在下楼梯时则正好相反，要让麻痹一侧的脚先下楼梯。

1. 看护左半身麻痹的老人自己上楼梯

第一步，让老人握住楼梯的扶手，两脚站在同一台阶上。

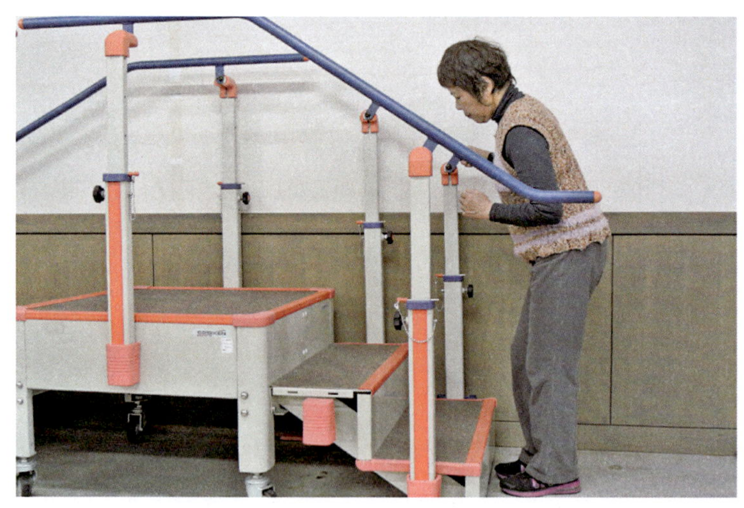

第二步，让老人抬起健康一侧的脚先上一个台阶。

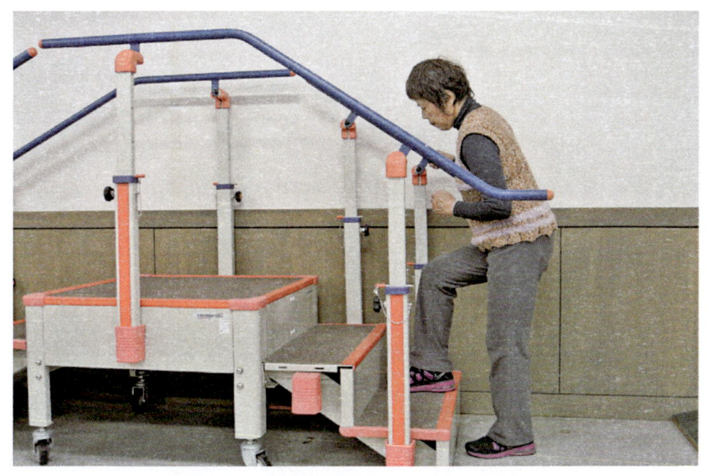

第三步，让老人将麻痹一侧的脚抬起上台阶，让健康一侧的脚和麻痹一侧的脚都站在同一台阶上。接着，重复上述的动作上楼梯。

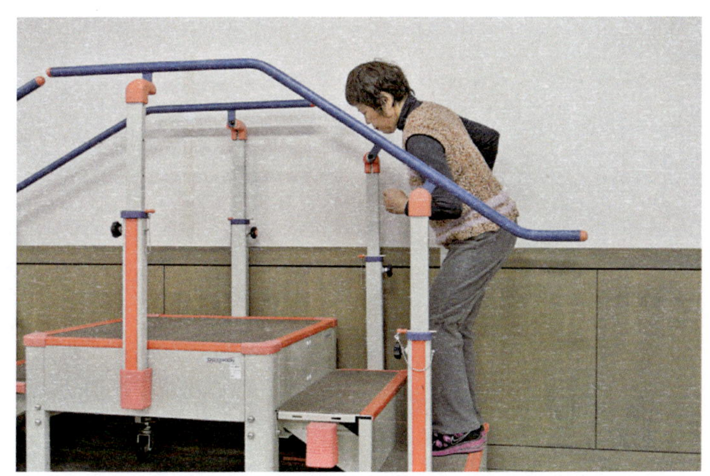

2. 看护左半身麻痹的老人自己下楼梯

第一步，让老人双脚站在同一台阶上，握住楼梯的扶手（位置稍微向下）。

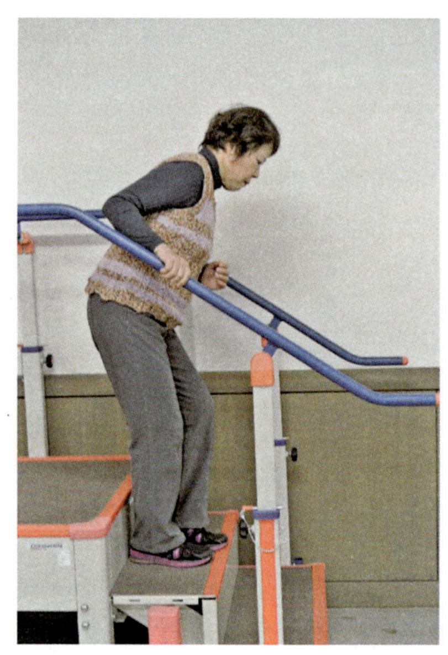

第二步，让老人先向前迈出麻痹一侧的脚，同时让健康一侧的腿慢慢弯曲。

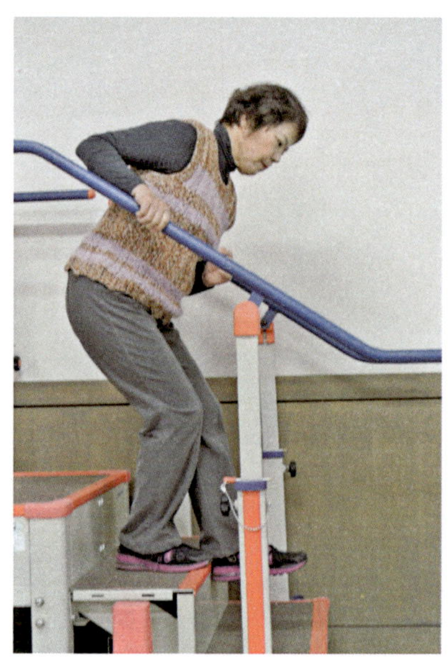

第三步，让老人将麻痹一侧的脚放到下一个台阶上落地。

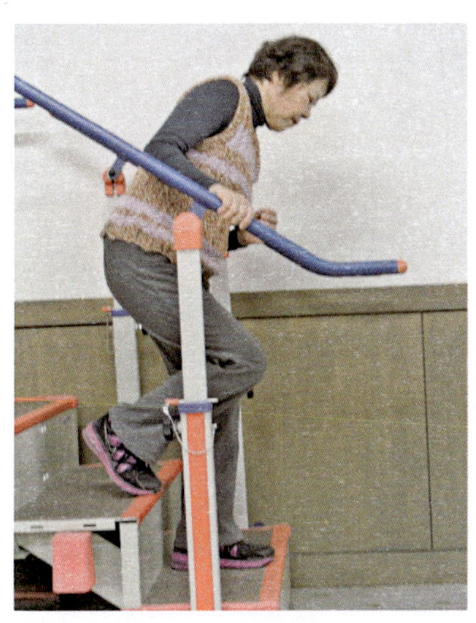

第四步，让老人将健康一侧的脚放下来，两脚站在同一台阶上站稳。接着，重复上述动作下楼梯。

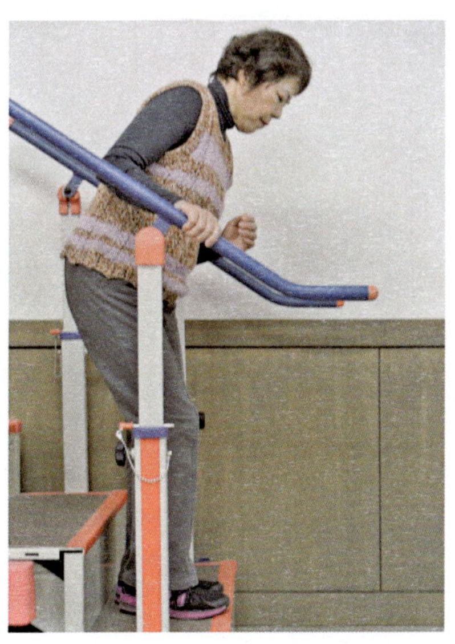

3. 搀扶半身麻痹的老人上楼梯

第一步，护理员站在老人身体麻痹一侧的后方支撑老人的身体，一只手拽住老年人的裤子（或腰带），另一只手支撑老年人腋窝部位或腰部，让老人用健康一侧的手握住楼梯的扶手。

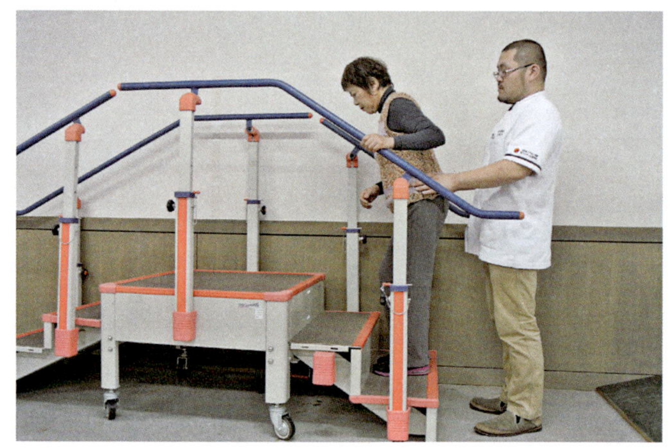

第二步，让老人先迈出健康一侧的脚上一个台阶。

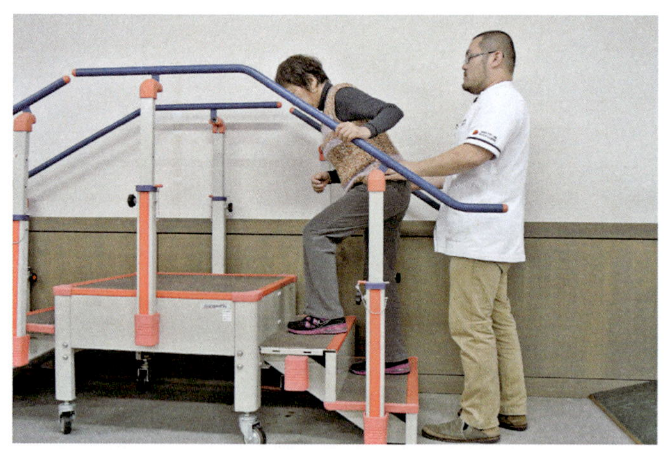

第三步，让老人向上迈出麻痹一侧的脚上台阶，双脚站在同一台阶上。护理员按照老人的节奏向上迈出自己的脚上台阶，并且扶好老人的身体使其保持稳定。

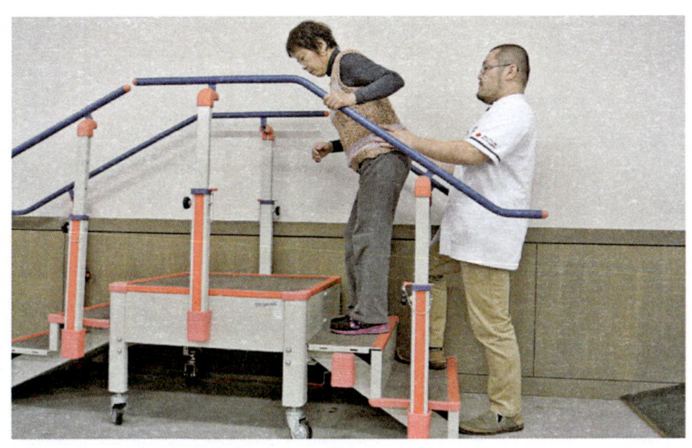

4. 搀扶半身麻痹的老人下楼梯

第一步，护理员站在老人身体麻痹的一侧，一只手拽住老人的裤子（或腰带），另一只手从前方支撑老人腋窝部位或腰部。让老人用健康一侧的手握住楼梯的扶手。护理员先向下迈出一只脚。

第二步，让老人一边握住扶手，一边向下迈出麻痹一侧的脚下台阶。

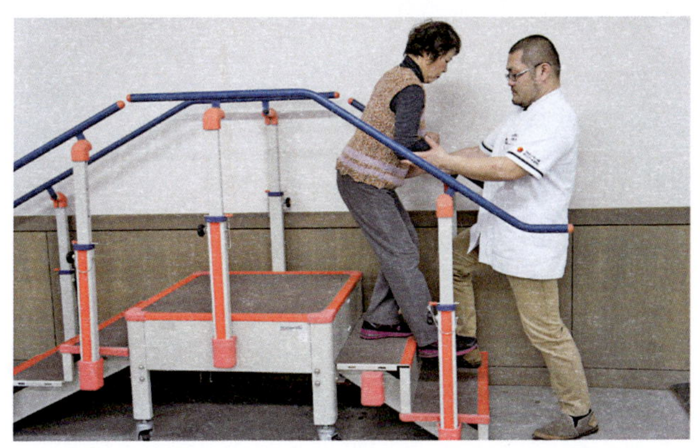

第三步，让老人接着向下迈出健康一侧的脚，跟着下台阶。双脚都站在同一台阶上后，护理员再向下迈出自己的另一只脚。护理员要和老人的行动保持一致，注意扶好老年人的身体使其保持稳定。

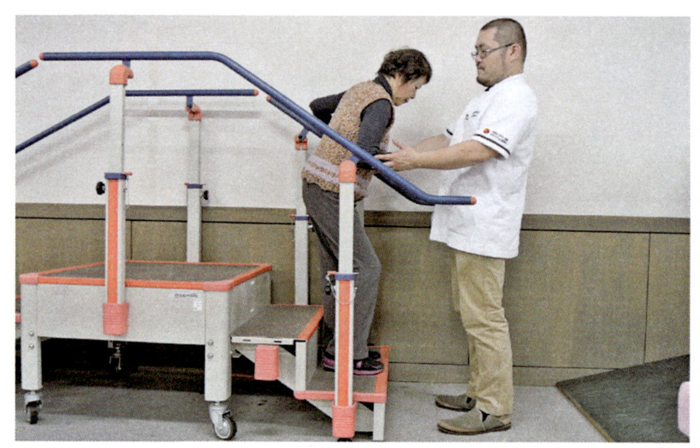

第三节　认知症老人使用拐杖行走的护理

上了年纪的老人在行走时使用拐杖的现象已经十分常见。有许多老人和他们的家属并没有挑选和使用拐杖的相关知识，有的家属往往是觉得样子不错就买下来让老人使用。实际上，拐杖也和鞋一样，虽然看上去都差不多，但是对老人必须合适。

挑选鞋要讲究尺码，挑选拐杖要讲究长度。挑选拐杖时，应该根据老人身体的实际情况注意两个数字指标：一个数字是 15 厘米，就是将拐杖支撑在脚的小脚趾前方外侧大约 15 厘米的位置；另一个数字是 130°，就是拿拐杖的手的肘部轻轻弯曲大约 130°。换句话说，当老人把拐杖支撑在脚的小脚趾前方外侧大约 15 厘米的位置且拿拐杖的手的肘部轻轻弯曲大约 130° 时感到舒服自然，这个拐杖才算合适。另外，用于步行辅助的手杖种类较多，可以根据老人身体的实际情况挑选。例如，步行比较稳定的老人可以使用T字型手杖；步行不稳定的老人可以使用三脚手杖或四脚手杖等多脚型手杖；胳膊无力的老人可以使用在手部和腕部两处配有支撑功能的前腕部支持型手杖；有的老人虽然胳膊有力，但是身体不稳，可以使用松叶杖，把拐杖夹在腋窝中用两条胳膊的力量支撑身体。

半身麻痹的老人在使用拐杖时，应该用健康一侧的手握拐杖，即右半身麻痹的老人应该用左手握拐杖。在使用拐杖辅助步行时，应该按照“先伸出拐杖、后迈出麻痹一侧的脚、接着迈出健康一侧的脚”的顺序行走。具体而言，使用拐杖行走有“三步动作”和“两步动作”之分。

一、指导老人按“三步动作”的方法使用拐杖

第一步，让老人向前伸出拐杖。

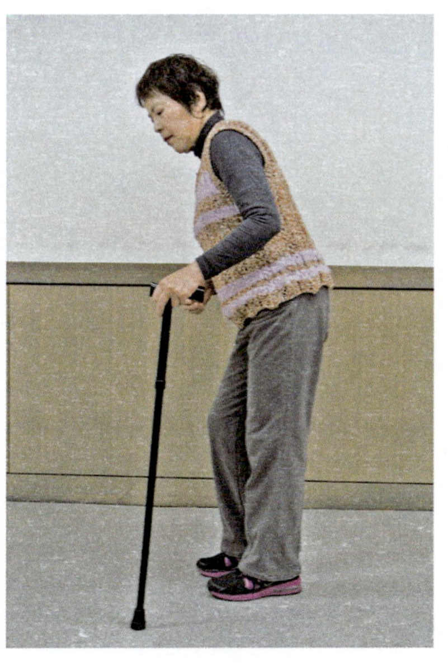

第二步，让老人先迈出麻痹一侧的脚。

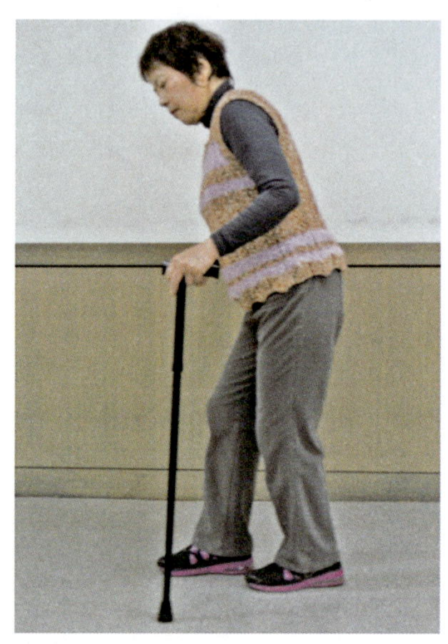

第三步，让老人跟着迈出健康一侧的脚。

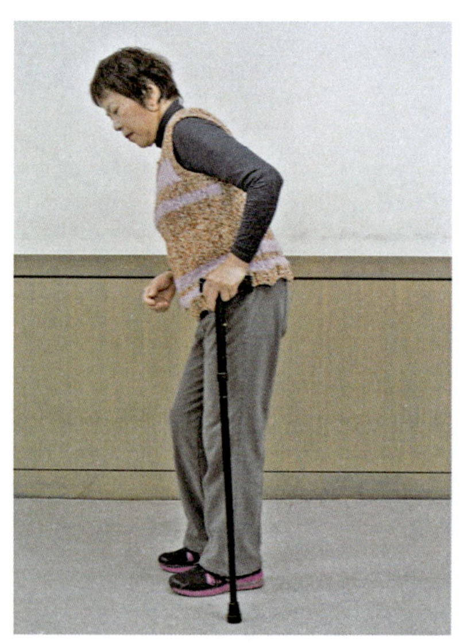

二、指导老人按“两步动作”的方法使用拐杖

第一步，让老人同时向前伸出拐杖和迈出麻痹一侧的脚。

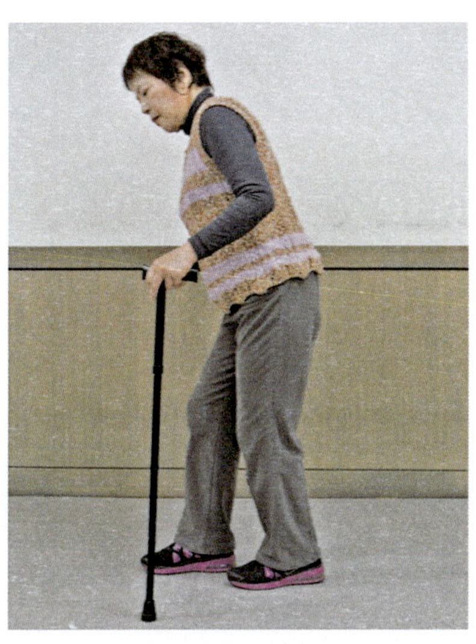

第二步，让老人跟着迈出健康一侧的脚。

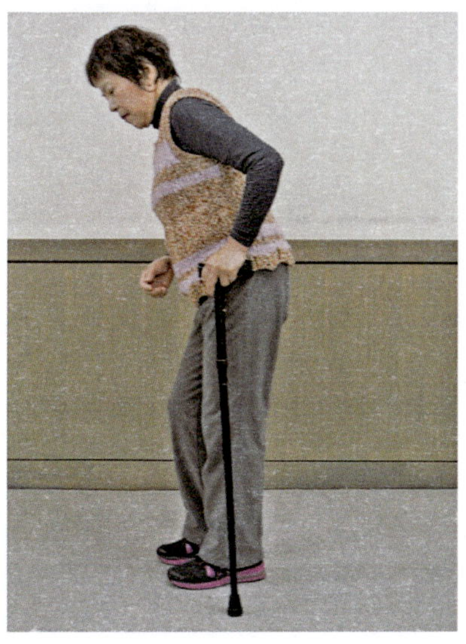

三、指导使用拐杖的老人跨越障碍物

半身麻痹的老人在使用拐杖行走中需要跨越障碍物时，应该让老人先伸出拐杖，迈出麻痹一侧的脚跨越障碍物，然后再迈出健康一侧的脚跨越障碍物。

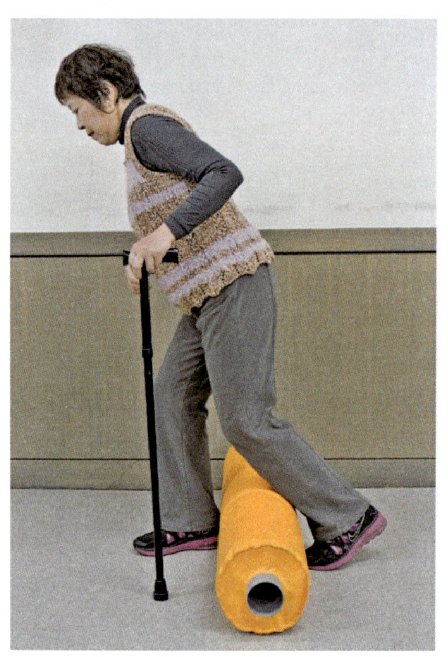

四、搀扶半身麻痹的老人使用拐杖行走

以搀扶右半身麻痹的老人使用拐杖行走为例。

第一步，护理员站在老人身体麻痹一侧，用左手支撑老人麻痹一侧的腋下部位或腰部，告诉老人行走时尽量抬头挺胸。

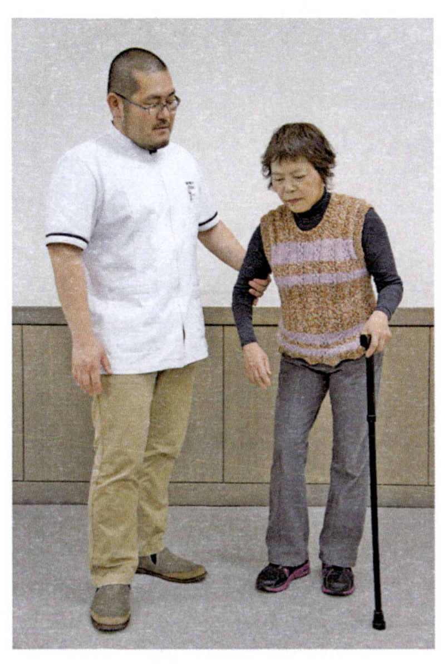

第二步，让老人先伸出拐杖，然后迈出麻痹一侧的脚向前行走。护理员要牢牢支撑住老人身体麻痹的一侧，不要让肩、骨盆下沉。

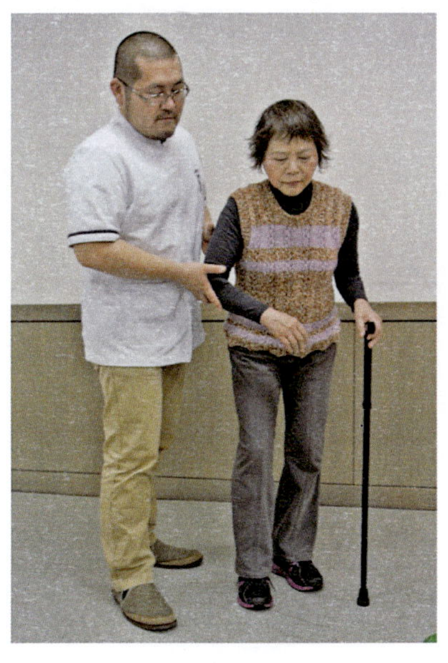

第三步，让老人向前迈出健康一侧的脚。当老人迈出健康一侧的脚时，护理员要牢牢扶住老年人，确保老人重心转移到麻痹一侧。

四、指导老人使用拐杖上下楼梯

老人上下楼梯时应该尽可能地使用楼梯的扶手，这样比较安全。但是，有的楼梯没有扶手可扶，在这种场合可以帮助老人使用拐杖上下楼梯。

1. 指导老人使用拐杖上楼梯

第一步，让老人先将拐杖放到前面一级的台阶上。

第二步，让老人向前迈出健康一侧的脚上到前面一级的台阶。

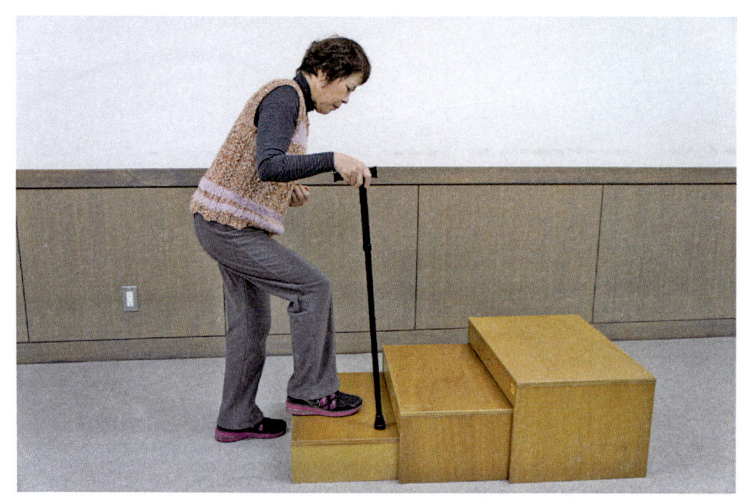

第三步，让老人将麻痹一侧的脚迈上同一级的台阶，两脚并齐站稳。

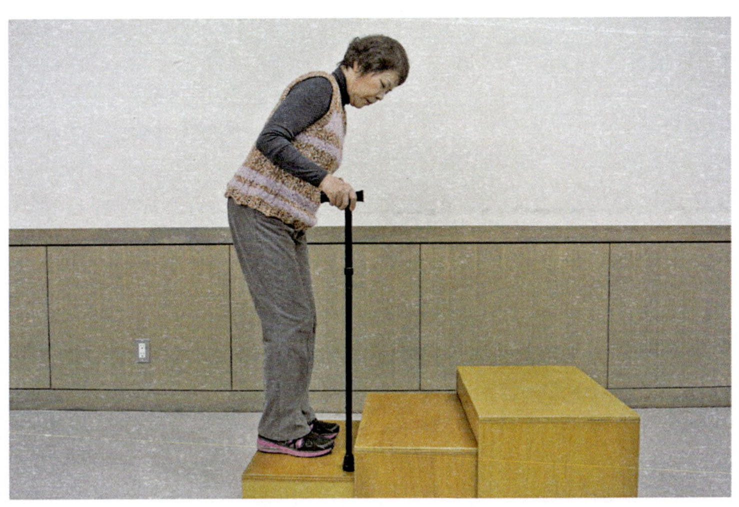

2. 指导老人使用拐杖下楼梯

第一步，让老人先把拐杖放到下面一级的台阶上。

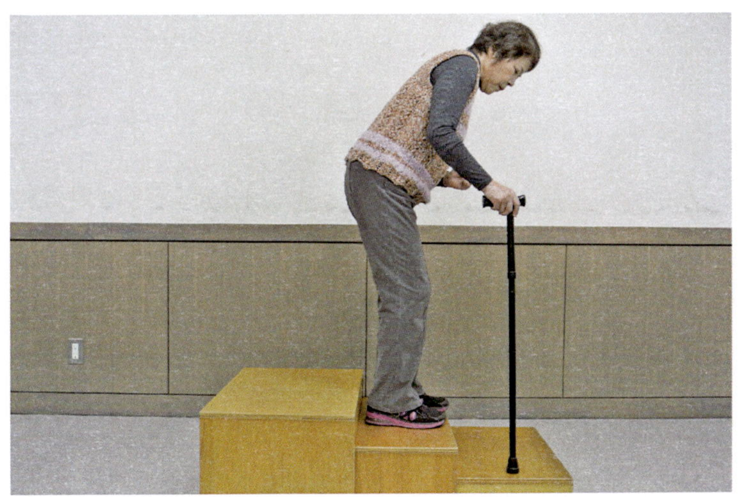

第二步，让老人先向下迈出麻痹一侧的脚，健康一侧的腿慢慢弯曲。

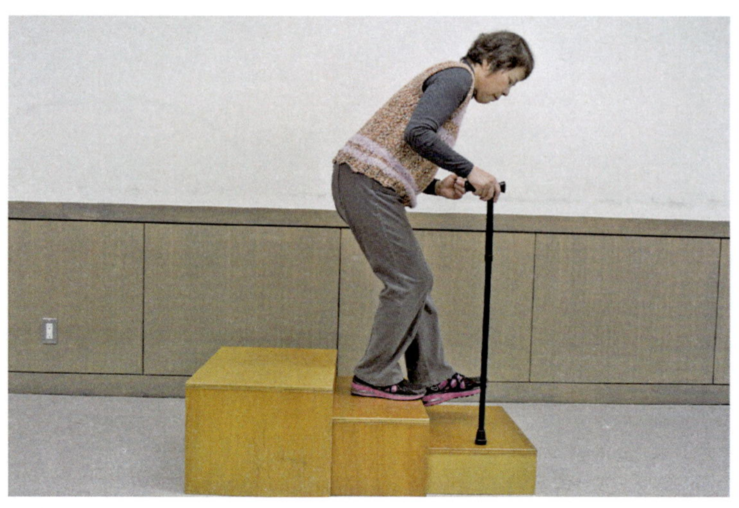

第三步，让老人麻痹一侧的脚着地踩在下面的台阶上。

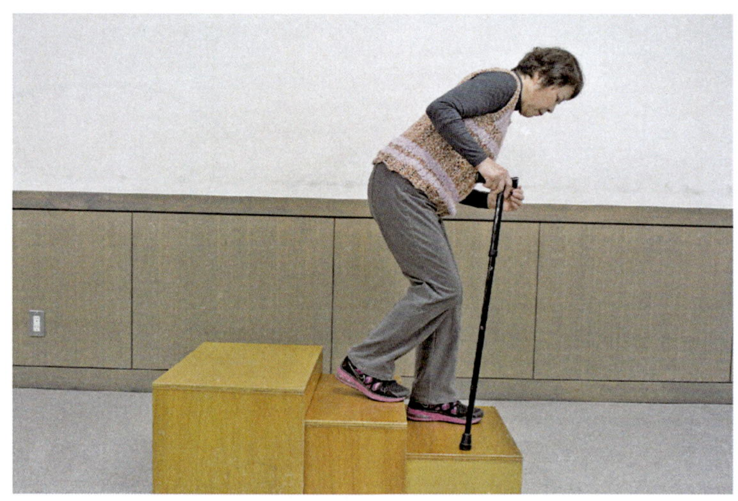

第四步，让老人跟着把健康一侧的脚向下迈到同一台阶，两脚并齐站稳。

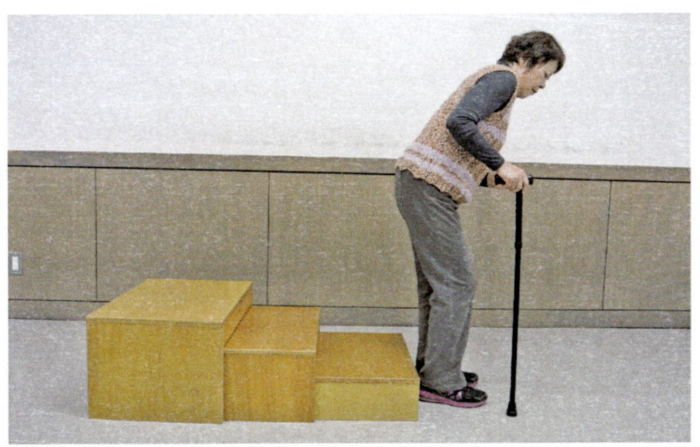

五、搀扶老人使用拐杖上下楼梯

1. 搀扶老人使用拐杖上楼梯

第一步，让老人用健康一侧的手握住拐杖。护理员站在老人身体麻痹的一侧，用双手扶住老人的腰部。让老人先将拐杖放在上一级台阶上。

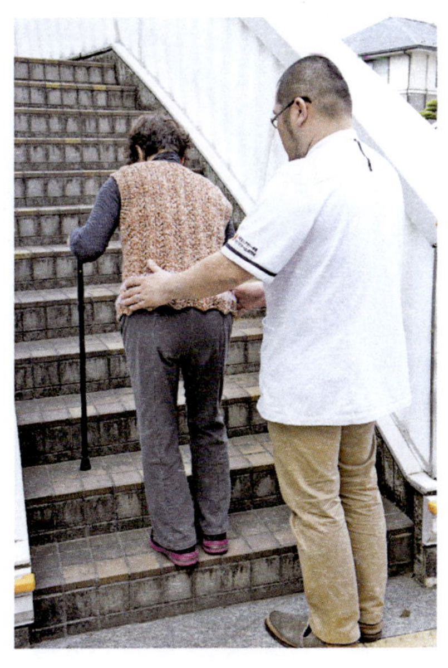

第二步，让老人迈出健康一侧的脚到上一级台阶。护理员同时向上迈出自己的脚上台阶，并且扶好老人的身体使其保持稳定。

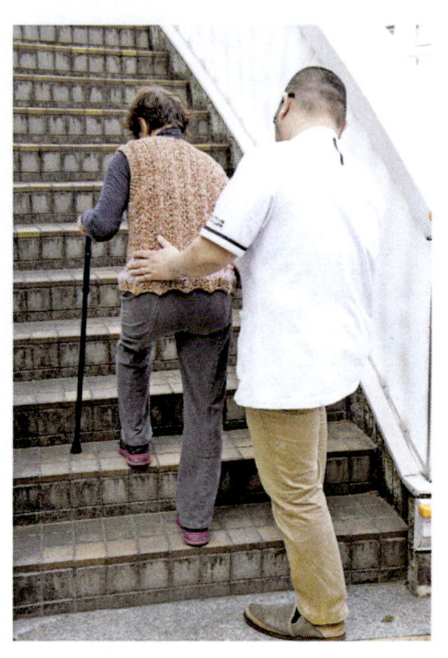

第三步，让老人向上迈出麻痹一侧的脚，双脚并齐站稳。老人的双脚站在同一台阶上后，护理员再向上迈出自己的另一只脚。护理员要和老人的行动保持一致，扶好老年人的身体使其保持稳定。

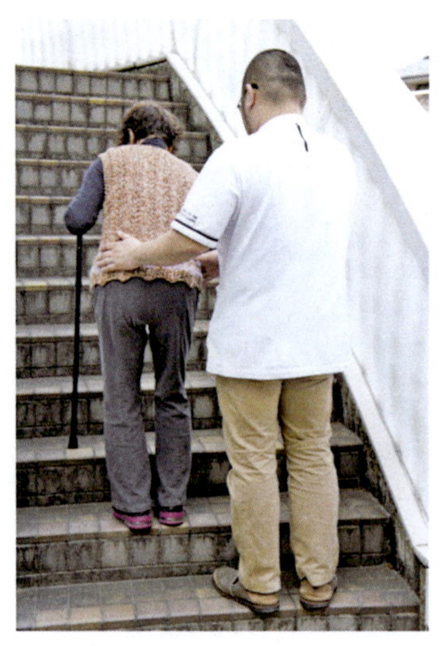

2. 搀扶老人使用拐杖下楼梯

第一步，护理员站在老人身体麻痹的一侧，一只手从老人的背后支撑老年人。护理员要先向下迈出一只脚，同时让老人先将拐棍放到下一级台阶上。

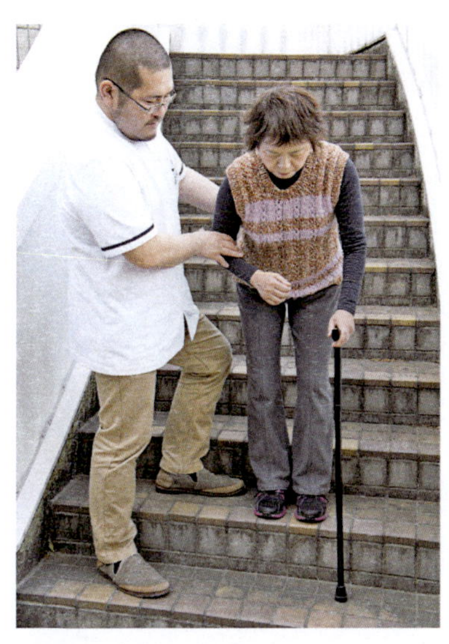

第二步，让老人向下迈出麻痹一侧的脚。

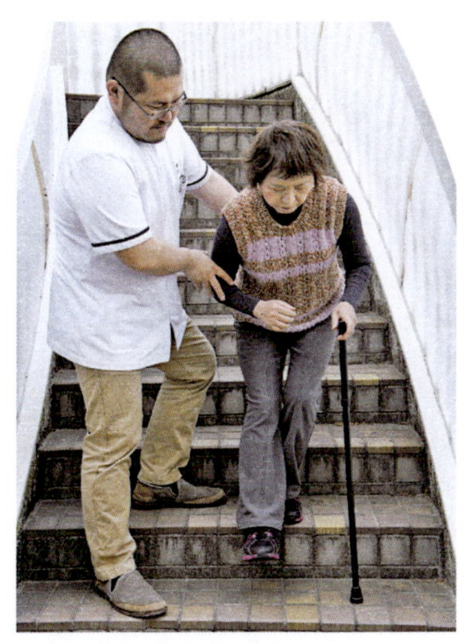

第三步，让老人向下迈出健康一侧的脚，双脚并齐站稳。双脚站在同一台阶上后，护理员再向下迈出自己的另一只脚。护理员要和老人的行动保持一致，扶好老年人的身体使其保持稳定。

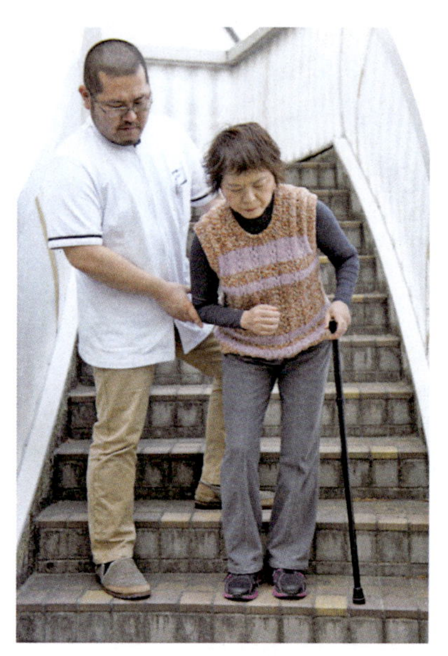

第四节　认知症老人使用步行辅助器行走的护理

当老人使用拐杖行走时身体不稳，腰和腿的力量比较弱，身体需要支撑才能行走较长的距离时，可以考虑让老人使用步行辅助器。步行辅助器支撑体重的能力和帮助身体保持平衡的能力比较强，所以比拐杖更加稳定。

一、看护老人使用步行辅助器行走

步行辅助器又称为固定式四脚扶车，主要用于室内和室外移动，使用时需要抬起，所以可以越过较低的台阶和小型障碍物。

第一步，让老人用双手抬起步行辅助器，并且把步行辅助器放在前方的位置上。

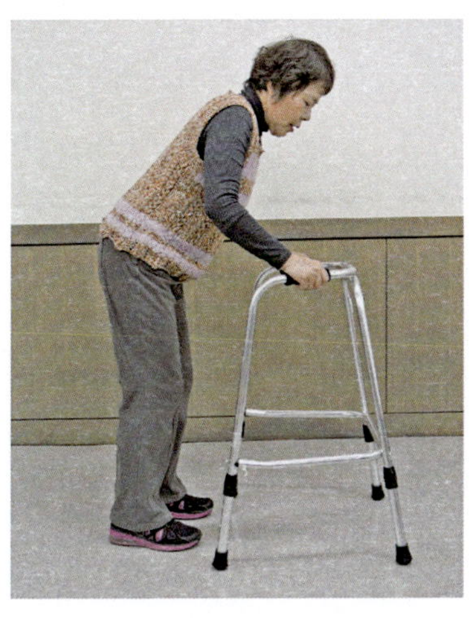

第二步，让老人用双手握住步行辅助器的手柄，略微弯腰向前迈出一只脚，然后再迈另一只脚。注意不要让脚伸进步行辅助器内太多。

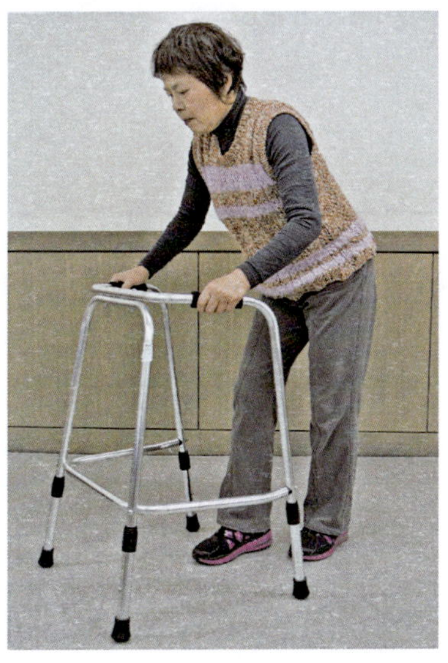

二、搀扶老人使用步行辅助器行走

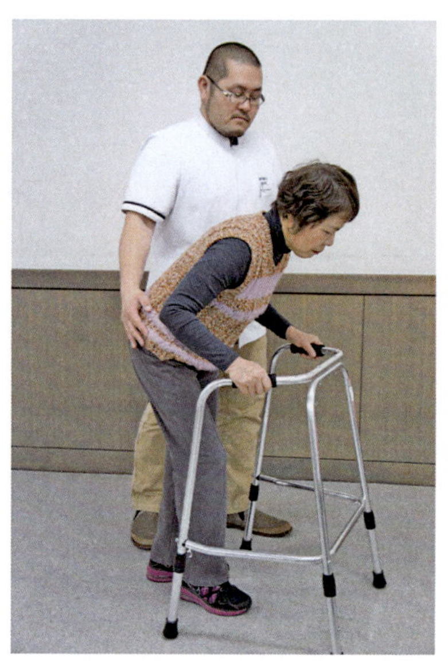

如果老人有驼背屈膝走路不稳的现象，护理员要站在老人身体麻痹一侧的斜后方，支撑老人的腰部或腋窝的部位。支撑腋窝的手部与其他帮助方式相同，要侧向伸入老人腋下支撑其体重，但应注意不能妨碍老人的行动。

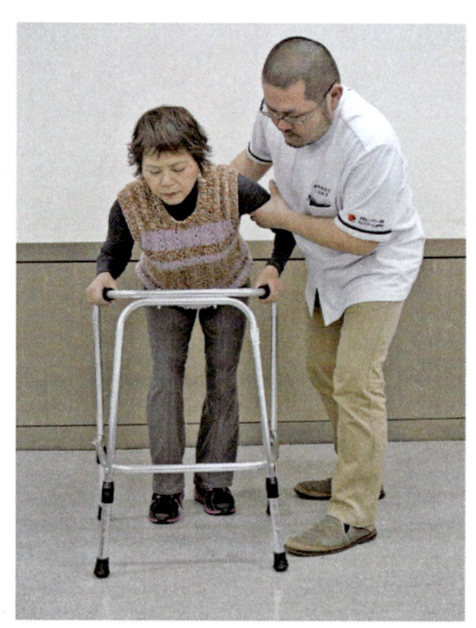

如果老人身体的重心无法顺利移动，护理员可站在老人的后方，用手支撑老人身体骨盆的位置，帮助老人一边转移身体的重心，一边使用步行辅助器向前移动。

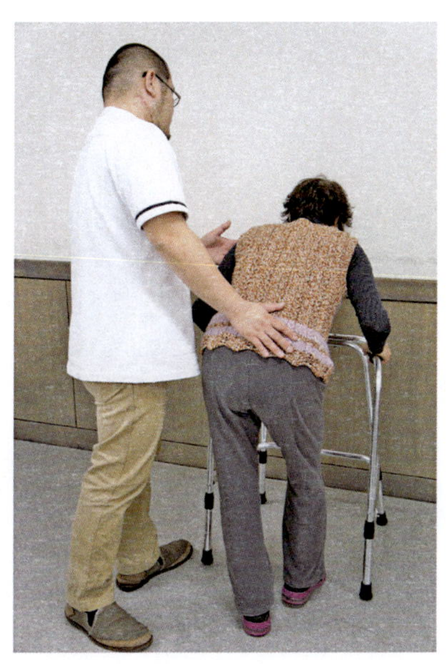

第五节　认知症老人使用轮椅的护理

对于无法使用拐杖或借助步行辅助器行走但又能起床活动的失能半失能老人，轮椅是必不可少的辅助工具。轮椅可以帮助这样的老人离开床铺，扩大他们的活动范围，也可以帮助他们调动残存能力去做很多力所能及的事情。新型的轮椅往往同时具备三种功能：一是“行走的功能”，也就是帮助老人移动的功能；二是“坐的功能”，也就是让老人起床后可以安稳地坐着休息或坐着吃饭的功能；三是“移乘的功能”，也就是用于让老人从床边移动坐到轮椅上或从轮椅上移动坐到马桶上的功能。也有的轮椅偏重于其中的某一个功能，可以根据老人身体的实际情况进行挑选。

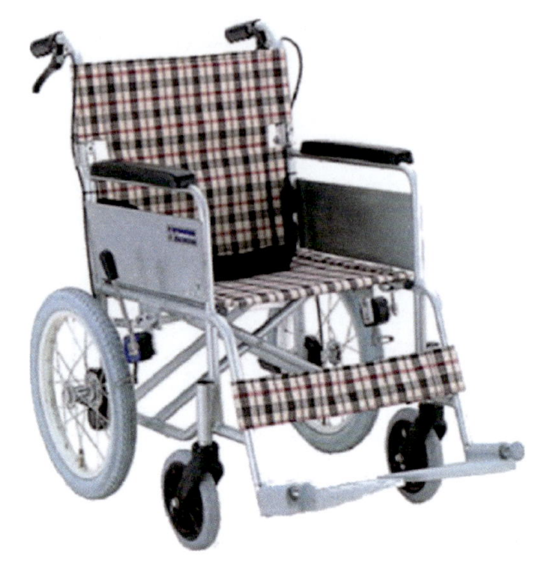

为老人挑选轮椅时，首先要考虑是轮椅的尺寸是否正好适合老人的身体条件，如轮椅座位的宽度（臀部最宽的幅度）、座位的下肢长度（从脚底到膝盖里面的高度）、座底的长度（从臀部后端到膝盖里面的长度）、座位的肘头高度（从座面到肘部的高度）以及座位腋下的高度（从座面到腋下的高度）等。其次应该考虑的是轮椅的功能，如根据使用目的各个主要部件是否可以脱卸、是否可以根据老人的不同姿势进行调节、操作功能是否安全简便以及使用的场所是否有限制（室内用和室外用）等。

在室外使用轮椅时会碰到台阶、坑洼道路、沟、楼梯、电梯、扶梯等不同的场景，护理员应该掌握在这些场景安全使用轮椅的有效方法。在使用轮椅带老人外出之前，要确认老人的身体状况和轮椅的状态（轮胎是否饱满等）。外出时除了要事先准备好毛巾、毛毯和鞋等物品外，还应该根据天气情况准备帽子、水和雨具等物品。

一、使用轮椅的准备

准备使用轮椅时，首先要展开座椅。护理员可以利用扶手向外拉开座椅，然后用掌心按下座椅的左右两端使其完全展开，接着放好两边的脚踏板，在此之前注意不要忘记挂上两侧的刹车。轮椅使用完以后，要松开刹车，并且收起脚踏板，然后抬起座椅中间部位，从左右向中间压缩宽度，把住两侧扶手的同时将轮椅折叠起来。刹车是用来停止轮椅前行的急停装置，一般位于轮椅的后轮处。

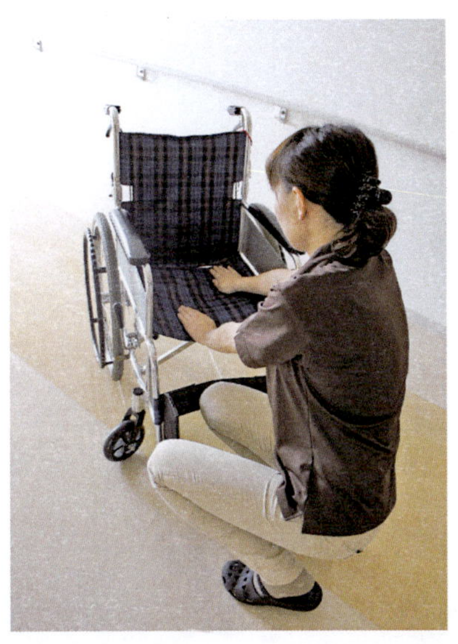

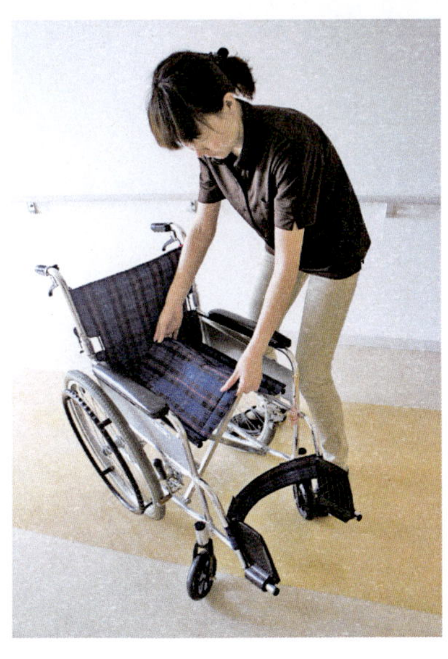

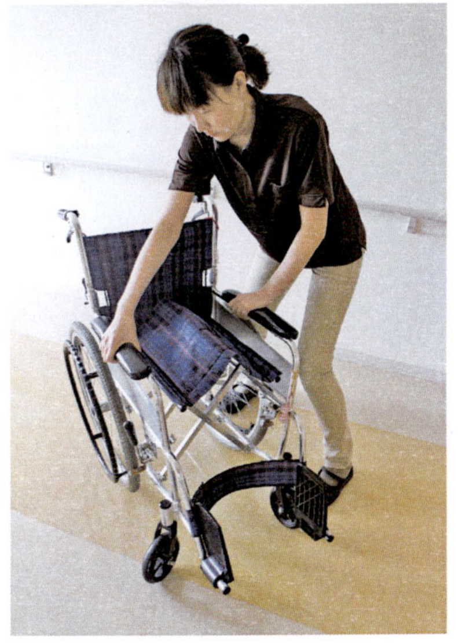

二、帮助老人坐到轮椅上

在帮助老人乘坐轮椅时，应该事先向老人说明，让老人在思想上做好乘坐轮椅移动的准备。护理员还应该事先确认轮椅的轮胎是否已经充足气、刹车是否灵敏。

第一步，在搀扶老人坐到轮椅上之前，应该先确认好刹车的状态。老人坐到轮椅上后，要让老人的臀部靠紧座位的里面坐稳，然后帮助老人把双脚放到踏脚板上。如果老人的身体不稳定、容易摇晃，应该为老人系好安全带。

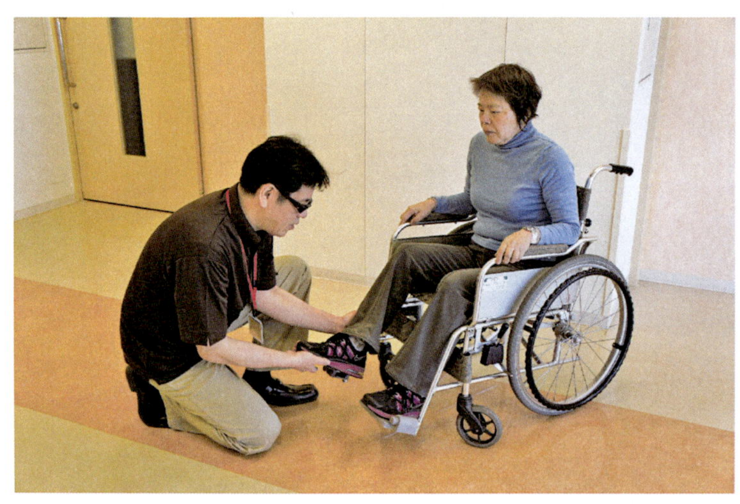

第二步，让老人双手握住轮椅两边的扶手。护理员应该在确认好前后左右的安全情况之后，再松开刹车，缓慢地推出轮椅。

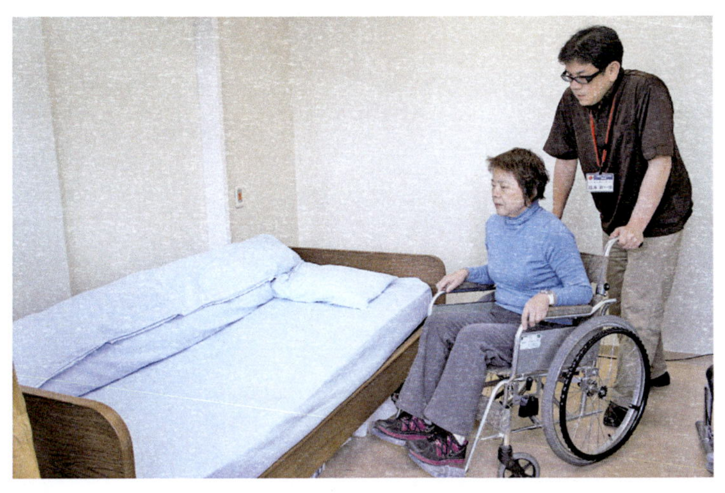

三、外出时使用轮椅的注意事项

外出时，要尽量选择交通量少、有人行道、没有台阶的道路。

推动轮椅时首先要注意前方和地面的路况，同时还应当注意老人的状态。严禁突然前进和突然刹车。要移动时应当先告知老人。

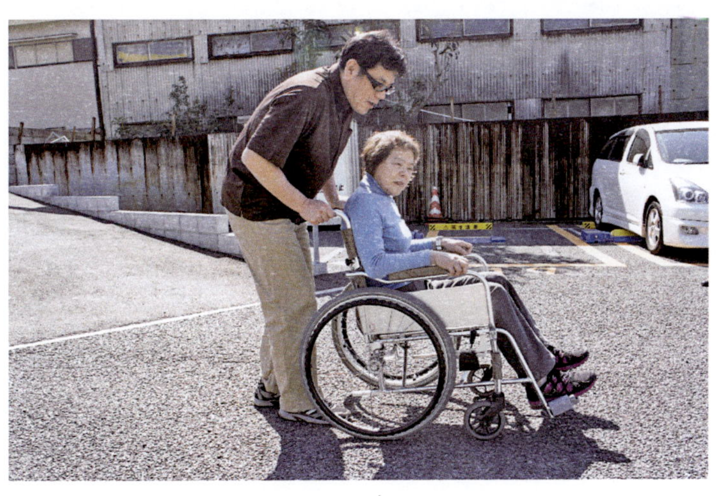

在外出通过有高低差的场所或上下自动扶梯时，经常都会用到抬起滚轮（前轮）的动作。护理员应该一边脚踩倾斜杆或向下按动把手，一边将轮椅的重心转移至大车轮处，抬起前轮。在返回原位时不可立刻放下，而是应该一边踩住倾斜杆，一边缓慢放下前轮。

四、推轮椅上坡

在准备推轮椅上坡道时，护理员应该事先告诉老人。护理员应该上身向前倾斜用双手握紧轮椅的把手用力推动轮椅上坡，要防止轮椅倒退下来。同时还要时刻确认老人的安全。

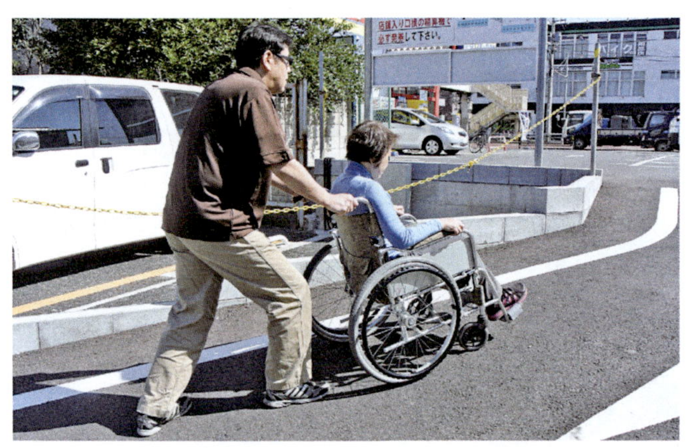

五、推轮椅下坡

推轮椅下坡时，护理员要背向轮椅运行方向双手紧握把手缓慢地进行操作。如果是陡坡，护理员可将身体紧贴在轮椅上，用全身力量抵住轮椅。双脚前后分开，屈膝、弓腰使重心下移。要防止轮椅突然滑下去，同时也要让老人有安全感。

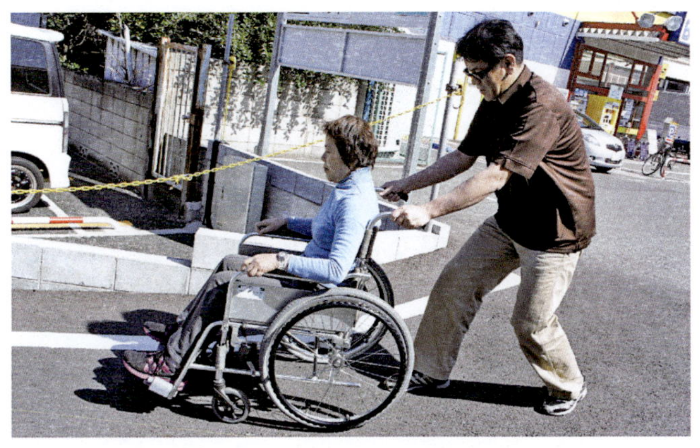

六、推轮椅越过沟槽

第一步，推轮椅外出碰到沟槽时，护理员应该向老人事先说明。然后，在沟槽前停下车，护理员应该一边脚踩倾斜杆或向下按动把手，一边将轮椅的重心转移至大车轮处，抬起前轮。

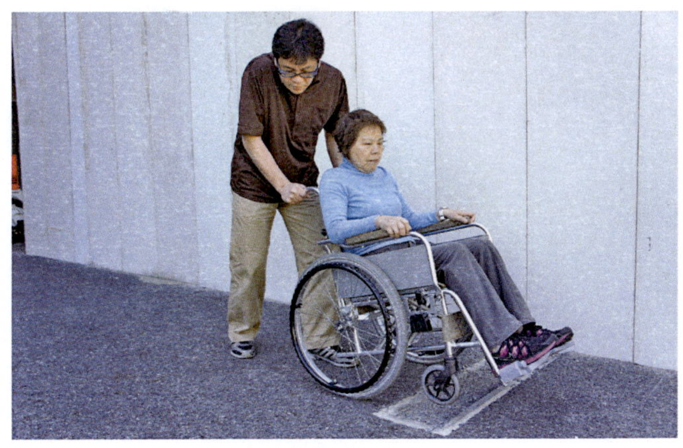

第二步，让轮椅的前轮先越过沟槽，然后放下轮椅的前轮，让前轮在沟槽的对面先着地。

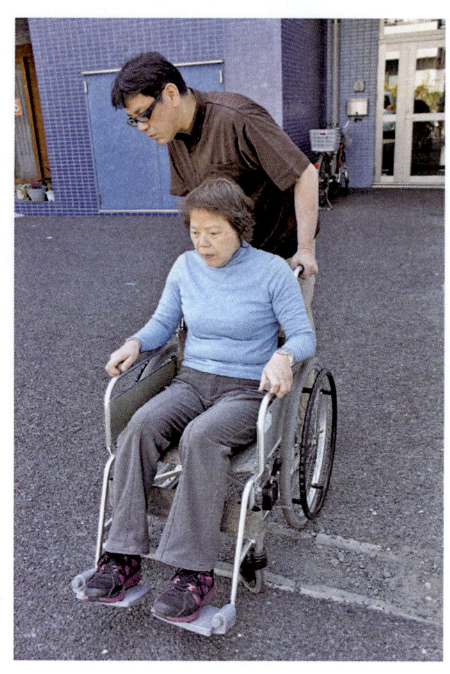

第三步，护理员抬起轮椅的把手，让轮椅的后轮也越过沟槽，这时要避免后轮被沟槽卡住。

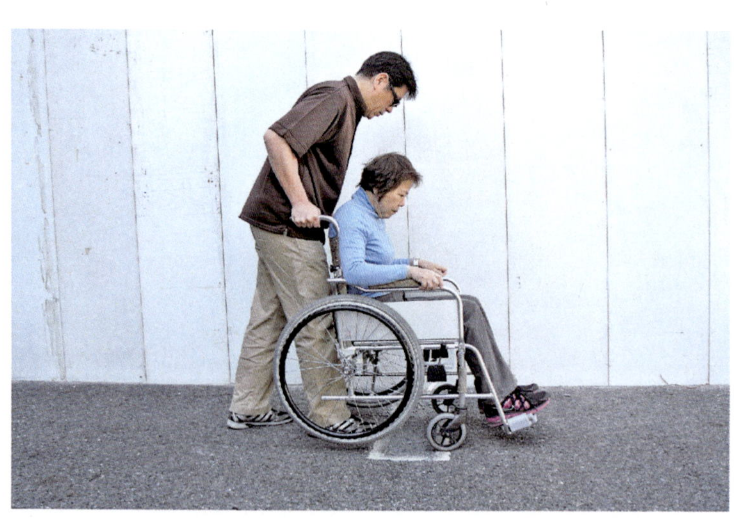

七、推轮椅上台阶

第一步，护理员用脚踩住轮椅的倾斜杆往前抬起轮椅的前轮，同时用双手向后压把手，让前轮上台阶。

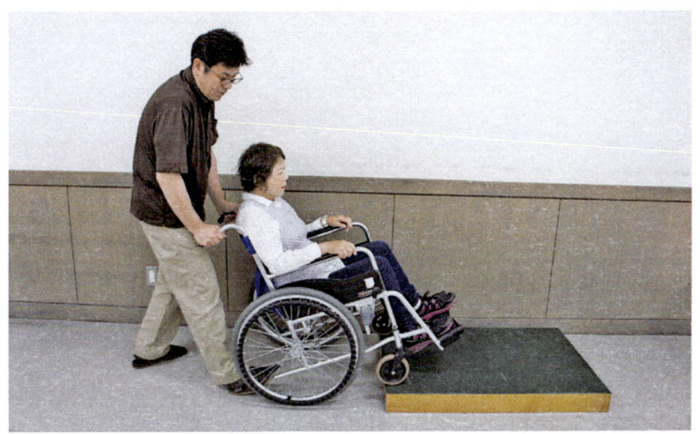

第二步，当轮椅的后轮来到台阶前的位置时，护理员用双手抬起轮椅的把手，同时向前推动轮椅。

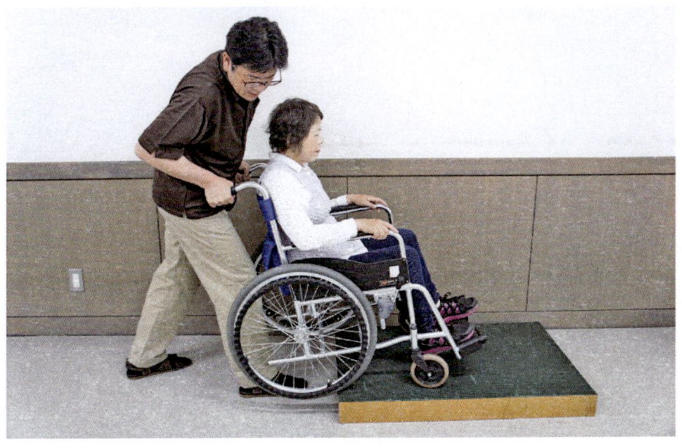

八、推轮椅下台阶

第一步，当轮椅来到要下台阶的地方时，护理员一边告诉老人要下台阶了，一边推着轮椅向后转 180°。护理员背向台阶，双手紧握轮椅的把手。

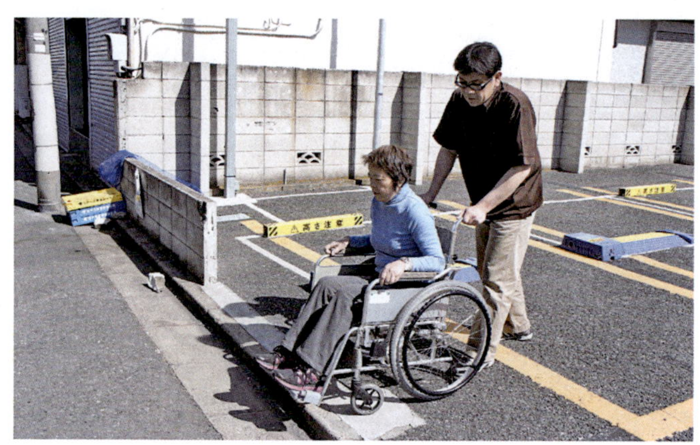

第二步，护理员向上抬起紧握住的把手，让后轮稍微腾空一些，然后缓缓放下后轮。

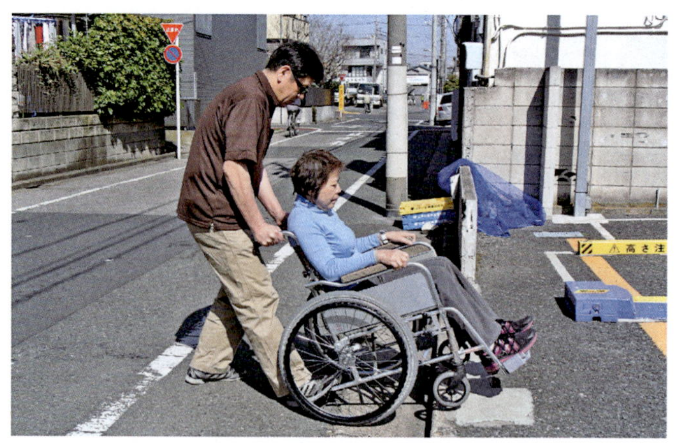

第三步，护理员拉着轮椅缓慢后退，让前轮来到上一级台阶边缘，然后护理员一边用脚踩住轮椅的倾斜杆一边抬起轮椅的前轮后退，接着放下前轮。下完台阶后，再让轮椅向前方转 180°，继续推轮椅前行。

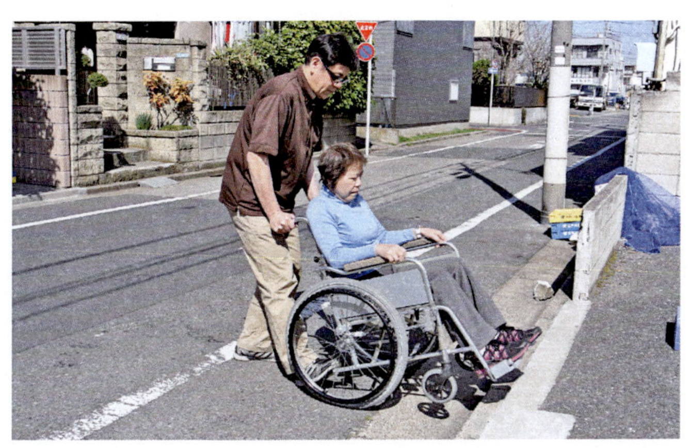

第六节　认知症老人行走和外出护理的注意事项

由于认知障碍导致记忆能力、判断能力和理解能力下降，再加上定向障碍，在外出方面，认知症老人会出现两种极端的现象：一是“闭门不出”，由于记忆障碍和体力下降，老人把自己关在屋子里，对什么事都无兴趣，既不和他人会话交往，也不外出，体力和脑力越来越下降；二是“徘徊现象”，由于记忆障碍和定向障碍，老人毫无目的外出而迷路回不了家，或有目的外出而行走到一半忘记了自己外出的目的而迷路回不了家。也有的认知症老人会出现“傍晚徘徊症”的现象：到了傍晚，记忆会回到年轻时代的工作场景，老人无法区别现在的自己和退休前工作状态的自己之间的关系，“带着回公司的目的”外出徘徊。

……
老太太，
你去哪啦？
把家人都
急死啦！

▲ 毫无目的外出而迷路回不了家

我回公司取
资料！
这么晚了，
你去哪儿？

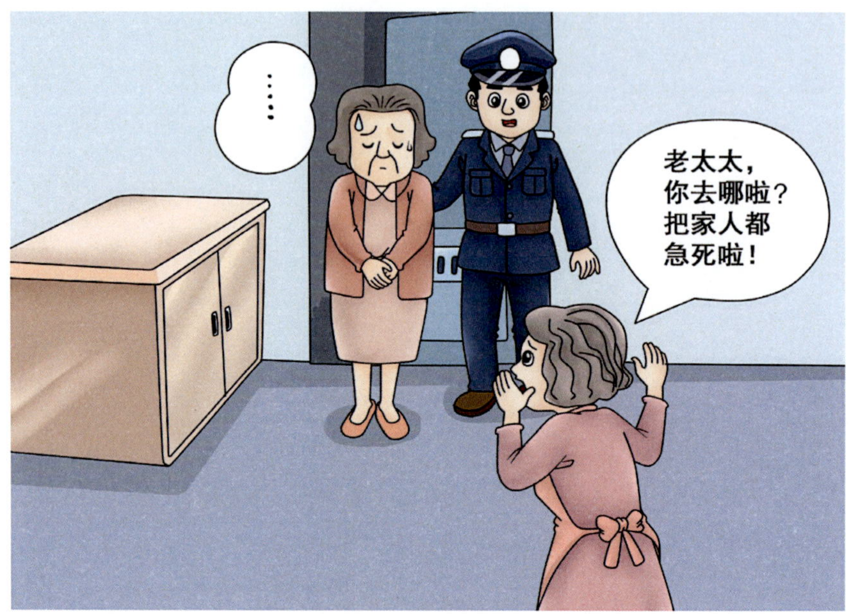

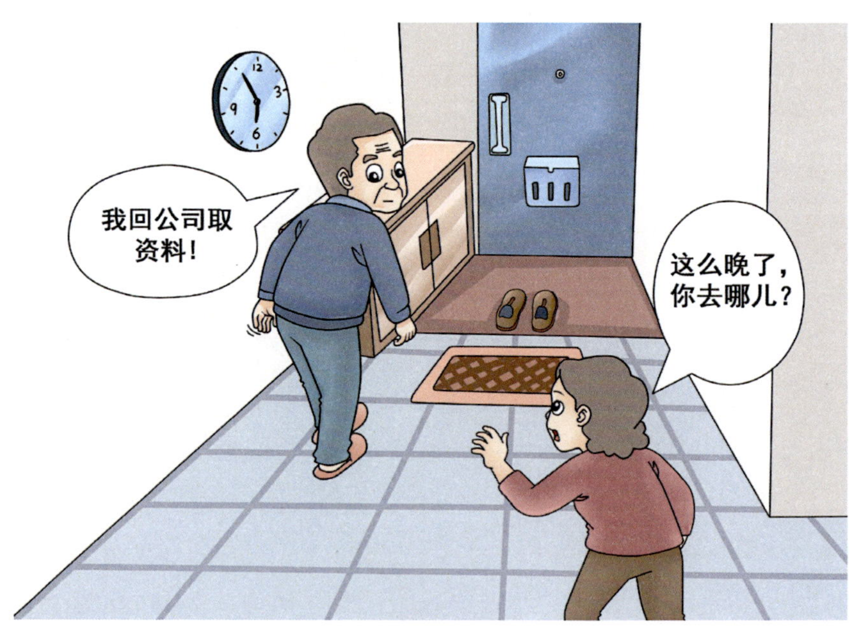

▲ 傍晚徘徊症

对于有“闭门不出”倾向的老人，应该想方设法，创造条件，积极动员和诱导老人外出；对于有“徘徊”倾向的老人，千万不可把老人锁在屋子里限制老人外出活动，应该认真分析老人“徘徊”的原因和类型，采取必要的安全措施。家属和护理员尽量不要强行阻止认知症老人外出，以免引起老人的愤怒和暴力反抗。比较好的方式是陪伴老人外出，或劝诱老人先喝口茶或吃一些点心再外出，也可以请老人帮助自己做一点家务事，让老人自己忘记“想要外出”这件事。

04 第四部分 认知症护理：家属和护理员篇

第十四章 知识就是力量

第一节 家有认知症老人怎么办

一、我国的认知症患者和“认知症预备军”

认知症是指人在成长过程中以及家庭和社会生活中获得并积累的各种认知能力，由于大脑疾患导致的认知障碍而后天性地丧失，并且影响到个人日常生活的症状，这是老年人都有可能患上的常见病。过去，社会上往往用“痴呆”“失智”等用语来称呼认知功能障碍所导致的老年性疾患。2004 年，国际阿尔兹海默症协会在日本京都召开第 24 届年会之后，开始采用认知症这个中性的专用名词来取代“痴呆”和“失智”等带有贬义或歧视性含义的用语。同时，认知症护理专家还定义了轻度认知症障碍的概念，指出老龄化社会存在着大量尚未发现的认知症预备军，需要得到科学的预防干预，以减缓他们发展成为认知症患者。那么，我国大概有多少认知症患者呢？目前还没有官方的正式统计数据。但是，我们可以参考欧美和日本等实施认知症国家战略的实证经验和大数据分析的结果做出推算。

据统计，2016 年年末，中国 60 周岁及以上的老年人口为 2.3 亿，占总人口的 16.7%；65 周岁及以上老年人口为 1.5 亿，占总人口的 10.8%。根据欧美和日本等实施认知症国家战略的国家的大数据分析，在老龄化社会 65 岁以上老年人不同年龄阶段的认知症的患病率分别为 65～69 岁 2.9%、70～74 岁 4.1%、75～79 岁 14%、80～84 岁 22%、86～89 岁 42%、90～94 岁 61%、95 岁以上 80%。日本主管健康养老的政府部门厚生劳动省根据实证研究和大数据分析推算出，在 65 岁以上老龄人口中，认知症患病率为 15%，认知症预备军（轻度认知障碍老人）为 13%，两者相加的结果是日本 65 岁以上老年人大约有 30% 是认知症患者或认知症预备军。

根据其他国家的经验推算，我国 1.5 亿的 65 岁以上老年人口中，认知症老人或有轻度认知障碍的老人至少有上千万人。认知症护理和认知症预防（防止或延缓轻度认知障碍发展为认知症）将成为中国实现健康老龄化极为紧迫的课题。我们首先应该普及认知症的基础知识，让社会特别是认知症患者的家属和护理员加深对认知症的理解，为认知症老人提供早期发现、早期诊断以及护理等服务，以提高和确保认知症老人居家养老的生活品质。

二、家属和护理员需要关怀、教育和支持

根据上述推算，我国认知症患者和认知症预备军的人数是世界上最多的，我国认知症患者和认知症预备军的家属加起来也至少有几千万人。这是中国老龄化社会中一个庞大的、特殊的社会群体，他们需要关怀、教育和支持。

城市化使现代家庭结构发生变化，空巢老人、只有一对老夫妇或丧偶独居老人的家庭的数量在增多。另一方面，由于中国的国情，包括北京和上海在内的一线大城市在认知症护理服务方面才刚刚起步，专业化的认知

症护理机构很少，大多数认知症老人只能居家养老，因此认知症护理的重担就很自然地落到了家属的身上。这里所说的认知症老人的家属，包括认知症老人的老伴、认知症老人第二代的子女和第三代的孙子孙女（外孙和外孙女）。本书著者的父亲母亲就是认知症预备军，都有不同程度的认知症行为和心理症状。例如，著者的老父亲晚上突然说白天领取的稿费没了，闹得全家人心惶惶，被当成“怀疑对象”的阿姨小红一直申辩自己没有拿，最后在老父亲的笔记本里找到了那笔稿费，但是阿姨小红坚持说要辞职不干了。著者也亲眼看见了一位 90 后女孩由于从小相依为命的外祖母出现认知症行为和心理症状而感到悲伤且难以接受的情景。可以说，认知症和轻度认知障碍，就在我们日常的家庭生活中，我们必须接受这个事实。

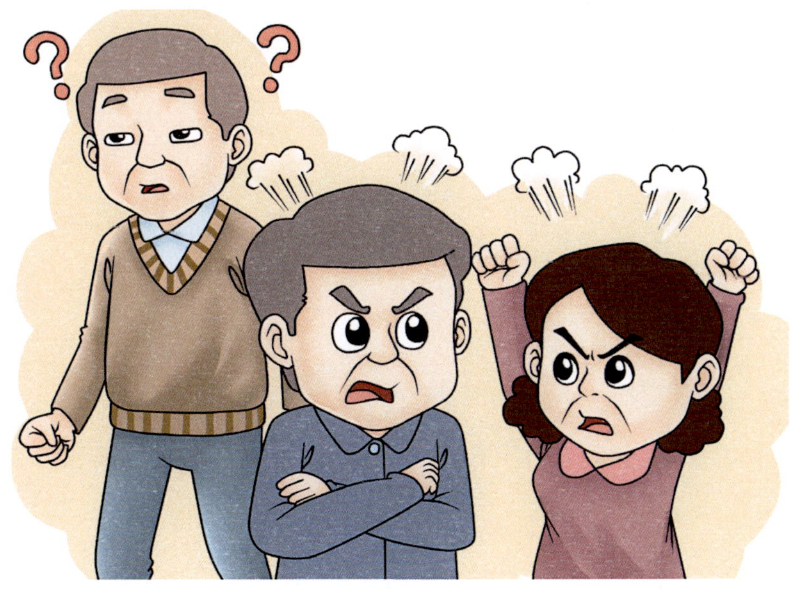

家有认知症老人时，认知症老人的家属一般会存在以下几个方面的困惑：一是缺乏有关认知症的基础知识；二是不知道如何应对认知症所表现出来的行为和心理症状；三是自己的生活和工作受到很大的影响；四是没

有可以替代的帮手；五是缺少来自社会和社区的专业性帮助和支持；六是缺少有关认知症治疗和预防的信息；七是没有社会资源可以利用，能够让自己“喘口气、休息一下”；八是缺乏周围人的理解。

在这里特别值得注意的是，认知症护理不但需要基础知识，而且需要掌握一定的技能，因为大多数的家属既没有认知症的基础知识，又没有认知症护理的技能，所以当他们面对认知症老人的各种行为和心理症状时，往往会束手无策。如本书第一章所述，认知症护理是指在掌握和理解认知症知识的基础上，针对每一位认知症老人的实际情况，通过提供精神慰藉和日常生活照料，尽可能地延缓认知症的发病过程，防止认知症行为和心理症状的恶化，从而提高认知症老人养老生活品质的服务。为此，家属和护理员应该掌握认知症的基础知识，学习和应用认知症护理的相关技能。

认知症护理需要面对一般的养老护理所没有的认知症特有的行为和心理症状，需要在护理的过程中缓解或控制这些症状的发作或恶化。因此，认知症护理的难度要远远大于一般的养老护理，知识性和专业性的要求也比一般的养老护理高许多。

三、导致认知症恶化的主要原因

认知症的症状是随着时间的推移而发展的。科学研究和临床实践发现，药物治疗、非药物介入以及确切的护理，可以延缓症状的发展或控制症状的进一步恶化。

一般而言，导致认知症的症状恶化有三个主要原因：一是身体上的原因，如身体功能下降、身体不适、身体疾患和受伤；二是心理上和社会上的原因，如情绪不稳定、不安、精神疲惫、忧郁、人际关系紧张特别是与护理者的关系紧张等；三是环境上的原因，如物理环境的变化（生活场合的变动、从居家变为入住服务机构等）、人际关系环境的变化（老伴的过世等）。换句话说，身体、心理、社会以及环境上的种种因素也会诱发认知症的症状发生变化。这里特别应该注意的是认知症老人与家属和护理员的人际关系是认知症行为和心理症状的一大诱发因素。家属和护理员的知识和技能、态度和表情等，会直接影响认知症老人，诱发行为和心理症状。如果家属和护理员的护理是“低水平或不良的护理”，就会给认知症老人带来不安、不快、焦躁、混乱、被害的感受，这样就会促使行为和心理症状的恶化，认知症老人行为和心理症状的恶化倒过来会给家属和护理员带来负担感、不快感、焦虑、不满和精神疲惫的感受，从而形成恶性循环的怪圈。

四、认知症老人是家属和护理员的“镜子”

家有认知症老人时，认知症护理就很自然地成为家庭生活的一个部分，认知症老人的护理往往是家属所面临的难题。由于认知障碍，认知症老人一方面无法正确地表达自己的思想和需求，另一方面又无法正确地理解家属和护理员所说的话，有时即便是理解了也记不住，这样一来，双方的沟通就会变得困难。特别是认知症的行为和心理症状的发作会给家属和护理员带来极大的身心负担，这种负担又会影响家属和护理员对认知症老人的护理，如果家属和护理员的护理不到位，倒过来又会给认知症老人带来“混乱的感受”，导致认知症老人的行为和心理症状进一步恶化。

可以说，认知症老人是家属和护理员的“镜子”。在认知症老人的行为和心理症状发作时，如果家属和护理员的态度和护理比较好，认知症老人的症状会平稳下来；如果家属和护理员以生气发怒相对、护理粗暴，认知症老人也会生气发怒并陷入更大的混乱，行为和心理症状会进一步恶化，这样一来，也必然进一步加大家属和护理员的身心负担，形成恶性循环。有趣的是，认知症老人虽然认知功能出现障碍，但是感情记忆会得到持续保持，对家属和护理员的面部表情会相当敏感。认知症老人由于认知障碍而出现各种让家属感到困惑的症状，如果家属和护理员表现出惊讶、生气或愤怒，老人就会陷入混乱，症状也会因此而更加严重。

第二节 认知症老人家属的心理状态

美日认知症护理专家通过大量的实证研究发现，认知症家属在“家有认知症老人”的情况下会出现的心理状态可以分为四个阶段。

第一个阶段是“不知所措、震惊、否定”。最初是开始怀疑家里的老人可能患上了认知症，但是将信将疑，当老人频繁出现记忆障碍和不可思议的行为时，家属会心里暗想“莫非……”，怀着种种不安带着老人去医院接受检查，当从医生那里得到“认知症”的检查结果时，家属会突然感到一片黑暗，不知所措，甚至会怀疑医生是否“误诊”了，然后就是自己一个人苦恼，因为从来没有经历过，所以对今后如何护理认知症老人感到茫然和恐惧。

第二个阶段是“混乱、悲哀”。家里的认知症老人，或走失徘徊，或对家人、邻居出现攻击性行为，或大小便失禁又出现“弄便”等不洁行为，使家属陷入恐慌和崩溃的状态。而且周边的人又不理解或指责，也会给家属带来烦恼，甚至感到悲哀。

第三个阶段是“自暴自弃”。经过前两个阶段后，家属对应付认知症老人的种种症状已经感到精疲力竭，也得不到周围人任何有益的帮助，而且这种状态要持续到何时何日毫无期望，于是开始自暴自弃。在这个阶段，家属容易出现忧郁的倾向，身体的健康状况也逐渐变差。

第四个阶段是“适应和接受”。在这个阶段，家属已经可以比较客观地接受家有认知症老人和需要认知症护理的现实。在护理认知症老人的同时，家属自身的生活状态也得到了适当的调整，有的家属在这个阶段甚至会发生人生价值观的改变，在认知症护理的过程中体会到人生的真谛。

一般而言，认知症老人家属的心理状态会经历以上四个阶段的过程，但是也并非一概而论。比较常见的情况是，认知症老人家属的心理状态经过好几年仍然“停留”在第一阶段或第二阶段，总是无法“迈入”第三阶段和第四阶段。帮助认知症老人家属的心理状态尽快地从第一阶段和第二阶段“迈入”第三阶段和第四阶段的有效方法是让家属掌握认知症的基础知识。只有理解和掌握了认知症的知识，家属才可能比较快地摆脱心理状态的第一阶段和第二阶段。

第三节　认知症老人家属的烦恼和负担

一、认知症老人家属的困惑和烦恼

认知症护理专家在研究报告中指出，认知症老人的家属是认知症的“潜在患者”，之所以这么说是因为认知症老人的护理给家属的身心带来巨大的压力，以至于家属本人的日常生活和社会活动受到很大的负面影响，导致一部分高龄的家属出现轻度认知障碍的症状，成为认知症预备军。

认知症老人的家属在日常护理认知症老人时所感受到的困惑和烦恼主要有四个方面：一是身体上的，如疲劳、夜间无法安睡、腰酸背痛等；二是精神上的，如感到喘不过气，无法接受家有认知症老人的现状，一个人承受而没有帮手和可以商量的人；三是信心上的，如没有认知症的基础知识，不知道如何应对各种行为心理症状，不知道哪有好的专科医生或专业的辅导专家，也不知道哪有认知症专业的护理院或护理员等；四是经济上

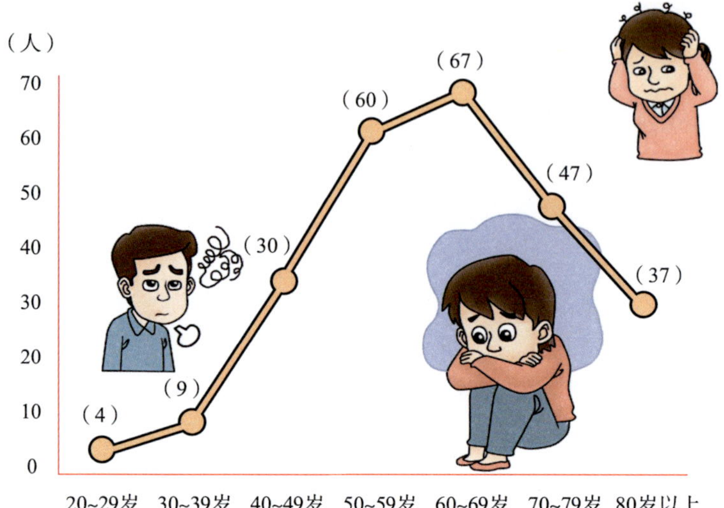

▲ 日本因为认知症老人护理的困惑和烦恼而自杀的案例

的，如认知症老人在金钱和理财管理上带来的“混乱”以及认知症治疗医药费、护理费上的烦恼等。

认知症老人家属也有很多“不满”。例如，认知症老人“为所欲为”根本不听家属的劝导，没有承担护理责任和护理工作的家人“指手画脚”“说三道四”，服务机构和护理员的专业水平太低，所在社区无法提供认知症护理的专业指导和帮助等，还有就是“社会的偏见”。

为了帮助和支持认知症家属在护理好认知症老人的同时，调节好自己的日常生活和身心健康，日本在 2002 年成立了由认知症家属组成的“认知症家族会”。据“认知症家族会”在 2012 年针对认知症老人的家属进行的一项调查发现，几乎所有的家属都因为要护理认知症老人而有“气喘不过来”或“对未来感到不安（看不到头）”“晚上无法安睡”等烦恼。而且认知症老人的家属称，由于家有认知症老人使自己的生活发生了负面的变化，其中，有 76% 的家属认为自己的身心疲劳增加了，54% 的家属认为自己的睡眠时间减少了，有 42% 的家属认为自己的身体状况比以前恶化了，也有

35% 的家属因为担心认知症老人徘徊或有跌倒风险而长期精神紧张等。

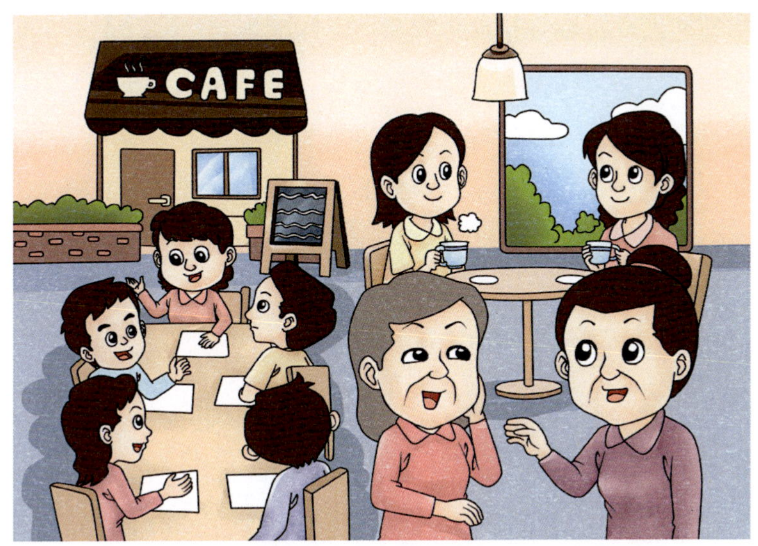

▲ 日本的“认知症咖啡厅”可以帮助家属缓解困惑和烦恼

二、认知症老人家属和护理员的“护理负担”

认知症护理一定会给承担护理工作的一方（家属和护理员）带来“护理负担”。护理负担是指家属在护理失能失智的父母长辈时在情绪上、身体上、社会生活上和经济上所感受或蒙受的痛苦的程度。美国宾夕法尼亚州州立大学的泽利特教授为了研究家属在护理失能失智老人时所感受到的护理负担，开发了一套由 22 个项目构成的定量评估工具。如果把这套评估工具适用到认知症护理领域，它的主要评估内容包括：是否由于无法理解认知症老人的心情和意思而感到困惑；是否在认知症老人身旁就会感到生气；是否在认知症老人身旁就会感到喘不过气？是否会产生把认知症护理“交给他人去做”的念头；是否经常对认知症老人感到无可奈何；是否会由于要护理认知症老人而无法和亲友交往；是否由于要护理认知症老人而无法参加社会活动；是否会由于家有认知症老人而无法招待好朋友到自己家里做客等。

日本的认知症护理专家分析发现，认知症家属所感受到的负担主要有三种：一是认知症老人给家属带来的负担，例如，认知症老人的徘徊、攻击性行为、不洁行为、异食以及起居、饮食饮水、大小便、身体清洁等日常生活能力的丧失或混乱给家属带来的困惑、困扰和压力，有时甚至会让家属产生轻生的消极念头。二是家属自身的负担，例如，“老老护理（老夫护理老妻或老妻护理老夫，也包括刚退休的60多岁的老人护理八九十岁父母的情况）”的情况下，由于双方都是高龄老人，承担认知症老人护理的另一方在体力和精神上感受到的负担就会相当大；如果是老人的第二代子女成为护理方，认知症老人的护理与自己的工作、家庭生活之间的矛盾也会带来很大的负担；如果没有可以“交接替换”的人手，那么负担就会成倍增加。三是社会环境的负担，例如，居住环境和居家养老的社会环境如果比较落后，那么家属“孤军奋战”的负担和压力就难以得到缓解。

认知症老人带来的负担
家属的身心负担
社会环境的负担

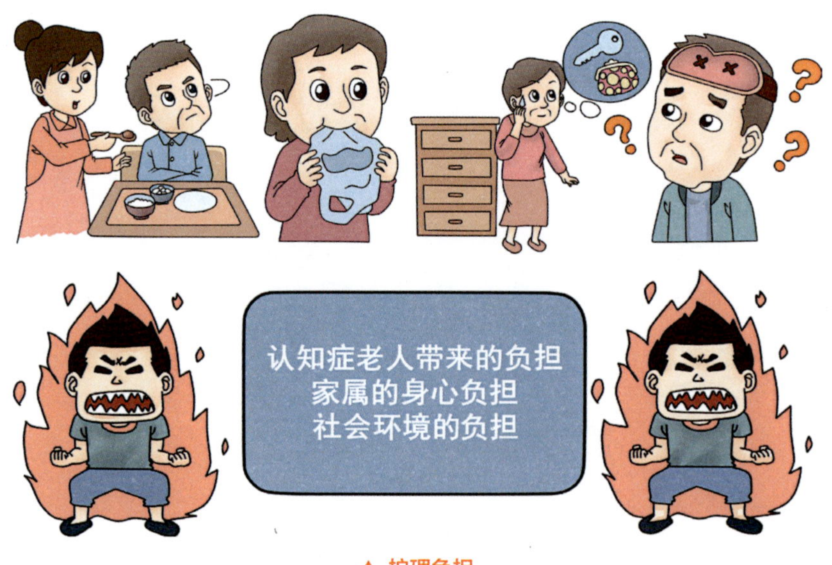

▲ 护理负担

第四节 认知症老人的家属和护理员如何减负

一、认知症老人的家属“孤军奋战”，需要社会支援

在欧美和日本等实施认知症国家战略的国家，如何帮助认知症老人的家属和护理员“减少护理负担”（以下简称减负），是地方政府和社会以及认知症护理专家的主要任务之一，并且为此而探索如何建立“认知症患者家属的社会支援体系”。在老龄化社会，认知症老人的家属“孤军奋战”会进一步加大认知症护理所带来的身心负担。日本为了掌握认知症老人的家属减负的需求和找到减负的有效方法，设计了许多调查问卷，这些问卷的主要内容包括：“认知症老人护理的事，家里是否只有你一人承担？你在护理认知症老人时，有没有兄弟姐妹和亲友一起帮忙？你是否知道应该如何科学地护理认知症老人？有关认知症护理的困惑和烦恼，你有没有人可以诉说或商量？你是否知道从哪里可以获得认知症老人护理的相关信息？你是否觉得周围的人并不理解认知症以及认知症老人护理的辛苦？”

二、家有认知症老人时的减负方法

对于认知症老人的家属和护理员，如何减负这个问题十分重要，它不仅关系到家属和护理员的身心健康，而且直接关系到认知症老人养老生活的品质。在这里所说的减负有两个方面，一个是“减少精神上的负担”，另一个是“减少身体上的负担”。有的家属带老人到医院做检查，一听到医生说老人患上了认知症，瞬间就觉得“这下子可完了，自己的工作、家庭生

活怎么办”。如果老人的症状越来越严重“搞得生活都乱了套”，有的家属就会觉得自己“掉进了深渊”，困惑和烦恼越来越多，会从“心劳（心理上的疲劳）”发展到“体劳（身体上的疲劳）”，有的家属自己会患上“护理忧郁症”，身体也“支撑不下去”。帮助家属和护理员减负就是要尽可能地避免这种状况的出现。下面我们将为读者介绍日本的认知症护理专家根据长期治疗认知症患者总结出来的减负方法。

减负方法的主要内容是“九大法则＋一大原则”。

“九大法则”：学习和掌握认知症的基础知识，收集认知症的相关信息；转换思维方式，学会原谅自己，不要什么事都自己“扛着”，不要把自己“逼到走投无路”；学会当好“演员”，理解和进入认知症老人的世界；勇于接受现实，不要“怀念或纠结于过去”；承认自己的能力有限，不要“逞强”；不要过于担心或介意周围人的误解和偏见；找到其他的“家有认知症老人”的伙伴，相互帮助，分享护理经验，诉说护理的烦恼和解决方法；找机会让自己“喘口气”，休息一会儿，以利再战；尽量找到“帮手”，善于利用社区的养老服务，必要时可以利用养老服务机构。

“一大原则”：做好自己的健康管理。

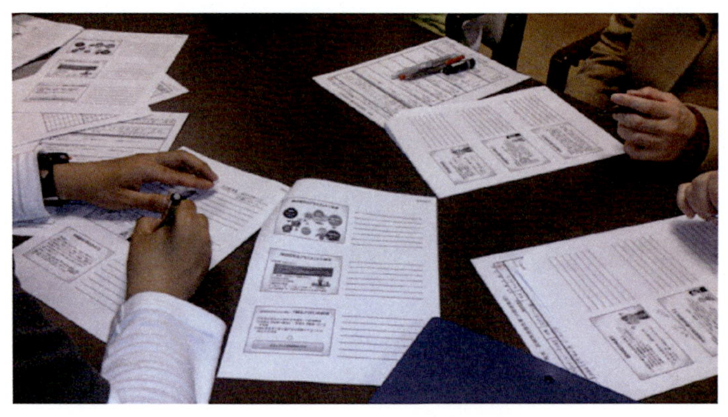

▲ 认知症家属的减负需要学习知识

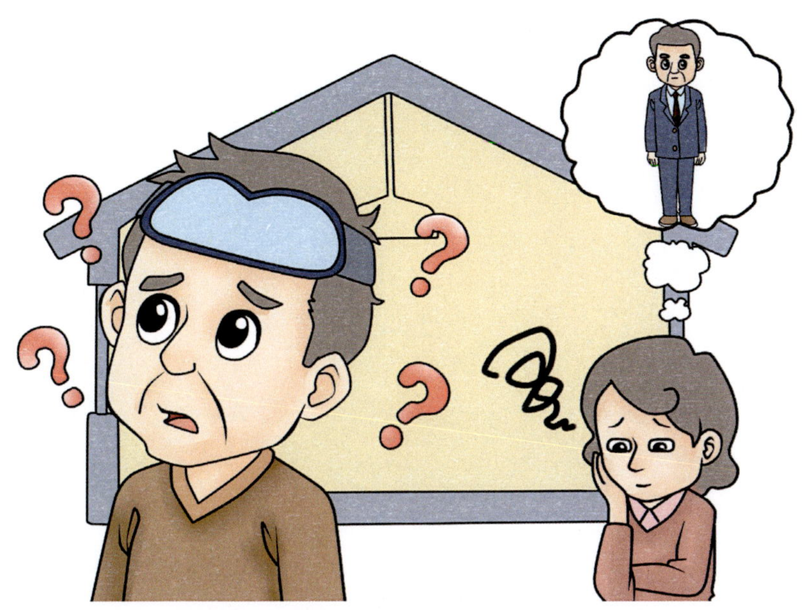

▲ 勇于接受现实，不要“怀念或纠结于过去”

认知症老人的家属一定要为自己找到一个“出口”，换句话说，就是要找到如何“摆脱”一时的迷茫、一时的无所适从、一时的“心劳”的局面，找到减负的方法，而且要找到与家中的认知症老人“和谐相处、共同生活”的智慧。

著者认为，认知症护理有两层的含义：一是指对认知症老人的护理，二是指对家属和护理员的护理。也就是说，认知症老人的家属和护理员也需要护理。欧美和日本等实施认知症国家战略的国家有一个共同的特点，就是把对家属和护理员的护理当作认知症国家战略的一个重要的内容，开发了许多行之有效的科学方法。

对于拥有 2.3 亿老年人口的中国老龄化社会，认知症护理涉及数以千万计的认知症患者和家属。虽然我国是世界上认知症患者数量最多的国家，但是目前还没有一套完整的“认知症国家战略”。为了提高认知症老人养老生活的品质，帮助认知症老人的家属和护理员在做好护理工作的同时维持自己的身心健康，我们现在首先要做的就是启蒙和普及知识的工作。知识就是力量，做好认知症基础知识的启蒙和普及，提供有关认知症治疗的信息以及早期预防的信息，关注家属和护理员身心健康，为家属和其他认知症家属之间相互交流沟通提供支援，这才是现实可行的对认知症老人家属和护理员的最大的支持和帮助。

第五节　与认知症护理专家对话

本节将采取专家对话的方式为家属和护理员提供认知症护理的相关知识和信息。

一、如何及时发现“家有认知症老人”?

认知症知识频道主持人阿月（以下简称“阿月”）：蔡博士，您在本书中强调认知症应该早期发现、早期治疗，但由于大家现在还比较缺乏认知症的相关知识，读者朋友怎样才能及时发现自己的老人患有认知症呢?

本书著者、认知症护理专家蔡林海博士（以下简称“蔡博士”）：家有认知症老人，不但老人的养老生活品质会下降，家属的工作学习和日常生活也会受到很大的影响。因此，读者朋友一定要学会观察，以便及时发现自家老人是否有认知症的迹象，及时发现，及时治疗。虽然现在世界上还没有根治认知症的药物和治疗方法，但是已经研发出许多可以延缓认知症的发病过程、减缓症状的药物和预防认知症的科学方法。因此，认知症的早期发现、早期治疗变得格外重要。要做到早期发现和早期治疗，就需要有科学知识，知识就是力量。现在，我首先为读者朋友介绍早期发现自家老人可能患认知症的四个要点。

1. 知识就是力量

家有年迈父母的读者朋友，一定要学习和掌握认知症的基础知识，这样才能及时发现自家老人是否出现了认知障碍的症状，及时送医检查，根据不同病因采取不同的早期治疗和延缓发病过程的方法。

2. 不放过“蛛丝马迹”

如果老人最近健忘得厉害，而且给老人做提示老人也记不起来，不要认为这只是年纪老或糊涂的关系而轻易放过这种情况，觉得奇怪就要引起注意。

3. 及时发现，早期治疗

如果怀疑老人可能患认知症，就要及时带老人去医院做专项检查。本书第二章介绍过，认知症根据病因分为好几种类型，对于有的类型的认知症，如果能够早期发现、判明病因并且及时治疗，是可以减缓和控制病情发展的。

4. 建立认知症家属的朋友圈，加强交流

通过微信等方式建立认知症家属、认知症专家和医生“入群”的朋友圈，尽可能地与家有认知症老人的朋友多交流经验，有的朋友在照料护理自家认知症老人时有了一些好的经验，朋友们可以相互交流、信息共享。

二、美国方法：“也许是认知症的 10 个症状”

阿月：许多读者朋友发现自己的父母或健忘得厉害，或感情起伏，或

行动怪异，怀疑父母是否患上了认知症。但是因为许多医院只有精神病科才接受这种老人看病，所以家属不敢带老人去医院看病。

再加上医院里有认知症诊断和治疗经验的专家特别少，即便是带老人去就诊，医生大多是敷衍一番开点药了事，很少有耐心检查和热情指导的。请问蔡博士，对于认知症的初期症状，有没有简单的判断方法啊？

蔡博士：有的，当读者朋友怀疑自己的父母可能患上认知症时，可以采用美国阿尔茨海默病协会推荐的简单判断方法对自己的父母进行评估。

阿月：是吗？那太好了，请蔡博士为读者朋友介绍一下美国阿尔茨海默病协会推荐的简单判断方法。

蔡博士：美国阿尔茨海默病协会推荐的简单判断方法，具体的名称是“也许是认知症的10个症状”。

1. 记忆力下降导致老人的日常生活出现障碍

认知症的一个最主要的症状就是记忆力极端下降，例如，不知道今天是哪年哪月哪日，同一件事反复问来问去，忘记亲朋好友的姓名，约定好的事忘得一干二净等。

2. 自己做计划、解决问题的能力明显丧失

有认知症初期症状的老人集中力会明显下降，与数字有关的事容易搞错，自己无法按月支付水电费，搞不清养老金是否已经领取，而且无法按照菜谱去做菜等。

3. 过去自己拿手的工作或家务现在做起来很困难

在认知症的初期，出现频率比较高的一个症状是：许多老人本来很拿手可以驾轻就熟去做的事，突然变得做不好了。例如，打扑克时，过去总是占上风，现在却连玩这种游戏的基本规则都忘了；有的老人甚至变得不

会使用电视机的遥控器，无法使用微波炉，而且变得无法管理自己的钱财等。

4. 分不清季节，无法判别自己现在在哪里

这样的老人不但分不清当天的日期，而且还忘记了季节，想不起现在是春天还是秋天；有时不知道现在自己在哪里，是怎么来的，应该怎样回去。

5. 丧失距离感，无法理解自己的眼睛看到的东西

这样的老人外出时无法掌握距离感，会碰到墙或别的东西，有时一个人在屋里从镜子前走过时总以为屋里还有其他人。

6. 和他人说话时词不达意，或突然说不上话来

这样的老人在和家人或朋友说话时往往会说到一半就说不下去了，找不到可以表达自己意思的词句，或反复地说同一句话。

7. 经常忘记东西放在哪里，总是在找东西

这样的老人经常是刚刚把某件东西放好，不一会儿就找不着了；也有的老人过去把自己使用的东西放在固定的地方，后来就没有规律地“乱放”了，然后再去找。更令人不安的是，这样的老人找不到自己存放的东西还怀疑是别人拿走了或被人偷走了，引起家人和护理员的猜疑和误解。

8. 判断力显著下降

这样的老人最容易上当受骗，有许多老人看电视台播放的保健养生节目，节目到最后会推销各种各样的保健养生商品，电视台还特意安排“使用过这些保健养生商品的老人”在节目里“现身说法”夸大使用效果，同时播放“优惠购买的电话号码等联系方法”。结果，许多判断能力下降的老人观众马上会打电话购买，有时，经济并不宽裕的老人甚至会购买一些十分昂贵的商品。

9. 丧失自己的兴趣爱好

这样的老人会突然对自己长期以来形成的爱好失去兴趣。例如，过去喜欢下围棋或象棋，突然不喜欢了，或玩到一半不愿意玩下去了，也有的老人甚至不愿意和家人或朋友多交谈。

10. 人格特点和生活习惯都发生了变化

有的老人过去性格温和，突然变得粗暴，容易莫名其妙地发火；也有的老人总是惶惶不可终日，对什么事都感到不安或怀疑；特别是有的老人突然对自己特别亲近的人变得“很刻薄”，说话尖刻伤人。

三、日本方法：“认知症早期判断 12 条”

阿月：针对早期发现自家老人是否有认知症症状的方法，蔡博士为读者朋友介绍了美国阿尔茨海默病协会推荐的简单判断方法。据说在日本，认知症老人的人数逐年增多，日本的专家在帮助家属早期发现自家老人是否患有认知症方面有什么好的方法可以借鉴吗?

蔡博士：日本的认知症国家战略已经实施了几年，它的一个最大特点就是特别强调“早期发现、早期治疗”，日本专家研究了许多有效的方法，其中简单易行的有“认知症早期判断 12 条”，在这里我提供给读者朋友参考。读者朋友可以采用这 12 条对照自家老人的情况，如果发现有 3 条以上“情况相似”，就应该果断地带老人去医院做检查。

第 1 条：反复地说同一件事或反复地问同一件事。

第 2 条：事物的名称怎么也想不起来，甚至认不出自己的熟人或家人。

第 3 条：在自己应该很熟悉的场所迷路。

第 4 条：对自己的爱好变得没有兴趣。

第 5 条：看电视时，无法理解电视剧的情节，对剧中人物关系和剧情的理解颠三倒四。

第 6 条：自己存放的东西找不着的现象增加。

第 7 条：怀疑自己的钱财被偷并且搞得旁人“鸡犬不宁”的情况增多。

第 8 条：时间和场所的感觉开始丧失，不知道自己现在在哪，或不知道今天是星期几，或不知道现在是春天还是秋天。

第 9 条：容易说粗话，易怒发火。

第 10 条：经常夜里起来大吵大闹。

第 11 条：尿裤子的现象增多，大小便经常失禁。

第 12 条：本来很注意自己的形象，现在却不再梳妆打扮，变得邋里邋遢。

四、如何区分认知症和忧郁症?

阿月：有时候，有的老人实际上患有忧郁症而被说成认知症，有的老人实际上患有认知症却被诊断为忧郁症，为什么会出现这种情况呢?

蔡博士：可以说，认知症和忧郁症，一个是“脑病”，一个是“心病”，因为某些症状类似，所以容易出现误诊的情况。

阿月：有没有区别这两种疾病的简单方法呢?

蔡博士：应该是有的。一般而言，忧郁症主要是由于忧郁状态所引发的，有许多老人退休后不适应养老生活，有的老人面对老伴的生离死别，生活习惯发生很大变化，生活欲望明显下降，而且容易受到环境的影响，情绪波动大，但是，其记忆力和判断能力并没有明显的下降。而认知症虽然也伴有忧郁的症状，但其主要症状表现在记忆力和判断能力明显、持续性地下降。可以说，认知症和忧郁症的最大的区别在于记忆能力和判断能力是否有明显、持续性地下降。

阿月：那么，有没有防止这两种疾病被误诊的方法呢？

蔡博士：在老年医学的病例中，的确出现过明明是忧郁症而被诊断为认知症，并且以认知症目前还无法治疗为由拖延治疗而导致忧郁症越来越严重的事例。一般而言，认知症的诊断中，“心理检查”“智力检查”“血液检查”和“图像检查”非常重要。但是，这些检查不但复杂耗时，而且成本也高。最近，日本的专家发明了一种极为简便的防止误诊的检查方法，这种方法称为“近红外线光谱分析”。这种检查方法用对人体无害的近红外线照射人的头皮测定大脑内的血流量，就可以知道患者是否患有忧郁症。

五、医院是如何诊察老人是否患有认知症的?

阿月：蔡博士，您在前面的介绍中说，认知症的早期发现和及时治疗非常重要，当读者朋友觉得自家的老人有异常时，就应该及时带老人到医院做检查。请问，美国或日本的医院，是如何诊察老人是否患有认知症的呢？

蔡博士：专家在诊断认知症时，首先会询问患者出现什么症状以及症状出现的时间、形式和过程等。然后，观察患者有无麻痹和帕金森病的症状，进行简单的心理测试（检查记忆力和智力）。还要实施更细致的心理检查，而且要根据需要做拍片检查和血液检查，必要时还要实施脑电波检查和髓液检查等，最后根据检查结果诊断病情。一般而言，在医院诊察老人是否患有认知症，会采取以下五个步骤。

第一个步骤：“问诊”。

医生会通过和老人本人以及家属的面谈详细地了解老人日常生活的情况，有时还会与家属个别面谈，因为只有老人身边的家属才能够准确地向医生提供老人的真实信息。

第二个步骤："心理检查"和"智力检查"。

医生会利用一些国际上常用的检查工具（如"长谷川式简易智力评价尺度"等）检查老人的记忆能力和认知能力的实际水平。

第三个步骤："血液检查"。

医生会通过血液检查的手段检查老人的甲状腺功能，通常甲状腺功能下降会导致记忆力下降。

第四个步骤："图像检查"。

医生会通过 CT、MRI（核磁共振成像）等手段来检查老人的大脑，特别是检查主司学习记忆的海马体是否有萎缩或变形的情况，同时还可以检查大脑的血流量是否有问题。

第五个步骤："诊断"。

医生会根据"心理检查""智力检查""血液检查"以及"图像检查"的结果作出综合性的判断，科学地诊断老人是否患有认知症以及是哪一种类型的认知症。

六、认知症是无法治愈的吗?

阿月：蔡博士，您为读者朋友介绍了认知症的居家自我检查方法以及去医院做专业检查的五个步骤，请问，认知症能否治愈？有许多人认为认知症是无法治愈的。

蔡博士：这个问题十分重要，在这里，我要强调两点。

第一点，发现得越早，认知症治愈的可能性就越高。

如果发现得早，还可以延缓发病的进程，因此，读者朋友，特别是中老年的读者不要觉得认知症与自己无关，而应该掌握认知症的基础知识。一旦发觉自家老人有上述认知症的一些症状就要及时带老人去检查，早期发现和及时治疗可以控制病情的发展，即便是自家老人被诊断患有认知症，也不要抱有消极悲观自以为“反正老人年纪大了治也治不好”的想法。

第二点，部分认知症是可以治愈的。

在本书第一章中介绍，导致认知症的疾病及症状种类非常多，如神经系统变性疾病，脑血管障碍，脑垂体和甲状腺等内分泌器官功能减退，肝脏和肾脏等内脏器官不健全，维生素 B_1 等缺乏导致营养不良，心力衰竭和呼吸衰竭导致缺氧性脑病，抗抑郁剂等医药品副作用，一氧化碳、重金属和有机化合物等毒作用，疱疹病毒引起的脑炎和结核性髓膜炎，神经梅毒等中枢神经感染病，脑瘤、正常压力脑积水、慢性硬膜下血肿和脑挫伤等脑部疾病，恶性肿瘤并发症，癫痫等。美国和日本的医疗实践结果表明，因为慢性硬膜下血肿、正常压力脑积水、脑肿瘤、脑垂体和甲状腺等内分泌器官功能减退、维生素 B_1 和 B_{12} 缺乏导致营养不良引发的认知症，如果能够早期发现并及时治疗，是可以治愈的，至少可以控制和防止症状的恶化。

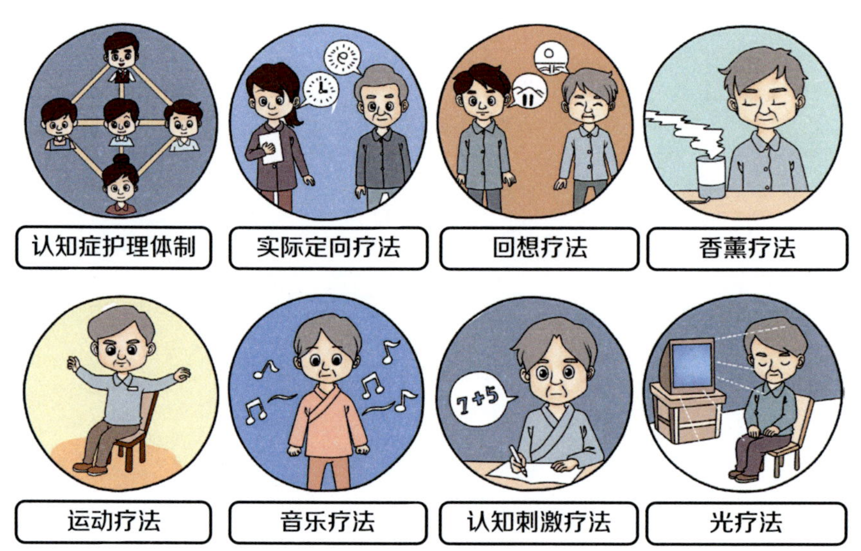

▲ 各式各样的认知症治疗方法

阿月：蔡博士，您再三强调认知症要早期发现和及时治疗，请问，现在认知症有哪些治疗方法啊？

蔡博士：目前，在美国和日本等国家，认知症的治疗方法主要有以下三种。

第一，药物治疗法。

目前，医学界还未能发明根治认知症的药物，现有的药物主要用于延缓症状和改善认知功能，而且这些药物的有效率最多也不过是 40% 左右。

第二，非药物疗法。

非药物疗法包括外科手术和针刺等。例如，对于由慢性硬膜下血肿引发的认知症，如果早期发现并及时治疗，通过外科手术取出血液积块或脑脊髓液的积块，是可以治愈的。由特发性正常压力脑积水引发的认知症，通过针刺或在人体内插入微细导管吸掉积压的脑脊髓液，可以大幅度改善患者的症状。

第三，大脑康复疗法。

欧美和日本等老龄化程度高、认知症患者比例也高的国家开发了各种各样有效的大脑康复疗法，其中包括“回想疗法”“音乐疗法”“园艺疗法”“运动疗法”等。

七、什么样的老人容易患认知症？

阿月：本书已经系统地为读者朋友介绍了认知症的相关知识，接下来您能否为读者朋友介绍一下，什么样的老人容易患上认知症？

蔡博士：为了预防认知症，美国和日本的老年医学专家做了大量的认知症病例追踪调查，医学专家们发现，以下 10 种人容易患上认知症。请读者朋友不但要注意自己的长辈，中老年读者还要注意自己。

1. 患有高血压、糖尿病、动脉硬化等生活习惯病的人最容易患上阿尔茨海默病型认知症，因为这些生活习惯病就是诱发阿尔茨海默病的危险因子。

2. 对于抽烟喝酒的人，吸烟会使其患上阿尔茨海默病的危险度增加两倍以上，控制饮酒量可以减少患上阿尔茨海默病的风险。

3. 退休下来的机关干部、企业高管、大学教授如果未能适应好退休生活，一旦出现阿尔茨海默病型认知症的前期症状，认知症的发病就会相当快。

4. 性格认真、精神容易紧张、凡事总想到负面反应的人。

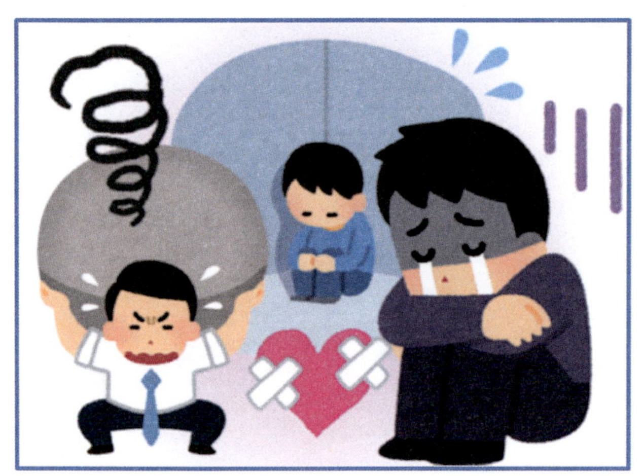

5. 中年开始就有忧郁倾向、总是悲观地看问题的人。

6. 平时不爱喝水的人。

7. 喜欢吃肉、高脂肪摄取过剩的人。

8. 几乎不吃鱼的人。

9. 平时不太用脑的人。

10. 不太喜欢运动的人和午睡时间超过 1 小时的人。

八、要警惕“不惑型认知症”

阿月：蔡博士，您在本书第三章中提到了轻度认知障碍的概念，而且介绍说，有的认知症有 10 年以上的潜伏期，那么是不是有的人在还比较年轻的时候就有患认知症的危险了呢？

蔡博士：是的，在这里我还为读者朋友引进一个新的概念，这就是“不惑型认知症”，它的英语是“Younger Dementia”。

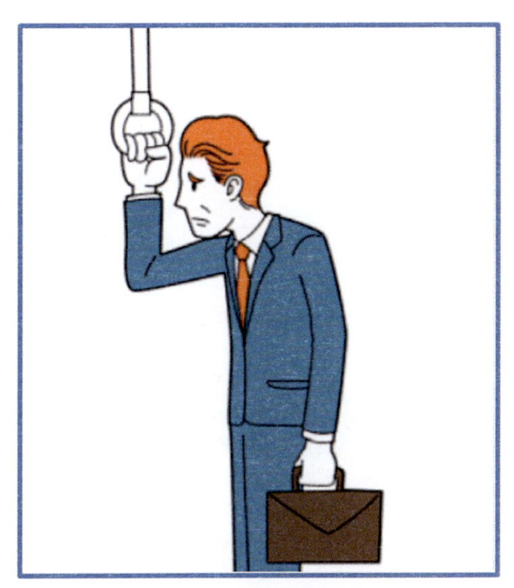

▲ 压力大易患“不惑型认知症”

阿月：“不惑型认知症”是指 50 多岁的中壮年人患认知症的意思吗？

蔡博士：可以这么理解。有许多人认为，认知症是老年人“专属”的疾病，其实不然，60 岁以前，到了不惑之年的 50 岁前后的中壮年人患上认知症的比例也是比较高的。

“不惑型认知症”患者的平均年龄是 51 岁，对于男性和女性都一样。据欧美和日本等国家的医学调查发现，“上有老下有小”、工作压力大、50 岁前后的中壮年人容易患上“不惑型认知症”。因此，我们在这里呼吁读者朋友要警惕“不惑型认知症”。

第十五章
科学安排认知症老人的养老生活

在老龄化社会，认知症正在成为我们身边的常见病，认知症护理涉及数以千万计的认知症患者和家属。如上所述，为了提高认知症老人养老生活的品质，帮助认知症老人的家属和护理员在做好护理工作的同时能够科学地减负，我们现在首先要做的就是认知症的启蒙和知识普及的工作。知识就是力量。本章将采用专家对话的方式为家属提供如何科学安排认知症老人养老的相关知识和信息。

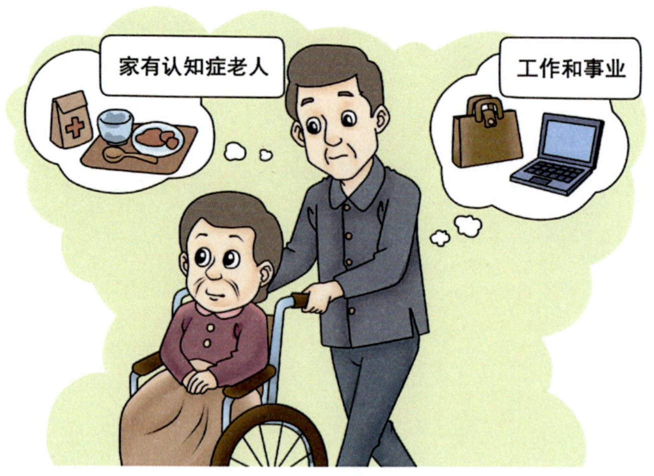

第一节 安排认知症老人养老的“1S”和“5M”

认知症知识频道主持人阿月（以下简称“阿月”）：蔡博士，您在本书的第十四章为读者朋友介绍了认知症老人的家属和护理员如何减负的相关知识和信息。在这一章，能否为读者朋友介绍一些如何科学安排认知症老人养老的知识和信息？例如，在安排认知症老人养老方面，我们应该注意哪些问题，事先做好什么样的准备？还有，如果考虑机构养老，我们应该怎样为父母挑选养老院等。

本书著者、认知症护理专家蔡林海博士（以下简称“蔡博士”）：养老已经成为整个社会共同关心的大事。如何安排好父母的养老？这的确是值得大家认真花时间考虑的问题。科学安排父母养老，首先要考虑的问题可以简单地归纳为“1S”和“5M”。

一、科学安排父母养老的“1S”

阿月：请问，科学安排父母养老的“1S”是指什么？

蔡博士：这里的“1S”是指居家养老的生活空间（Space）以及养老生活场所如居室、走廊过道、卫生间等的适老化改造（无障碍改造）。

现在在中国的大城市中，虽然有许多成功人士住在市区宽敞的豪宅或郊外的别墅，但大多数居家养老的老年人仍然住在老房子或弄堂房子里，上下都要爬楼梯，许多空巢老人的居住环境则更差。当这些老人随着年老体衰进而变得失能或患有认知症的时候，居家养老的生活空间问题就会困扰我们。例如，失能老人如果要使用轮椅，在居室内转不过来则无法通行，上下楼更是难上加难。狭窄的居住空间一定会阻碍家属照料护理好患有认知症的老人。总之，对认知症老人居家养老的生活空间要科学规划、合理安排，及时进行适老化改造。

二、科学安排父母养老的“5M”

阿月：蔡博士，请问“5M”又分别指什么？

蔡博士：科学安排父母养老的“5M”，分别是指“思想准备（Mind）”“人手（Manpower）”“资金（Money）”“管理（Management）”“用品设备（Machine）”。

1. 科学安排父母养老的“思想准备（Mind）”

蔡博士：在科学安排父母养老的“5M”中的“思想准备（Mind）”，是专门针对家有养老父母或家有认知症老人的读者朋友说的。人的衰老是一个自然的过程，在这个过程中，老人很有可能会患有各种各样的老年性疾病，有的会出现脑中风，有的会患有认知症，并且因此而变得失能半失能，家有老人的读者朋友不能抱着侥幸的心理，而是要做好“思想准备”。只有做好“思想准备”，一旦出现困难的局面，我们才可以科学地应对。

2. 科学安排父母养老的“人手（Manpower）”

阿月：“思想准备（Mind）”换句话说就是有备无患吧。科学安排父母养老的第二个M，又是什么内容呢？

蔡博士：科学安排父母养老的第二个M，这就是“人手（Manpower）”。

阿月：这个问题太重要了，谁都知道照料护理老人是需要人手的。特别是我们这些90后，都是独生子女，像我这样的女孩子成家后，如果哪一天，自己的父母和老公家的父母同时需要照料护理，我们小夫妻可就要

“抓狂”了，人手转不过来了。这还没说我们夫妻双方的爷爷奶奶辈的照料护理呢！

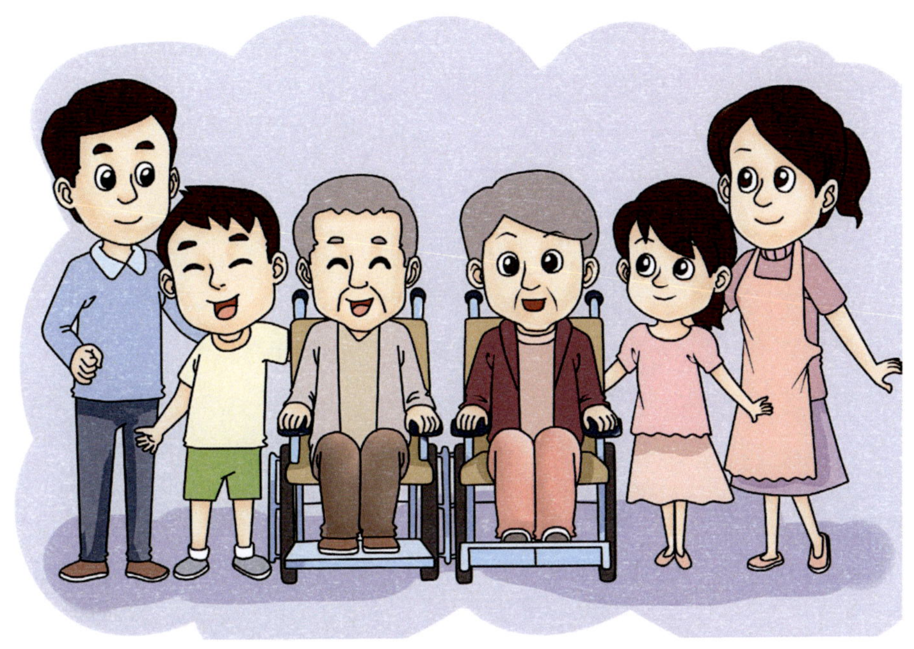

蔡博士： 安排父母养老的人手，可以分为两个部分。一部分是“家里人”，如老夫老妻中身体比较好的一方护理病倒的一方；还有就是子女，国内“养老防老”的概念根深蒂固，在我国的社会养老服务体系还不健全的情况下，子女自然是照料护理父母的“主力军”。独生子女这一代，安排父母养老的“人手”还真是大问题。而 50 后、60 后以及一部分 70 后是有兄弟姐妹的，人手比较多，但也要科学安排。

安排父母养老的人手，另一部分是“家外的人”，也就是花钱聘请的阿姨、保姆等外来的人手。

阿月： 借助家外的人手来照料护理父母，不但需要钱，而且还需要精力。要让阿姨、保姆照料护理好自己的父母，可是要花大精力的啊！

蔡博士：科学安排父母养老中“人手”的问题，还有另一层意义，那就是科学地安排人手。例如，父母住院时，兄弟姐妹如何分工照看；长期卧床时，如何分工“尽孝”。在生活中，经常出现为了照料护理父母而兄弟姐妹“不和”甚至“干仗”的事情。在这方面，我自己也有难以说出口的事，曾经为了照料护理父母而与姐姐姐夫闹了矛盾。现在想来，如果我和姐姐事先合情合理地商议，科学分工，那些矛盾都是可以避免的。

阿月：蔡博士“现身说法”了。认知症老人的护理是一个“持久战”，不能一个人“扛着”，最理想的是有“一个团队”。

蔡博士：实际上，无论是“家里的人手”还是“家外的人手”，为了安排好父母养老，我们要组织好一个“团队”，大家同心协力“尽孝道”。要让这个“团队”的每一员都能够一方面尽孝，另一方面尽可能地保持自己的工作和日常生活能够正常运转，这样才能够“可持续”。

阿月：长期照料护理认知症老人时，人手的安排也有学问吧？

蔡博士：这个问题很重要。一般而言，根据认知症老人需要护理的程度的不同，照料护理所需要的人手数量会有所不同。例如，要照料护理一位长期卧床的老人，人手至少要 1.5 人，也就是说要有 1 个半的人手，不然 1 个人转不过来反而会累垮的。

3. 科学安排父母养老的“（Money）资金”

阿月：科学安排父母养老的“5M”之三是和钱有关的吧，这个问题虽然有些难以启齿，但是，要安排好父母养老和提高父母养老生活的品质，是要有资金实力的，离不开“钱”。这个说法对吧？

蔡博士：这个说法对！安排好父母养老既要人手也需要钱，这就是“5M”之三“（Money）资金”，说得通俗一些就是“钱”。读者朋友有谁已经认真想过：“安排好父母养老到底需要多少钱？这些钱的来源应该怎样落实？”

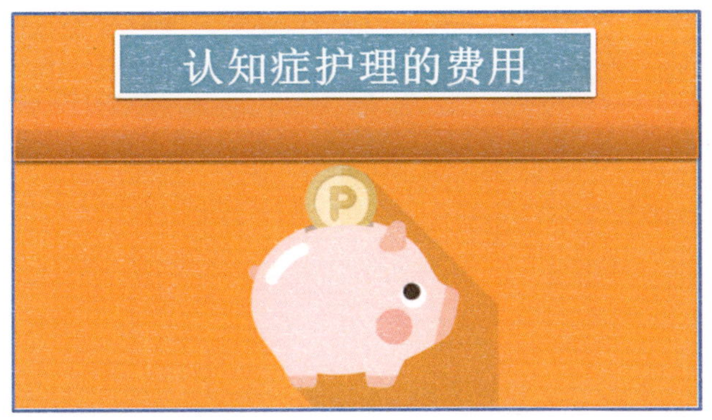

阿月：恐怕认真思考过安排好父母养老到底需要多少钱这个问题的人，还真的很少吧。特别是家中父母退休后身体还算过得去的时候，没有人会愿意去设想父母一旦病倒需要照料护理时的情景，自然也不会去想如果碰到那种场景需要多少钱的事吧。

蔡博士：在老年医学中，我们以 75 岁为界，把老年人按年龄分为前期高龄老人（60 ~ 75 岁的老年人）和后期高龄老人（75 岁以上特别是 80 岁以上的老年人）。

阿月：蔡博士是想说，对于前期高龄老人和后期高龄老人，在安排他们的养老生活时所需要的钱是不一样的吧？

蔡博士：阿月一下子就抓住了问题的要点。一般而言，前期高龄老人，总体来说身体条件还可以，有的还会结伴去国内外旅游，他们的日常生活可以自理，不太需要照料护理。因此，这些老年人的养老生活所需要的资金（钱）以日常生活消费为主，政府一直在增加对养老金的投入，子女们平时补贴一些，应该问题不太大。但是，前期高龄老人随着岁月的推移变成后期高龄老人只是时间的问题。

阿月：后期高龄老人出现老年性疾病的概率会大幅度上升，特别是患认知症的可能性增加，因此其日常生活开始需要照料护理，他们的养老生活对钱的需求也会变大，对吧？

蔡博士：对，就是这个说法。发达国家大量的统计数据证明，后期高龄老人每年的医疗费和护理费往往会比前期高龄老人的医疗费和护理费高出 5 倍到 10 倍。在这种情况下，安排父母养老所需要的费用会增加许多，要花钱的地方就会变得多起来。例如，除了养老生活日常开销的费用外，生病住院时发生的费用、雇用人手照看卧床老人的费用、入住养老院或到社区养老服务中心接受服务的费用、失能老人使用尿布等消耗品的费用或为半失能老人购买轮椅等辅助用具的费用等，都需要有资金实力才能够办到。

阿月：请问，家有养老父母的读者朋友应该如何估算安排父母养老所需要的费用呢？

蔡博士：按照日本的统计资料来分析，一般而言，后期高龄老人如果变得失能失智，需要照料护理的平均时间大概是 6 年，当然也有更长时间的，甚至有超过 10 年的。如果碰到这样的情况，在安排好父母养老的问题上，钱和人手都会出现大问题。

阿月：是啊，让老人入住养老院也是需要花钱的。

蔡博士：要安排好父母的养老或考虑自己今后的养老，读者朋友一定要有一个资金计划。

4. 科学安排父母养老的“风险管理（Management）”

阿月：科学安排父母养老的第四个 M 是“风险管理（Management）”。养老与风险管理，这是蔡博士提出的新概念。家有养老父母时，说到“人手和钱”，许多读者朋友就会觉得“闹心”，感到“烦”，隐隐约约地感受到一种无形的压力。希望蔡博士引进的新概念能够缓解读者朋友的这种压力。

蔡博士：科学安排父母养老，之所以要讲“科学”二字，就在于“风险管理（Management）”。只要有“科学”知识，安排父母养老中的“烦恼”和“压力”就可以得到有效管控。安排父母养老时，“人手和钱”是现实存在且必须面对的问题，或“一叶遮目”消极回避，或“运筹帷幄”积

极管控，两种态度的效果会完全不同。

阿月：安排父母养老的风险管理，具体说包括哪些内容、有哪些积极的效果呢？

蔡博士：在养老这个问题上讲风险管理，首先要知道父母养老的主要风险是什么，然后要考虑如何去回避这些风险。例如，对于读者朋友，安排父母养老的最大风险是老人“患认知症”。一旦老人患认知症，那么，“人手和钱”等一系列问题就会“扑面而来”，以至于拖垮你。

阿月：蔡博士说的对。但是，对于老人的失能失智，怎么能“管控”呢？

蔡博士：现代老年医学与老年康复科学在日新月异地进步发展中，老人的认知症不但可以预防，而且一旦患认知症的老人接受认知症预防的训练，身体功能和认知能力还可以得到一定程度的恢复。

阿月：科学技术的进步惠及养老。大家一定会关心如何预防自家老人患认知症这个问题了。

蔡博士：读者朋友如果有这样的关心，就是一种科学的态度。欧美和日本在预防老年人患认知症方面已经取得令人鼓舞的进展，而且把预防当作社会养老服务体系建设和养老服务的主要内容。我们应该及时地引进预防理念和预防服务的先进经验，造福我国的老年人，惠及成千上万的家属。

5. 科学安排父母养老的“Machine（护理辅助器具）”

阿月：科学安排父母养老还需要高科技手段。请蔡博士为读者朋友介绍一下“5M”中的“Machine（用品设备）”。

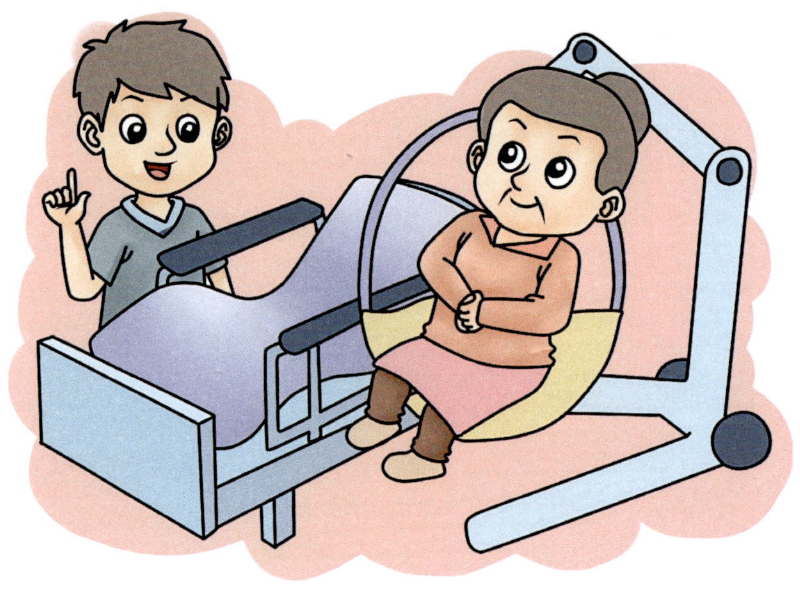

蔡博士：科学安排父母养老的最大目标，应该是提高父母养老生活的品质，减轻家属和护理员的负担。要实现这个目标，需要应用科技创新的成果和采用高科技手段。科学安排父母养老中所说的“Machine（用品设备）”，具体而言是指包括人工智能应用和护理机器人在内的养老护理用品设备。

阿月：国内老年用品市场的需求应该是巨大的，但是在种类和品质方面和日本相比还有相当大的差距。

蔡博士：养老护理用品设备是为了改善和提高老年人安度晚年的生活品质、减轻家属和护理员照料护理老人的强度而发展起来的新兴产品。按照国际标准的分类方法，养老护理用品设备主要有三大类：一是提供给老人使用的、帮助老人维持和提高养老生活自理能力的自助器具或辅助设备；二是给老人的家属和护理员使用的、可以减轻照料护理强度的辅助设备；三是既可以帮助老人实现生活自理又可以减轻家属和护理员照料护理强度的辅助设备或自助器具。

阿月：最近，轮椅和护理床、老年人用的尿布开始进入中国老年人的家庭，机构养老和社区养老开始引进物联网和老年人穿戴设备，这些都可以算是养老护理用品设备吧，请问养老护理用品设备到底有多少种啊？

蔡博士：目前中国国内能够提供的养老护理用品设备只有 1 800 种，日本等国家可以为老年人和家属提供 4 万种以上的养老护理用品设备。

阿月：日本等国家早在 20 年前就进入了老龄化社会，可以提供的养老护理用品设备肯定比国内多好几倍。在这个领域，国内与发达国家之间存在着巨大的差距。希望养老护理器具的应用不但可以提高老人养老生活的品质，还可以帮助家属和护理员减负。

第二节　为父母选择养老院的九个要点

阿月：居家养老是我国养老模式的主流，但是，在某种情况下，我们也会考虑机构养老，就是送父母进入养老院接受养老服务度过养老生活的“后半段”。但是，国内养老服务机构的现状令人担忧。虽然政府现在加大了养老院服务质量的管控力度，但是，服务质量的改善是需要一个过程的。在这种情况下，怎样为父母挑选养老院，一直是困扰读者朋友的问题。

蔡博士：发达国家为了规范养老服务行业、保护老年消费者的权益，对养老服务机构的建设标准、运行管理的标准以及提供服务的标准，在行

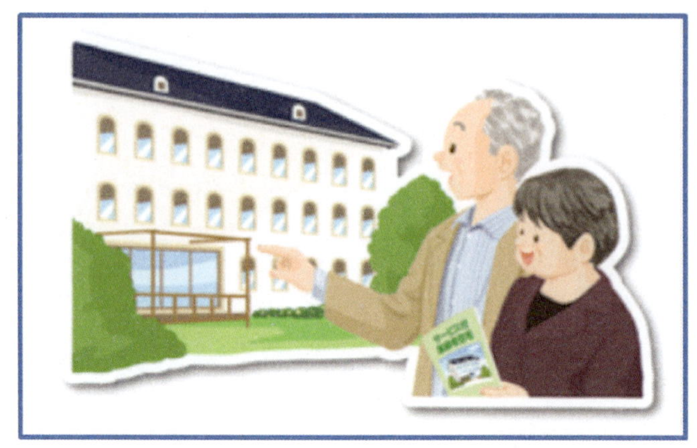

政上都有严格的规定；同时，养老服务机构的行业协会还制定了一系列的自律守则；更重要的是，发达国家建立了“第三方评价”的监督机制与信息公开制度，对养老服务机构的运行管理以及服务质量进行评价，然后在社会上公开。所以，在发达国家，你去上网搜索养老服务机构时，几乎看不到“最好、最完善、五星级”甚至“高端”之类的字眼，自我夸张的虚假宣传会受到行政管理机构的惩罚。

阿月：在我们的国情和目前的状况下，读者朋友在为父母挑选养老服务机构时，千万不要轻信那些“最好、最完善、五星级”甚至“高端”的宣传。那么，我们在挑选养老院时应该注意哪些要点呢？

蔡博士：一般而言，硬件、软件、费用、服务与管理是挑选养老服务机构时必须关注的几个大的要点，但是，这些大的要点说起来都比较抽象。例如，有的养老服务机构宣传自己的硬件和软件是国内一流的，服务和管理有国内外一流的专家团队负责打理等。读者朋友千万不可轻信这些宣传，要“眼见为实”。

阿月：怎样才能做到“眼见为实”呢？

蔡博士：“眼见为实”是指在为父母挑选养老服务机构时应该注意九个要点。这九个要点分别是院长的人品以及院长的经营理念、立地条件与规模、入住条件、硬件设备、医护条件、照料护理服务、入住老人的表情、费用条件、合同条款。

一、为父母挑选养老院：院长的人品以及院长的经营理念

阿月：为什么把“院长的人品以及院长的经营理念”放在第一位啊？有点儿不太理解。

蔡博士：有句俗话叫“找媳妇看娘”，虽然这个比喻不一定适当，但道理是一样的。读者朋友为自己的父母找养老院时，首先应该看养老院的院长是什么样的人。要通过交谈看看院长对老人是否有爱心，对养老事业有怎样的热情。如果我要把自己最最亲爱的父母交给那个院长，这养老院的硬件再好，而那院长一脸的“商人气”，或打着官腔一幅自以为了不起的样子，谁会放心啊！

阿月：我懂了。蔡博士非常形象地说明了一个道理，一个养老服务机构的服务和管理的好坏首先取决于院长是否有爱心和院长的经营理念。但是，这养老院院长的人品，该怎样判断啊？

蔡博士：我们在挑选养老院或直接去养老院参观时，接待的人员基本上是养老院的营销人员（直接说就是“推销员”），他们一般都能说会道，往往会把自己的养老院夸得“最好、最完善”，参观时很少有机会见到院长。但是，如果你对参观的这家养老院“动心”了，把它当作“有力的候选”，你可以“坚持要求”见院长，直接向院长提些问题。一般而言，经营比较正规的养老院不会拒绝你的这种诚意。我们可以利用和院长交谈的机会去感觉，从院长待人接物时的态度和谈话大致地判断一下院长的人品，看看院长是否对老人怀有爱心，是否对养老服务带有工作热情。

阿月：在参观养老院时，提出要见院长，也必须有一种“执着”，要有“诚意”，是这个意思吧？现在，国内还没有养老服务管理人员的专业教

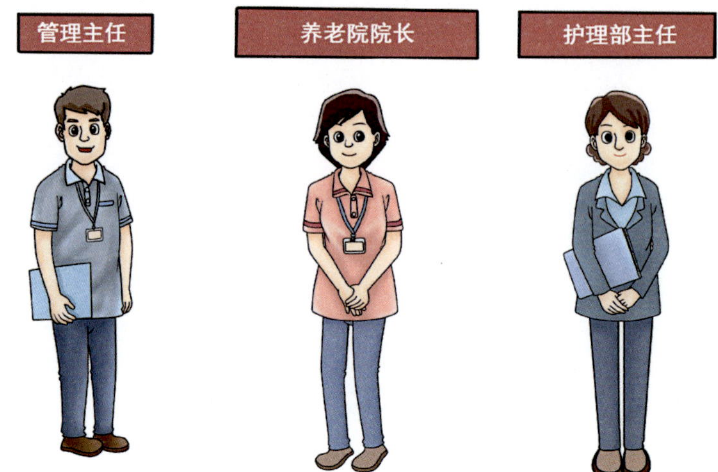

育和培训机构，大多数的养老院院长是“半路出家”转行过来的。他们的经历各不相同，有的是街道居委会的干部，有的是退休的医生或退休的老护士长，有的是民营企业家，也有的当过酒店客房部或大堂的经理，真是“五花八门”（并不是贬义啊）。据说发达国家的养老服务机构的院长，基本上是拥有照料护理专业资格、第一线的工作经验以及拥有这个行业管理资格的群体。在国内，养老院的院长可以说几乎没有这方面的专业资格，而且，拥有在照料护理第一线工作经验的院长也是“凤毛麟角”。

蔡博士：说得对！正因为如此，我还是建议读者朋友在为父母挑选养老院时，一定要见见院长，这院长是否是养老服务管理专业的科班出身并不重要，但是，既然当了养老院的院长，就可以学习！俗话说，“活到老学到老”，你连基本的照料护理的基础知识都不懂，怎么能当好院长管理好这个养老院呢？再说了，你当了养老院的院长，至少对这个工作要有一份热情啊。养老服务的好坏在很大程度上取决于院长与院长的能力，我们通过和院长交谈，总是可以感受到这个院长对养老服务行业的热情度，察觉到院长对老人是否有爱心、是否专业，也可以从院长的表述中了解养老院的经营理念。

二、为父母选择养老院要点：立地条件与规模

阿月： 挑选养老院的第二个应该注意的要点——养老院的“立地条件与规模”。

蔡博士： 是的，需要把自己的父母送到养老院时，养老院的立地条件与规模应该是优先考虑的要点。

阿月： 现在，除了那些现有的社会福利院、敬老院在市区内或离市区比较近外，正在开发建设的大型养老服务项目如“某某保险公司的大型老年社区”“美国式的太阳城社区”等综合养老设施大多建在郊外。网上还流行过“异地养老”的概念，在海边或风景秀丽的山区等旅游胜地建造大型养老服务设施的项目也有不少。立地条件如何优先考虑啊？

蔡博士： 一般而言，从老年人消费者和家属的角度分析养老院的立地条件时，主要有三个选择：一是市区，二是郊外（包括近郊和远郊），三是异地。对于“异地养老”，以后我们另找机会谈。这里主要讨论“郊外”或

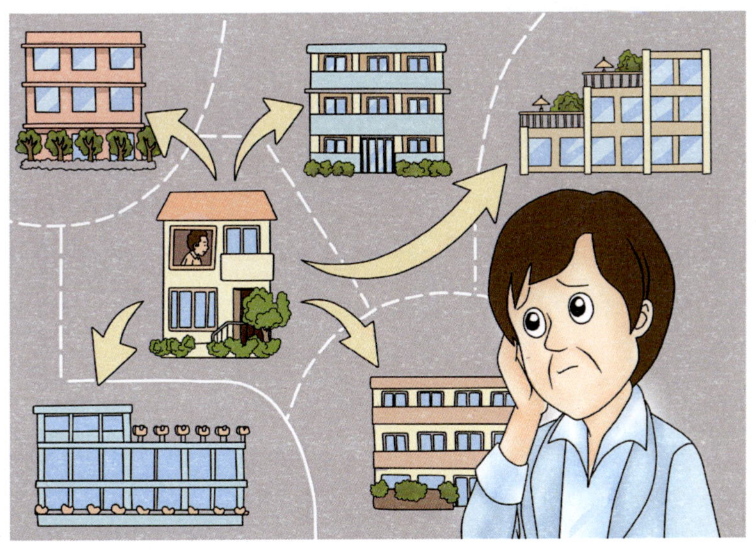

“市区”两种情况。交通是否便利是一个主要的考量。

阿月：现在有不少大型养老服务项目建设在郊外如北京五环以外的地方，有的甚至隔一条河就是河北地界，这就该算是远郊了。有不少在建的大型医养结合的养老地产项目，说是欧美专业公司设计、建成后“酒店式管理”配套齐全，到现场一看却是“前不着村后不着店”。不过，话说回来，郊外安静，空气好啊。

蔡博士：的确，郊外安静，空气好，这是考虑养老院立地条件时的一个重要选项。但是，郊外交通不便，而且出了养老院或老年社区的大门，“前不着村后不着店”，家属无法随时来探望，从长远来看，不适合长期、稳定地养老。长期卧床的失能老人或许需要安静，但是，身体还比较健康且喜欢活动爱热闹的老人，整天被“限制”在养老院或老年社区里，“低头不见抬头见”的都是老人，一定会厌烦。

阿月：现在，养老服务机构建设有“大干快上”的趋势，郊外的大型养老设施规模很大，但是令人担心的问题也不少。

蔡博士：养老服务设施的规模与立地条件密切相关，郊外的大型养老服务设施规模都很大。拿可入住的床位来看，动不动就是500个床位以上，有的规划号称有几千个床位。要知道，养老服务可不是“生产流水线”，讲究的不是规模和效益，养老服务的对象是老年人，规划几千个老年人入住，如果按照入住老人与护理员的标准比率配置，从事照料护理的员工数能够得到保证吗？他们的教育培训跟得上吗？即便入住率达到50%，护理服务人员的队伍建设能够保证跟得上吗？运营方有管理与服务的能力吗？面对这些具体的情况，由于国内相关制度尚未健全、养老服务与管理水平欠缺，读者朋友在考虑远郊的、大型的养老服务设施项目时一定要谨慎再谨慎。

阿月：据专家学者介绍，美国和日本现在出现了养老服务机构“回归社区”的趋势。

蔡博士：是的，在日本社会进入老龄化的初期，郊外或海边的大型养老设施项目风靡一时，后来大都“偃旗息鼓”了。相反，市区内“袖珍型”的养老服务机构颇受老年人及家属的欢迎。这就是日本建设养老服务体系的教训。一位美国养老服务的专家告诉我，美国养老服务设施的建设在经历过“扎堆郊外”的阶段之后也出现了“回归社区”的倾向。这里所说的“社区”是指老年人长期居住生活已经住得习惯的市内的住宅区，而不是指在郊外那些特意“划出一个圈子建造的老年社区”。回归市区里的社区建造的养老服务机构，主要的好处是：一是便于家属随时探望，二是便于志愿者随时提供“义工服务”（以上这两点，郊外就不太可能），三是靠近城市的生活消费空间，四是可以让入住老人随时感受周边的生活气息。

阿月：养老服务机构“回归社区”，这个说法倒挺新鲜的。

蔡博士：日本也深受这种“回归社区”潮流的影响，最近 10 年，在紧靠市区的住宅小区或主要车站建造的中小规模的养老服务机构受到了老年消费者和家属的喜爱。我们参观过的东京阿赛利集团的养老服务机构不但紧靠住宅小区，而且和幼儿园“背靠背”建在一起，入住养老服务机构的老人不会“低头不见抬头见”的都是老人，还有活泼可爱生机勃勃的孩子，孩子们在老师的带领下每天上午、下午两次到养老机构和老爷爷老奶奶一起唱歌做体操，从小就学会敬爱老人。

阿月：把养老院和幼儿园建在一起共同运营的设想真是太好了！只有在市区才能做到这一点，希望热心投资养老服务事业又关爱孩子的企业家们引进这个经营模式。

蔡博士：养老服务机构“回归社区”是一个大潮流，中国也不会例外，我们中国的老年人对家、对自己长期居住生活习惯的社区的感情要比西方发达国家更加浓厚一倍。因此，入住郊外大型养老服务机构的老人一定也会“回归”紧靠自己居住生活过的住宅小区建造的养老服务机构，这只是时间的问题。

阿月：但是，现在市区这么拥挤，房价高得吓人，仅靠住宅小区或建造养老服务机构的设想不太现实吧？

蔡博士：事在人为吧。日本东京的房价也很高，而且还要加上地价，但是，地方政府对养老服务机构回归社区提供了许多鼓励政策和实实在在的优惠，因此，200床位以内的中小型养老服务机构，特别是50个床位的袖珍型的养老服务机构在东京、横滨和大阪的市区内遍地开花。在国内，市区内现有养老服务设施的升级改造、入住率不高的连锁旅店或招待所的改建，都可以尝试。政府要给予引导。

阿月：这个主意不错。看来，养老服务机构的规划建设还需要政府的引导。

三、为父母选择养老院要点：入住条件

阿月：现在请蔡博士为大家介绍一下挑选养老院的第三个要点——入住条件。

蔡博士：入住条件是我们挑选养老服务机构时应该重点关注的问题。一般而言，养老服务的入住条件主要包括老年人的年龄、身体健康状况（日常生活自理程度）、精神状况（包括是否患有认知症），失能老人的失能度（需要照料护理的程度），单人入住或夫妇同时入住，入住期限（是否可以终身利用）以及对监护人的要求等。

阿月：有的“高端”养老服务机构只接受身体健康有生活自理能力的老年人。把父母送入这样的服务机构后，一旦父母失能失智了怎么办？

蔡博士：实际上，在养老服务机构供不应求的情况下，养老服务机构的入住条件在某种意义上也就是“入住资格”。运营管理方会根据自己的运营方针规定一些“资格”。例如，除了希望入住者有能力担负起相关的费用以外，还必须是“健康、生活可以自理”等。你说的那家所谓的“高端”养老机构便是如此，其实，有许多私立民办的养老服务机构明确规定只接

受健康老人，而且报名入住时必须提交体检表格等，对此也无可厚非。但是我还是站在家属的角度看问题，提醒老年人和家属对入住这类养老服务机构千万要“三思而行”。

阿月：为什么要“三思而行”呢？有经济能力、身体健康而生活又可以自理的老人，入住高端的养老服务机构“享享清福”，多好啊。

蔡博士：问题是，谁也无法保证现在看来身体健康而且生活可以自理的老人哪一天不会突然“倒下来”，突然倒下来的原因很多，如突然脑卒中或由于“骨质疏松症”意外摔倒骨折而卧床不起等。老人一旦“倒下来”就会失去生活自理的能力，这时怎么办？那些只接受健康老人的高端养老服务机构会承担起照料护理的责任吗？会把突然“倒下来”的老人“赶走吗”？家属为父母挑选养老院时，既要考虑老人身体还健康生活可以自理的阶段也要考虑老人某一天“倒下来”需要照料护理的阶段。

阿月：说的有道理，为父母挑选养老院与入住旅游胜地的休闲疗养机构不同，后者是一个短期的打算，前者要有中长期的计划。既然是中长期的计划，就必须考虑老人身心状态按自然规律发生变化的必然性。换句话说，入住条件好的养老机构，身体健康而生活又可以自理的老人可以“享享清福”，但如果老人突然某一天“倒下来”后怎么办？这也是必须认真考虑的要素。

四、为父母选择养老院要点：硬件设备

阿月：接下来请蔡博士介绍挑选养老院时应该注意的第四个要点，那就是“硬件设备”。

蔡博士：一般而言，养老院的硬件设备必须具备以下三个特性：一是安全性，二是功能性，三是居住性。为父母挑选养老院时，千万不要简单地听信所谓“高端、五星级、配套齐全”之类的说辞，被设备的“豪华”

所迷惑，应该从以上这三个特性来实际分析考察一下养老院的硬件设备是否实用。

阿月：这里所说的安全性，应该是为了防止事故、消除潜在危险吧，具体而言是指哪些方面呢？

蔡博士：在考察养老院硬件设备的安全性方面，首先就是看养老院是否按照国家有关服务机构安全标准进行设计和运营，看它的整体是否全部采取了无障碍设计，同时还要看个人专用的空间（入住老人专用的房间）和大家共用的空间（如走廊过道、楼梯、食堂、活动室等）是否都安装有扶手，而且扶手的高度是否是适合老人活动的位置。其次，还要看房门和走廊过道的宽度是否便于老人的轮椅自由通行；有的养老服务机构一味强调“高档、豪华”，在大门进口或大厅铺上地毯，这种装饰容易让行走不便的老年人绊倒摔跤，而且不便于轮椅通行。另外，大厅或走廊过道等公共活动空间难免会有柱子，万一老人不小心撞上了十分危险，所以看看柱子周围是否有防护措施，也十分重要。

阿月：养老院硬件设备的功能性又如何考察呢？

蔡博士：养老院硬件设备的功能性主要是从是否便于为入住老人提供照料护理服务这个角度来考虑。例如，对于入住老人，硬件设备是否使用方便；对于护理人员，照料护理老人时设备是否实用等。许多养老服务机构都有电梯，我们要看看电梯的位置是否便于移动、电梯操作按钮设置的位置和操作按钮的大小是否便于坐轮椅的老人操作、操作按钮的数字显示是否便于老人识别等。

阿月：养老院硬件设备的居住性具体而言是指什么？

蔡博士：养老院是为老人提供养老和接受养老服务的居住空间的，因此，硬件设备的居住性，简单地说就是要让老人感到入住很舒服。有的所谓“高端、五星级”的养老服务设施，一味地在硬件设备上追求“豪华”，特别注重墙壁的颜色、房间的照明、背景音乐、装饰品的摆放等，搞得就像是“土豪屋”似的。现在七八十岁老人的消费观念基本上不是崇尚“豪华、奢侈”，因此对于这一代老年人，“高端、五星级”不但不实用，而且也“不自在”，这样就谈不上“舒适”了。“居住性”不但强调实用，而且还要注重“清洁、舒爽”，随着老人年纪增大，身体的免疫力会逐渐下降，如果居住和活动空间不卫生，容易感染得病。

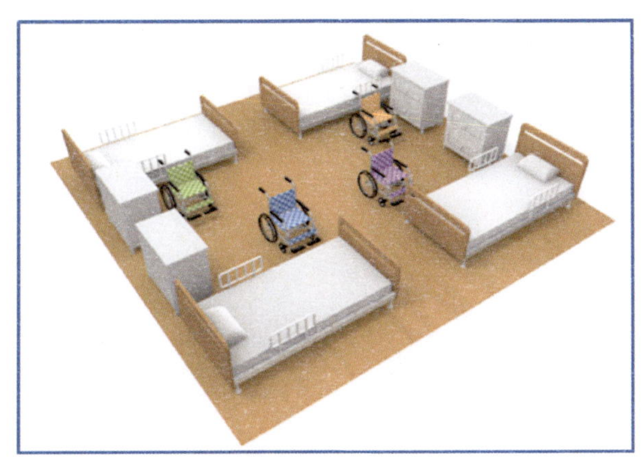

阿月：从为父母挑选养老院的角度看，硬件设备应该包括哪些基本的东西呢？

蔡博士：养老服务机构的硬件设备主要分两大类：一是个人专用空间（入住老人个人专用的房间，也可以叫居室）的设备，二是公共活动空间的设备。居室的设备，首先是老人睡觉用的床。我在国内考察过许多养老服务机构的居室，发现使用护理床的比较少，有的用招待所或城市连锁旅店用的商业用床，高级点的用的是席梦思床（有的号称“五星级”的机构，居室里用的床也不过是三星级酒店配备的床而已），这类床基本上没有便于老人起床时可用的把手，更没有防止老人夜间不小心滑下床的护栏，而且这种床根本不便于照料护理。居室的设备还必须注意是否安装了紧急报警装置；如果居室里附带卫生间（厕所与浴缸），也要看卫生间内是否有扶手

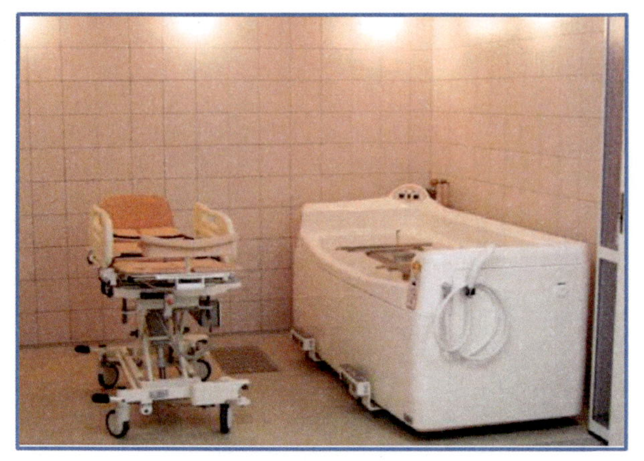

和报警装置。

阿月：养老院公共空间的设备应该包括哪些呢？

蔡博士：养老服务机构的公共空间，也就是入住老人可以共同使用的部分，这个部分的基本设备应该包括前台（总服务台以及各个楼层的前台）、食堂（大食堂或各个楼层的食堂）、电梯、浴室（对于浴室的设备，要看是否配备机械浴室和便于半身瘫痪老人专用的座椅式淋浴设备）、共用的厕所、用于活动和娱乐的多功能活动厅、医务室或诊所、康复训练室、超市、理发店、美容室等。

五、为父母选择养老院要点：医护条件

阿月：现在“医养结合”的概念比较流行，在为父母挑选养老院时，医护条件十分重要。考虑入住养老院的老人，即便是生活能够自理，但是大多患有慢性病，而且即便现在身体还算健康，但是上了年纪后谁也无法保证日后万无一失，随着年龄的增加和免疫力下降，往往一个小小的原因就会导致老人卧床不起。因此，养老院是否具备强有力的医护条件，这对于准备考虑入住养老院的老人和家属也是一个十分重要的选项。那么，养

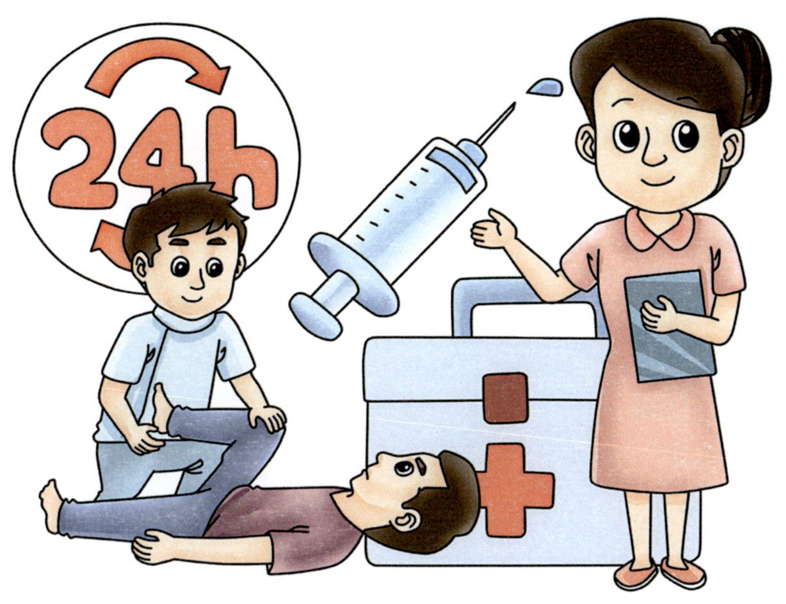

老院的医护条件又包括哪些内容呢？

蔡博士：养老院的医护条件，实际上也就是指医疗护理的体制，医疗护理的体制主要包括两个方面。第一个方面是养老院内的体制。例如，是否有医务室或诊疗所，是否有 24 小时全天候的医护人员待命，医护人员的人数（包括医生和护士的常勤人数与非常勤人数），可以为入住老人提供医疗与护理的具体内容（体温、血压、脉搏等日常健康管理、服药管理和处理褥疮、吸氧、更换排尿管等医疗行为），入住老人的卧室和床头、厕所是否装有紧急呼叫系统，是否有营养师可以针对老人的身体状况进行饮食健康的管理等。读者朋友要考察养老院的医护条件时，首先可以比较一下养老院内是否具备医疗护理体制，以及它能够提供怎样的医疗护理服务。

阿月：养老院医疗护理体制的第二个方面又是什么呢？

蔡博士：有许多养老院并不具备条件建立院内的医疗护理体制，但是，可以通过与邻近的综合医院建立友好合作关系，形成院外的医疗护理支援体系，这就是我们所说的“养老院医疗护理体制的第二个方面”。

阿月：国内有不少高端养老院在宣传时说养老院附近有大型综合医院，这也是一种优势啊。

蔡博士：养老院附近有大型综合医院，而且双方建立了友好合作的关系，这不仅是养老院的一个优势，对入住养老院的老人也是一个“福音”。对于有慢性病的老人，附近的医院至少应该有内科、外科，从老人的角度看最好还要有泌尿科、骨科、眼科、口腔科。在这种情况下，读者朋友可以重点比较一下，与养老院保持友好合作的医院能够为这家养老院提供哪些具体的医疗护理服务，如医生和护士定期（每周或每月）访问养老院的频度、访问时的医疗检查内容、发生紧急状态时能提供怎样的应急救护等。

阿月：老人入住养老院，在某种意义上，就是离开自己的家，入住一个能够让自己安心度过晚年生活的场所，因此医疗护理体制对希望度过美好晚年生活的老人十分重要。

六、为父母选择养老院要点：照料护理服务

阿月：接下来请蔡博士为读者朋友介绍为父母挑选养老院的第六个要点，那就是“照料护理服务”。

蔡博士：一般而言，养老院的照料护理服务可以分为两个部分。第一个部分主要是为那些日常生活基本可以自理的老人提供的“日常生活的支援性服务”，如换洗衣服、替换床单、清扫房间、提供饮食、补充水分、代理外出购物、陪同去医院就诊等服务；第二个部分主要是针对日常生活无法自理的失能半失能老人提供的“介护服务（身体性照料护理服务）”，这类服务包括起居与穿脱衣服、身体的清洁卫生与洗浴、饮食与饮水、排泄、卧床老人的体位变换等接触到老人身体的服务。

阿月：对养老院的服务进行科学分类十分重要，一方面可以规范养老院的经营管理，另一方面也便于老年消费者及其家属可以非常明确地判断

一家养老院到底能够提供哪些具体的服务，免得被“高端、五星级、最好”之类的宣传迷惑。

蔡博士：阿月姑娘说得太好了。为父母挑选养老院，不但要仔细调查养老院实际上可以提供哪些照料护理服务，同时还要问清楚提供服务的频度。例如，清扫房间是每天一次还是一周几次，替换床单是每周一次还是一月两次，洗浴服务是每周都有还是一月两次，帮助失能老人做身体的清洁卫生每天有几次，帮助卧床老人翻身变换体位是几个小时一次，帮助失能老人排泄是随时处理还是按固定的时间进行的，夜间是否有巡回护理等。

阿月：对了，提供哪些具体的服务，以及提供服务的时间频度，这些都要问清楚，不可马虎。这可是判断一家养老院是否适合老人入住的一个诀窍。说到服务，是否也要分析一下服务的质量？在为父母挑选养老院时，我们怎样才能判断一家养老院所提供的服务质量如何呢？

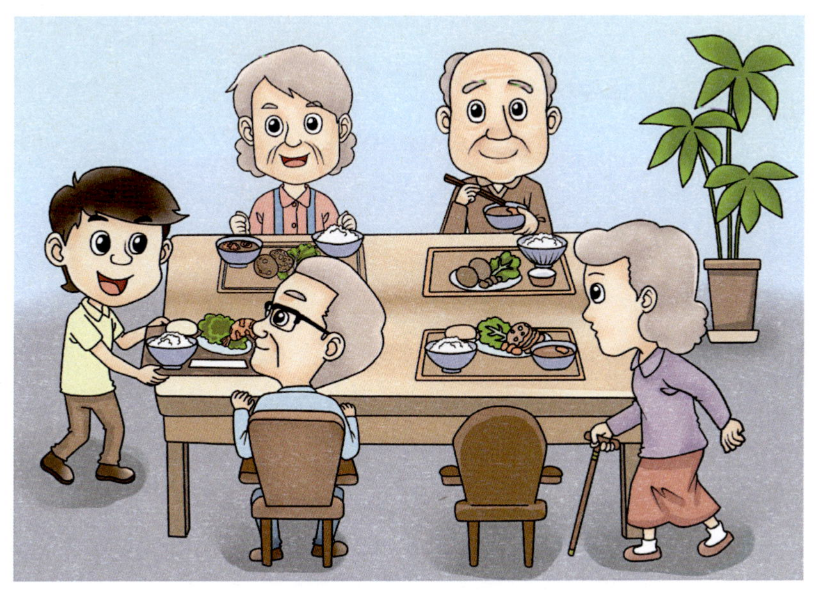

蔡博士：这个问题可以说是“一针见血”地讲中了要害。现在，消费者对如何保护自己的消费者权益十分重视，对养老服务的质量也就要求越来越高。养老服务业的一个最大特点就是，提供服务的是人，服务的质量也就取决于人。这里所说的人应该是养老院的护理员和他们的管理人员。我们在介绍第一个要点时就强调，挑选养老院先要考察院长，也就是这个道理。服务意识强的院长或管理人员是保证服务质量的关键因素之一。

阿月：院长和管理人员是保证服务质量的关键因素之一，那么，护理员应该也是保证服务质量的关键因素之一吧？

蔡博士：你说对了。在挑选养老院时，除了考察院长和管理人员之外，还要仔细考察养老院里的护理员。我们可以询问养老院的护理员研修培训制度如何实施以及频度等信息。一般而言，在养老服务第一线的护理员以“40岁、50岁的农村妇女为主”，需要上岗前的培训和在职的定期培训，这样养老院的服务质量才可以得到一定的保障。

阿月：如果养老服务第一线的“离职率”高，也会影响养老服务质量吧？

蔡博士：是的，养老服务业所面临的一个难题是，照料护理老人的工作劳动强度大，精神负担也重，而待遇又不高，因此离职率比较高。如果一个养老院的护理员离职率高、队伍不稳定，那么这个养老院的服务质量也一定会受到影响，因此读者朋友在为父母挑选养老院时，一定要设法了解这家养老院的员工平均工作年限和“流动率”。只有运营管理好的养老院才能留住有经验的服务人才。

阿月：对于养老服务业，决定胜负的是提供服务的员工及其素质。就养老服务业而言，员工的素质不但与教育修养有关，还与员工的劳动态度和工作热情有关。换句话说，即便是没有受过职业训练和定期培训，如果员工的劳动态度和工作热情积极向上，这家养老院的服务质量还是可以期待的，这样理解对吧？

蔡博士：你说的有一定的道理。照料护理老人需要“爱心”与“孝

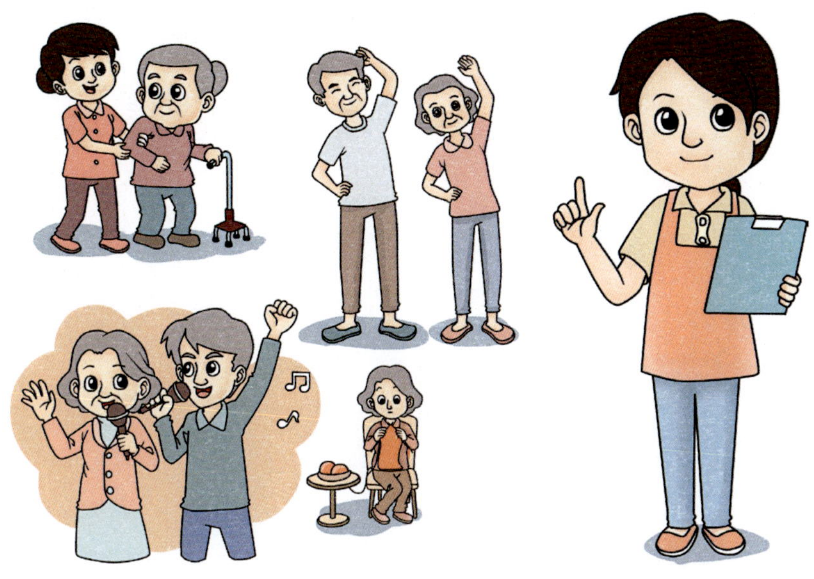

心”。有了“爱心”就会有积极的劳动态度与工作热情，也就会想方设法去学习掌握照料护理老人的知识与技巧。我们在参观养老院时会接触到不少正在工作的护理员，我们可以“察言观色”地观察这些护理员的脸部表情和工作状态，以及他们待人接物时的举止，从中感受这家养老院的员工的精神状态与劳动态度，然后做出大致的判断。

阿月：说到这里，蔡博士的逻辑非常清晰了，考察养老院的院长来判断养老院的经营管理，“察言观色”地考察护理员可以大致地判断养老院的服务质量。希望读者朋友在为父母挑选养老院时，多多“考察”和“观察”养老院中的人，这里所说的人主要是指院长、管理人员和护理员。

七、为父母选择养老院要点：入住老人的表情

阿月：为父母挑选养老院时首先要观察养老院的人，一要考察院长，二要“察言观色”地观察护理员，从而判断养老院的经营管理与服务质量。

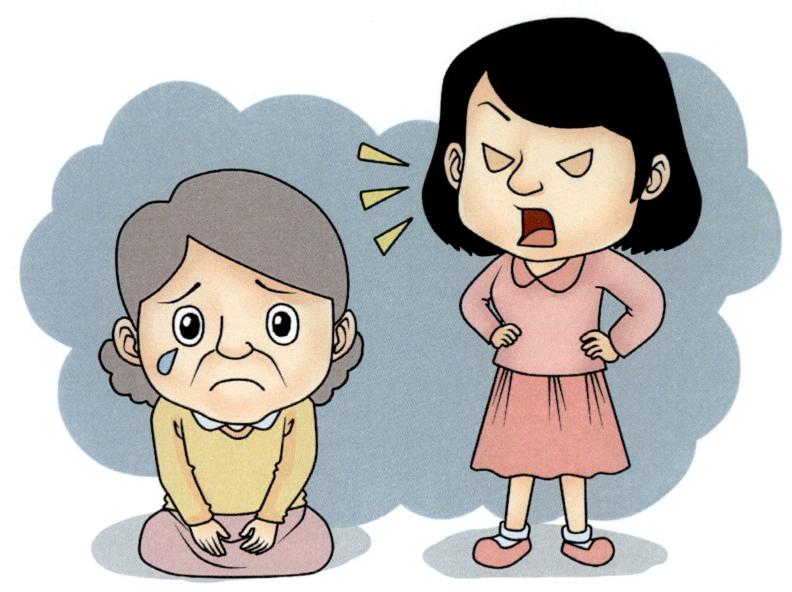

接下来为大家介绍的挑选养老院的第七个要点还是和人有关的话题。

蔡博士：养老服务业提供的是人对人的服务，因此我们在挑选养老院时，不但要学会观察养老院方面的人（院长、管理人员和护理员），同时还要学会观察入住养老院的老人。

阿月：考察院长和管理人员是为了把握养老院的经营管理情况，观察护理员是为了判断养老院所提供的服务的质量，那么观察入住养老院的老人又是为了什么呢？

蔡博士：已经入住养老院的老人的表情是我们判断这家养老院的管理与服务最好的“晴雨表”。入住老人的表情决定了养老院的好坏，这句话虽然有些夸大，但也不无道理。如果一家养老院管理不善、服务质量差，很难想象入住的老人会有愉快、明朗、平稳或生动活泼的表情。如果观察到的入住老人显得焦躁不安或者有害怕、惶惶不安的表情，那么就要引起注意了。

阿月：换句话说，如果入住养老院的老人的表情愉快、明朗、平稳或生动活泼，那么基本上可以判断这家养老院的气氛环境比较好，可以考虑。

蔡博士：我们的国家一直有尊老敬老的优良传统，但是，也有个别虐待老人的现象。这种个别的现象不但发生在家庭里，也会发生在养老院。入住养老院的老人，在某种意义上说是“弱者”，他们的尊严是否得到尊重，是否有受到虐待的现象？在参观养老院时，如果仅仅听营销人员的“美丽说辞”，仅按照他们规定的参观路线走一走，是不可能得到客观判断的。

阿月：按照蔡博士的意思，为父母挑选养老院，特别是在参观养老院时，不能仅仅听推销员的一面之词，也不能只按院方规定的路线走走了事，是吗？

蔡博士：是的。我们是为自己的父母挑选养老院，尽可能地先“代替”父母多加感受，才能放心。因此，建议读者朋友在参观养老院时，要多动脑筋。例如，尽可能在中午吃午饭的时候去参观，看看老人们用餐的情况，顺便看看饮食的质量和护理员帮助老人用餐的服务情况。然后，尽可能地找机会与入住老人交流，听听他们的体验与感受，他们的评价是“上帝发出的声音”。我在考察国内的养老院时，好几次找到了与入住老人交流的机会，而且我发现入住的老人特别愿意和外来参观者交流，提供许多有用的情报。

八、为父母选择养老院要点：费用条件

阿月：养老院的收费应该是为父母挑选养老院时必须考虑的重要选项吧？

蔡博士：是的，我们要“单刀直入”地谈谈入住养老院的费用的问题。

阿月：其实，对于许多准备入住养老院的老人和家属，费用也就是入住养老院到底需要花多少钱，可是头等关心的事情。真不知道养老院的费用是以什么标准来计算的。先把养老院收费的思路给大家整理一下如何？

蔡博士：一般而言，养老院的费用大致可以分为三个部分。第一个部分是“权利性费用”，例如，有的“高端养老院”要收“VIP 会员几十万甚

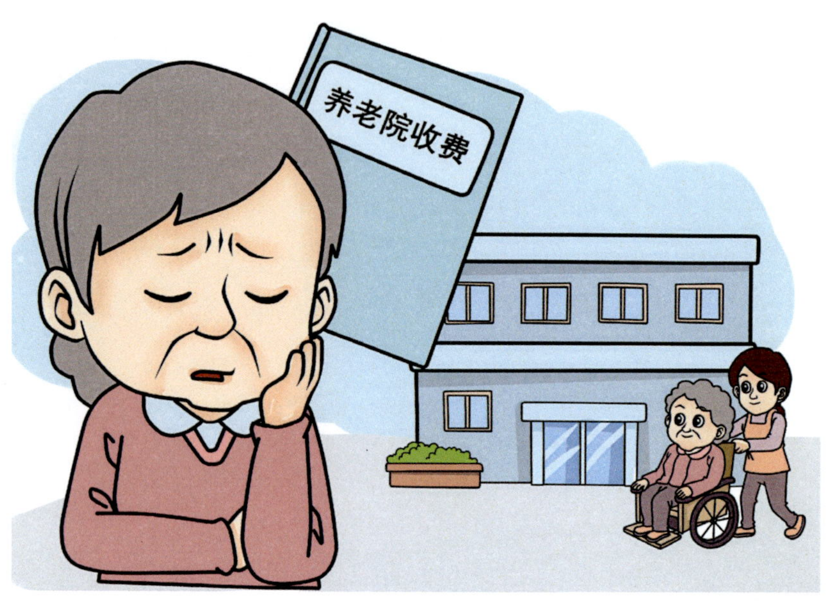

至上百万”，实际上就是花费几十万元以所谓“VIP”的名义买了入住养老院的权利；有的养老院要收房间或床位的押金，这实际上也有权利性费用的意思。第二个部分是“月额”，也就是每月要支付给养老院的费用，这个“月额”包括房间或床位的租金、管理费、伙食费、水电取暖费等。第三个部分是“服务费、杂费”，这也是需按月缴纳的费用。

阿月：我还以为“VIP 会员几十万”的费用就可以“拎包入住”吃喝拉撒加护理“全包”了呢！原来是两码事，交了几十万权利性费用，每月还得交纳各种费用啊？

蔡博士：刚才，我们把养老院费用的构成给整理了一下，接下来，还要告诉读者朋友，养老院的费用实际上会因为各种情况而不同。例如，公办、民营的养老院，它们的性质不同，费用就大不相同；养老院、老年公寓等，种类不同，费用也不同；再者，同样性质或同样种类的养老院，养老院的立地条件（市内或远郊）、硬件设备齐全程度不同，费用也会不同；入住老人的身体状况不同、生活能否自理，费用也会不同。读者朋友在为父母挑选养老院时，可以根据自身的经济条件对不同性质、不同种类的养老院进行评估比较。

阿月：说的对，我们应该根据自身的经济条件和养老的资金计划考虑入住哪类养老院。但是，一般人对养老院的费用构成并没有清晰的概念，请对这个问题再进一步解说一下。

蔡博士：刚才说到，养老院费用有三个构成部分，其中第一个部分是权利性费用。一般而言，“VIP”“会员”之类的费用，公办的养老院不收，民营的养老院有的收、有的也不收；但是，收押金的情况比较多。

阿月：养老院收了 VIP 会员费或押金，如果老人住不惯要退出时，这钱可以返还吗?

蔡博士：这可问到“要害”了！按理说，老人退居时，应该退回相应的费用，当然这要看合同条款是怎么签订的。读者朋友应该事先向养老院方面问清楚，而且在签订合同时一定要把相关条款写清楚。

阿月：知道了，要保护老年人的权益，防止落入陷阱。

蔡博士：陷阱还有呢。养老院费用的第二个部分是“月额”，我要特别提醒读者朋友对这个部分千万要注意，防止落入陷阱。为什么这么说呢?例如，有的养老院广告上写着“单间每月 2 259 元”，许多老人和家属会误以为每月支付 2 259 元就万事大吉了，但是事情可能并非如此，我们一定要仔细地问清楚，这每月 2 259 元指的是什么？是入住、吃喝拉撒、水电费以及护理费全包了吗？还是仅仅一张床位的费用？换句话说，我们一定要问清楚，入住养老院后每月到底要支付多少费用，这些费用到底包括哪些具体的项目？管理费、伙食费、水电费是全部包括在那“2 259 元”之中了？还是要另外自己支付？如果伙食费等是另收的，收的标准是什么？在养老院费用的第三部分中，有的养老院会根据入住老人生活自理程度和需要照料护理的强度收取相关的服务费用，读者朋友要问清楚每一项服务是怎样收费的，除此之外，还要搞清楚院方还会收哪些费用。

阿月：养老院的费用可真复杂啊，不能看了养老院的宣传广告而轻易下结论。

九、为父母选择养老院要点：合同条款

阿月：请蔡博士为大家讲解“为父母挑选养老院要点”的最后一个关键的问题，那就是“合同条款”。

蔡博士：保护老年人和家属的消费者权益是老龄化社会的一个至关重要的课题。谈到养老院的费用条件时，我曾经要求读者朋友对养老院的宣传推荐要认真推敲，以免落入陷阱。现在，许多养老网站都在宣传介绍养老院，宣传推荐说辞“暧昧、含糊、夸大其词”的比比皆是。实际上，入住养老院时签署的合同条款也是如此，可以说，消费者一不小心就会落入陷阱。因此，提醒读者朋友千万要注意。

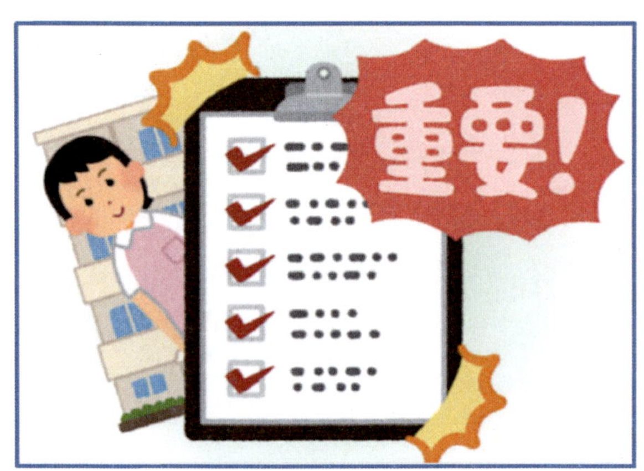

阿月：按照我的理解，所谓商业服务合同，主要内容应该是明确签约双方的权利和义务、各自应该遵守的事项以及违反事项的约束条件等。那么，养老院的入住合同又有什么样的特点呢？

蔡博士：入住养老院时签的合同，实际上是养老服务的提供方（养老院）与养老服务的利用方（入住老人或老人的家属）之间相互发生权利义务关系的具有法律效力的文件。平时，做生意要签合同，但是，入住养老院养老、度过老年生活也要签合同，可能读者朋友会不太习惯。由于不习惯，又缺乏签订合同的相关知识，而且还没有专家的指导，许多人就会马马虎虎，养老院一方说什么是什么，既没有仔细研读合同条款，也没有提出什么疑问，按照院方的指点在合同书上“草草签上自己的名字”。殊不知，以后问题就会接二连三地出现，纠纷来了，但是最后发现理亏的却是自己。

阿月：是啊，很多家有养老父母的朋友也许这一生中还没有经历过签合同的事呢。虽然我们在网上也能够下载“养老院入住合同范本”，但是，怎样才能找到要点，保护好自己的权利呢？

蔡博士：虽然说网上有“养老院入住合同范本”，但是那只是一个参考样本而已，许多关键性的内容都是空白的，这些空白的地方就是最容易产生纠纷的地方。为什么这么说呢？实际上，具体的一家养老院的入住合同书是由院方事先准备好的，因此难免会出现院方在某些关键性条款的书写上采用有利于自己的措辞的情况，也可能会出现对关系入住老人权益的内容采取含糊不清的措辞的情况。这些情况，一般的消费者还真的很难察觉，或无法辨别出来。

阿月：我们把“合同条款”作为“为父母挑选养老院要点”最后一个强调的问题，目的也就是帮助读者朋友识别养老院一方事先准备好的入住合同是否规范，由此来判断这家养老院的好坏。请问应该如何进行识别呢？

蔡博士：一般而言，应该注意入住合同中六个方面的内容：一是有关院方义务的条款，二是有关入住者权利的条款，三是有关入住者应该遵守义务的条款，四是有关院方权利的条款，五是有关处理争议和纠纷的条款，六是有关解除合同的条款。

阿月：为什么首先要注意院方义务的条款呢？是为了强调保护老年消

费者的权益吗？

蔡博士：对。我们首先要有这样的意识：入住养老院，实际上也就是花钱购买养老服务，养老院收了钱便产生了提供对等服务的相关义务，老人和家属付了钱也就拥有了享受对等服务的相应权利。院方有义务清晰明了地向希望入住的老人及家属充分说明入住合同的条款内容。规范的做法是，签订入住合同时，严格要求养老院一方向准备签约的老人及家属认真讲解合同文本全文，并且逐条解说关键事项。这个做法是法律上规定的养老院的义务之一。而且，院方还必须准备好让老人及家属检查确认的清单，这份清单实际上也就是院方针对入住者提供的服务内容一览表以及双方的权利义务的具体项目。清单的形式一目了然，签约双方可以逐一确认，然后再签字盖章。

阿月：对于入住老人和家属，签约时应该确认的重要事项有哪些呢？

蔡博士：对入住养老院合同容易产生争议和纠纷的问题分析可以发现，金钱上的问题（支付费用以及费用退还的问题）、提供的服务内容和提供服务时间的问题、中途退院的问题、解除合同的问题等产生争议或纠纷的概率最大。而且，产生这类争议和纠纷的原因基本上是由于院方在签订合同时采取模糊暧昧的措辞回避关键性的问题所致，当然，签约的另一方也就是入住老人及家属在签约时没有确认清楚也有一定的责任，但是入住老人及家属是“弱者”，往往是“弱者”落入了“陷阱”。

阿月：金钱上的问题最令人头疼了。例如，几十万元的“VIP 会员费”只是购买了利用养老院的权利，但是，老人入住后不习惯，要回家，这时怎么办？那“VIP 会员费”退还是不退？退还的话是全额退还呢？还是按比例退还？退还比率是按什么标准定的？

蔡博士：老人及家属支付了“VIP 会员费”，拥有了利用养老院的权利，这时还要问清楚，这个权利到底有多大的范围，权利的有效期限是“终身”的、还是某个时期的？例如，老人入住养老院后，如果生了大病住进医院了，这个权利怎么办？老人出了医院还能回到养老院吗？这些问题，在签订入住合同时都必须要求院方说明清楚并且具体写入相关的条款中。

阿月：在金钱问题上，还有一个担心就是院方突然“涨价”，据说这方面的纠纷也不少。

蔡博士：是的，因为各种原因，有时院方“涨价”也是迫不得已的事，但是在入住合同中，院方应该事先明确地写入相关费用价格改定的规则。

阿月：现在，有许多所谓的“高端”养老院只接收健康的老人，入住养老院时要求提供老人的健康证明才能签约。对这个问题怎么看？

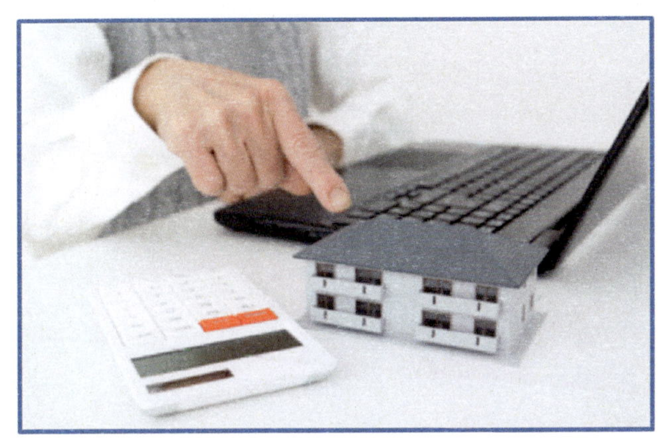

蔡博士：这是一个十分重要的问题，我们再三强调指出，老人的身心状况一定会按照自然规律，随着年龄的增加而从健康状态逐步地进入衰弱的状态、从日常生活可以自理到无法自理的失能半失能的状态，有的老人看上去挺健康却会突然进入失能半失能的状态。因此，在签约入住养老院时提供了老人身体健康的证明，谁能保证这位老人入住后的一两个月之后或一两年之后不会进入失能半失能的状态？因此，读者朋友一定要在签订入住合同时向院方核实清楚，一旦老人身体出现情况日常生活无法自理时，院方会如何对待？是让老人退出养老院呢？还是安排新的床位提供照料护理服务呢？安排新的床位提供照料护理时，是否要另外签订合同呢？俗话说得好，“丑话说在前头”，这些可能会出现的问题一定要在签约时搞清楚，认真地写入合同条款。

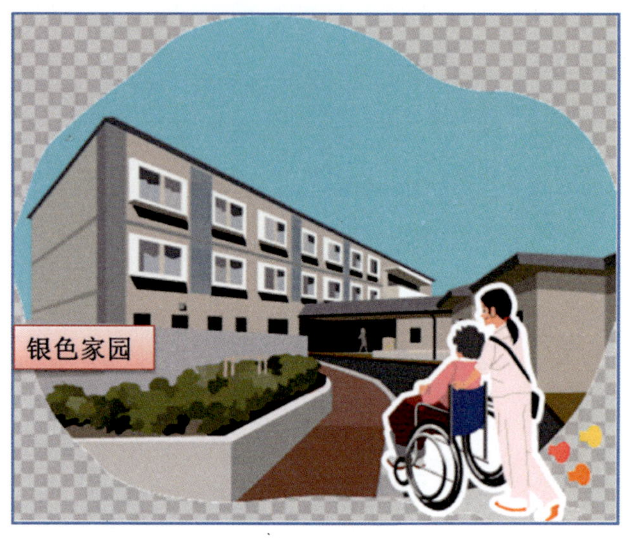